DR. DAVID PERLMUTTER

MIT KRISTIN LOBERG

NIE WIEDER DUMM WIE BROT

mosaik

DR. DAVID PERLMUTTER
MIT KRISTIN LOBERG

Nie wieder DUMM WIE BROT

Schlank und schlau ohne Getreide

Aus dem Amerikanischen
von Imke Brodersen

mosaik

Alle Ratschläge in diesem Buch wurden von den Autoren und vom Verlag sorgfältig erwogen und geprüft. Eine Garantie kann dennoch nicht übernommen werden. Eine Haftung der Autoren beziehungsweise des Verlags und seiner Beauftragten für Personen-, Sach- und Vermögensschäden ist daher ausgeschlossen.

Der Verlag weist ausdrücklich darauf hin, dass im Text enthaltene externe Links vom Verlag nur bis zum Zeitpunkt der Buchveröffentlichung eingesehen werden konnten. Auf spätere Veränderungen hat der Verlag keinerlei Einfluss. Eine Haftung des Verlags für externe Links ist daher ausgeschlossen.

FSC www.fsc.org MIX Papier aus verantwortungsvollen Quellen FSC® C083411

Verlagsgruppe Random House FSC® N001967

Dieses Buch ist auch als E-Book erhältlich.

1. Auflage
Deutsche Erstausgabe August 2017

Originaltitel: *The Grain Brain Whole Life Plan*
Originalverlag: Little, Brown and Company, New York
Umschlag: *zeichenpool
Umschlagmotiv: shutterstock/Mike Flippo
Redaktion: Ruth Wiebusch
Satz: Buch-Werkstatt GmbH, Bad Aibling
Druck und Bindung: CPI books GmbH, Leck
Printed in Germany
JT · Herstellung: IH
ISBN 978-3-442-39319-0
www.mosaik-verlag.de

Dieses Buch ist meiner Frau Leize gewidmet.

Von Dir geliebt zu werden
ist das hellste Licht meines Lebens.

Inhalt

Nie wieder DUMM WIE BROT

Einleitung: Wir haben die Wahl

Wir können gesundheitlich die Weichen stellen. Für müheloses Abnehmen. Für Freiheit von neurologischen Störungen und anderen chronischen Erkrankungen. Für Energie ohne Ende und mitreißende Ausstrahlung. Für erholsamen Schlaf, eine gesunde Verdauung und ein robustes Immunsystem. Für die Linderung von Depressionen und Angst, für einen messerscharfen Verstand, für Selbstvertrauen und Wohlbefinden. Für wahre Lebensqualität …

All das klingt sehr erstrebenswert, und ich wette, auch Sie spekulieren bald darauf. Die Menschen, die sich bisher an meine Vorgaben gehalten haben, konnten tatsächlich solche Ergebnisse verzeichnen. Ernsthaft. Wobei ich einräume: Ein solcher Erfolg lässt sich nur mit echtem Einsatz und gewissen Opfern erzielen. Man tauscht nicht einfach über Nacht die gewohnte Ernährung – mit Brot, Limonade, Saft, Zucker, Frühstücksflocken, Kuchen, Pizza und Fertiggerichten – gegen eine vollständig glutenfreie und kohlenhydratarme Lebensweise ein. Das erfordert Entschlossenheit, und es ist mühsam. Doch mit diesem Buch in der Hand ist es machbar.

Mit dem Senkrechtstart von *DUMM WIE BROT* konnten über eine Million Menschen auf der Welt ihrer körperlichen, seelischen und geistigen Gesundheit auf die Sprünge helfen. Der Folgeband *Scheißschlau,* der den unglaublichen Beitrag der Darmflora – des Mikrobioms – zu unserer Gesundheit unterstrich, landete ebenfalls in den Bestsellerlisten. Jetzt ist es an der Zeit, diese beiden Denkansätze zu einem praktisch umsetzbaren, schrittweise aufgebauten, ganzheitlichen Gesundheitskonzept zusammenzusetzen.

Willkommen zu *Nie wieder DUMM WIE BROT.*

In erster Linie soll dieses Buch seine Leserinnen und Leser dabei unterstützen, meine Überlegungen im Alltag in die Tat umzusetzen. Gleichzeitig geht es um die Erkenntnis, dass hohe Lebensqualität bei Weitem mehr umfasst als das, was wir uns in den Mund schieben. Das Buch beruht auf den zentralen Aussagen meiner bisherigen Werke und liefert spannende neue Argumente, warum es so wichtig ist, mehr Fett und Ballaststoffe zu verzehren und gleichzeitig weniger Kohlenhydrate und Proteine, und warum man vollständig auf Gluten verzichten und die Darmflora bestmöglich unterstützen sollte. Zusätzlich erhalten Sie eine Fülle erprobter Originalrezepte, Tipps zur Bewältigung besonderer Schwierigkeiten, einen leicht umsetzbaren 14-Tage-Ernährungsplan und Ideen zum Umgang mit lästigen Angewohnheiten. *Nie wieder DUMM WIE BROT* spricht alles an, was zu einem rundum zufriedenen, gesunden Leben gehört, ob guten Schlaf, Stressbewältigung, Bewegung, Ergänzungsmittel und vieles andere.

Dumm wie Brot und *Scheißschlau* beruhen auf denselben allgemeinen Ernährungsempfehlungen und erläutern die wissenschaftlichen Grundlagen meiner Überlegungen. Falls Sie diese beiden Bücher noch nicht kennen, empfehle ich sie dringend zur Lektüre, bevor Sie mein Konzept in den Alltag integrieren. Dort werden die Hintergründe ausführlich dargelegt – also das WARUM. Das Thema von *Nie wieder DUMM WIE BROT* ist die optimale Umsetzung – also das WIE. Falls Sie die genannten Werke bereits kennen, dürfte sich das eine oder andere bekannt anhören. Das ist Absicht, denn ich möchte Sie neu motivieren, die Umstellung vorzunehmen oder auf Dauer dabeizubleiben.

Als ich 2012 mit der Arbeit an *Dumm wie Brot* begann, erschienen meine Ideen noch abwegig. Seitdem wurden sie in der wissenschaftlichen Literatur wieder und wieder auf den Prüfstand gestellt, und es gibt ergänzende, umfangreiche Untersuchungen, die ich in diesem Buch ansprechen werde. Selbst die offiziellen amerikanischen Ernährungsempfehlungen wurden mittlerweile verändert und rudern von den alten Ratschlägen fettarmer und cholesterinarmer Ernährung zurück in die Richtung meiner Ernährungsweise.

Ein weiteres neues Thema, auf das ich bisher nicht näher eingegangen bin, ist die Gewichtsreduktion. Für mich stand das Abnehmen nie im Vordergrund, doch ich weiß aus tausendfachen Berichten von Menschen, die sich an die Grundsätze aus *Dumm wie Brot* und *Scheißschlau* gehalten haben, dass es fast immer zügig zu einem Gewichtsabbau kommt, der im Einzelfall auch ganz erheblich ausfallen kann. Ganz ohne das Gefühl, eine Diät zu machen, und ganz ohne unersättlichen Hunger schmelzen überschüssige Pfunde dahin.

Die Motivation, dieses Buch zu schreiben, beruht auch auf meiner persönlichen Erfahrung. Ich habe mich nach Kräften bemüht, gesund zu bleiben. Dennoch kämpfe auch ich mit über 60 Jahren mit eigenen Gesundheitsproblemen und habe gelernt, sie im Kontext meiner Prinzipien erfolgreich zu bewältigen. Irgendwann erschien mir die Arbeit an diesem Buch als die Chance, für die nächsten 40 Jahre in Bestform zu kommen. Wie jeder in meinem Alter trage ich zweifellos ein Risiko für die verschiedensten Erkrankungen. Und aufgrund meiner Familiengeschichte habe ich ein erhöhtes Risiko für Alzheimer. Ich weiß jedoch, dass ich mit den auf diesen Seiten dargelegten Strategien mein Risiko minimiere und die Karten zu meinen Gunsten neu mische. Ich möchte Ihnen zeigen, was ich gelernt habe, und was ich tagein, tagaus beherzige.

Einige Leserinnen und Leser werden davon ausgehen, dass dies lediglich ein weiteres Werk zu Diät und gesunder Lebensführung ist, das viel guten Willen einfordert und für eine begrenzte Zeit eine Lösung anbietet. In dieser Hinsicht möchte ich Sie schon jetzt enttäuschen. *Nie wieder DUMM WIE BROT* katapultiert Sie in eine gesündere Lebensweise, die Sie dauerhaft beibehalten können.

Im Mittelpunkt meines Konzepts steht die Ernährung, aber es gibt noch weitere Schlüsselelemente, um optimale Ergebnisse zu erzielen: den richtigen Zeitpunkt für Essen, Schlafen und Sport, den gelegentlichen Verzicht auf das Frühstück, Informationen über Nahrungsergänzungsmittel und gegebenenfalls überflüssige Medikamente, den alltäglichen Umgang mit Stress, aber auch mit chemischen Mitteln aus Ihrer Umgebung. Wir sprechen Beziehungspflege an und wie man für sich selber sorgt, wie man die Herausforderungen des Lebens geschmeidig nimmt, wie man sich regelmäßig neue Ziele für die persönliche Weiterentwicklung setzt, und wie man die Zeit für Sport findet, der die grauen Zellen auf Trab bringt und den Körper heilen lässt.

Teil I erklärt die Ziele, die Hintergründe und den Aufbau des Konzepts. Ich nenne die Grundregeln, präsentiere neue Forschungsergebnisse und stelle die drei Punkte vor, mit denen Sie meine Empfehlungen leichter umsetzen können. Bevor Sie diese Punkte angehen, erfolgt jedoch noch eine Vorbereitungsphase, in der Sie Ihre persönlichen Risikofaktoren ermitteln, Ihre Blutwerte bestimmen lassen und sich auch mental für die Umstellung rüsten. Die drei Punkte sind:

Punkt 1: individuelle Anpassung und Umgang mit Medikamenten
Punkt 2: flankierende Maßnahmen
Punkt 3: gute Planung

In Teil II erhalten Sie alle nötigen Informationen, um mein Konzept zu befolgen: was man essen sollte, welche Ergänzungsmittel hilfreich sind und wie man durch Schlaf, Sport und andere Stressbewältigungsmaßnahmen leichter zum Erfolg kommt.

In Teil III finden Sie letzte Tipps und Erinnerungen, diverse Snack-Ideen, eine Liste mit Grundnahrungsmitteln, den 14-Tage-Plan sowie erprobte Rezepte, die Ihnen den Übergang erleichtern.

Aus persönlicher Erfahrung

Bevor wir uns gleich mit wissenschaftlichen Fakten beschäftigen, möchte ich einige ganz persönliche Worte sagen. Seit der Veröffentlichung der englischen Originalfassung von *Dumm wie Brot* im Jahr 2013 ist viel geschehen. 2015 erlag mein geliebter Vater, einst ein gefeierte Neurochirurg, der Alzheimer-Krankheit. Im selben Jahr schloss ich meine Arztpraxis und widmete mich nur noch der Verbreitung meiner Botschaft über Vorträge, die Medien und Lehrveranstaltungen. Ich hatte das Privileg, mit den führenden Koryphäen dieser Welt aus verschiedenen Gebieten der klinischen Medizin und der biomedizinischen Forschung zusammenzuarbeiten, deren Arbeiten meine Empfehlungen weiter untermauern. (Einiges davon wird in diesem Buch erwähnt; diverse englischsprachige Interviews mit Beteiligten finden Sie auf www.DrPerlmutter.com/learn.)

Anfang 2016 war ich dann mit einem tragischen Todesfall im Freundeskreis konfrontiert und fand mich nach einem eigenen gesundheitlichen Zusammenbruch plötzlich selbst auf der Intensivstation wieder. Darauf gehe ich später näher ein, doch dieser Vorfall hat meine Sichtweise radikal verändert. Ich habe am eigenen Leibe erlebt, wie gefährlich Stress ist und wie groß die Macht der Liebe. Das bestärkte mich in der Überzeugung, dass für körperlich-geistige Gesundheit weit mehr erforderlich ist als gute Ernährung und Bewegung.

Am Tag nach meiner Entlassung aus dem Krankenhaus begleitete ich meine Frau und ihre Mutter zu einem Yogakurs. Am Ende des Kurses wurde eine bewegende Passage vorgelesen, die mich sofort ansprach. Sie stammte aus dem Buch *How Yoga Works* und besagt, dass wir unsere höchsten Lebensziele am ehesten erreichen, indem wir uns um »... ein immer bescheidenes, frohes Gemüt bemühen, das ständig überlegt, wie es andere vor Schaden bewahren kann – den ganzen Tag über, einfach in der kleinen Welt, in der wir leben«.

Auch wenn ich nicht mehr jeden Tag persönlich Patienten betreue, gehe ich davon aus, dass ich langfristig dennoch genau damit beschäftigt sein werde, indem ich weiter schreibe, lehre und mein Bestes gebe, um Menschen vor Schaden zu bewahren. Ich werde mich weiterhin mit anderen verknüpfen, mir anhören, wie sehr sich ihr Leben verändert hat, und sie anfeuern weiterzumachen. Zu wissen, dass ich das Leben anderer ganz ohne Rezept oder Operation zum Besseren verändern kann, ist unglaublich beglückend, und ich hoffe, dass mit ein paar praktischen Schritten auch Sie ein ganz neuer Mensch werden. Dieses Buch zu lesen, ist bereits der erste Schritt in eine bessere, gesündere Zukunft.

Unabhängig davon, weshalb Sie dieses Werk aufschlagen, ob aus Sorge um die eigene Gesundheit oder um Angehörige, dürfen Sie sicher sein, dass es eine einmalige Chance bietet. Sie mögen noch zögern, doch so schwer ist es nicht! Wahrscheinlich haben Sie in Ihrem Leben schon viel kompliziertere Dinge bewältigt – ein Kind geboren und erzogen, einen Menschen mit besonderen Bedürfnissen betreut, eine Firma aufgebaut, eine Rede für jemanden gehalten, der Ihnen nahesteht, oder eine schlimme Krankheit besiegt. Bereits die Bewältigung des Alltags kann Herausforderung genug sein. Also klopfen Sie sich auf die Schulter, dass Sie so weit gekommen sind, und seien Sie gewiss, dass das, was vor Ihnen liegt, Ihrem Leben eine grundlegende Wende zum Positiven geben kann.

Sie müssen sich nur darauf einlassen wollen. Sie werden zu

vielem eine veränderte Einstellung entwickeln, ob zu Nahrungsmitteln oder zu Menschen. Es werden sich neue Gewohnheiten und Traditionen herausbilden. Sie werden Ihr Leben gründlich umkrempeln und die gerechte Belohnung dafür erhalten, nämlich alle Ziele erreichen, die ich anfangs aufgezählt habe. Während des 14-Tage-Konzepts werden Sie nicht die Tage zählen und verzweifelt auf das Ende warten oder zwangsweise Dinge in sich hineinstopfen, die Sie gar nicht mögen. Ganz im Gegenteil: Sie gehen im eigenen Tempo vor und erlernen eine neue Lebensweise, die *für Sie* auf Dauer durchführbar ist, indem Sie Ihren Alltag an einigen Stellen ein wenig anpassen.

Dabei bewältigen wir einen Tag nach dem anderen und nehmen uns immer nur eine Gewohnheit vor. Gehen Sie freundlich und geduldig mit sich um. Ein Freund von mir ist ebenfalls Arzt. Er stellt seinen Patienten gern die Frage: »Wer ist der wichtigste Mensch auf der Welt?« Wenn sie dann nicht überzeugt antworten: »Ich natürlich«, klärt er sie entsprechend auf. Weil es stimmt: *Sie* sind der wichtigste Mensch der Welt. Gestehen Sie es sich ein. Leben Sie danach. Sie haben es verdient. Entscheiden Sie sich für Ihre Gesundheit. Das ist der erste Schritt in eine strahlende Zukunft.

Willkommen bei *Nie wieder DUMM WIE BROT*. Und jetzt an die Arbeit!

Teil I

Nie wieder DUMM WIE BROT: Die Grundlagen

Am 22. Januar 2016 bekam ich Dumm wie Brot *und* Scheißschlau *zum 71. Geburtstag. Am ersten Februar begann ich, mich glutenfrei, zuckerfrei und fettreich zu ernähren. 25 Tage später bin ich bereits zwei von drei meiner »neurologischen« Gesundheitsprobleme los: Das Zittern im linken Arm, wenn ich mich damit auf der Armlehne des Sessels abstütze, Gleichgewichtsstörungen und ein nachlassendes Erinnerungsvermögen. Die ersten beiden Probleme sind inzwischen verschwunden. Mein Gedächtnis hat sich noch nicht verbessert, doch ich habe Hoffnung. Außerdem bin ich der Ansicht, dass mein Sprechvermögen sich möglicherweise verbessert, denn vor der Ernährungsumstellung war ich bereits an einem Punkt, an dem eine flüssige Unterhaltung schwierig war, weil Gehirn und Mund einfach nicht mehr miteinander redeten. Darüber hinaus habe ich drei Kilogramm abgenommen!*

Antonio L.

KAPITEL 1

Was braucht das Gehirn?

In den nächsten 18 Minuten **sterben vier Amerikaner wegen ihrer Ernährungsweise**. Alle viereinhalb Minuten ein Todesfall – dieser Umstand erscheint unfassbar. Dennoch ist es wahr. Mit dieser erschütternden Aussage eröffnete der berühmte Koch Jamie Oliver vor einigen Jahren seinen 18-minütigen TED Talk. Dem Publikum und den Millionen Menschen, die dieses Video seither angesehen haben, verschlug es dabei die Sprache. Oliver führt einen Kreuzzug gegen die Verwendung stark verarbeiteter Nahrung an Schulen und kämpft hartnäckig für das Recht der Kinder auf gesunde, vollwertige Ernährung, die nicht die Weichen für lebenslange chronische Beschwerden, Schmerzen und Krankheiten stellt. Insbesondere aufgrund der negativen Auswirkungen von starkem Übergewicht ist zu befürchten, dass die heutige Kindergeneration kein so gesegnetes Alter erreichen wird wie ihre Eltern.

Es geht jedoch nicht nur um die Kinder. In den entwickelten Nationen des Westens führen ernährungsbedingte Erkrankungen zu mehr Todesfällen als Unfälle, Morde, Terrorismus, Krieg *und alle anderen (nicht ernährungsabhängigen) Krankheiten zusammen.* Übergewicht, Fettleibigkeit, Typ-2-Diabetes, Bluthochdruck, Herzkrankheit, Erkrankungen des Zahnapparats, Schlaganfälle, Osteoporose, Demenz und viele Krebsarten hängen auf die eine oder andere Weise mit der Ernährung zusammen. Manches davon tritt seit Jahrhunderten auf, allerdings nicht in derart epidemischem Ausmaß.

Ich habe mich vor über 35 Jahren auf Neurologie spezialisiert, um Hirnerkrankungen zu behandeln. In den ersten Jahren praktizierte ich zumeist gemäß der Vorstellung: »Diagnose und alles Gute.« Sobald ich nämlich meine Diagnose gestellt hatte, konnte ich meinen Patienten kaum eine ursächliche Behandlung, geschweige denn eine Heilungsmethode anbieten. Damals gab es schlichtweg nichts, was sowohl für mich als Arzt als auch für meine Patienten unglaublich frustrierend war. Seitdem hat sich viel verändert, wenn auch nicht nur zum Positiven. Lassen Sie mich zunächst noch einige weitere Fakten anführen.

Wir alles wissen, dass die Medizin im 20. Jahrhundert auf vielen Gebieten große Fortschritte gemacht hat. Noch vor 100 Jahren beruhten die großen Todesursachen auf Infektionen: Lungenentzündung und Grippe, Tuberkulose und Magen-Darm-Infektionen. Heute stirbt kaum noch jemand an ansteckenden Erregern. Die Haupttodesursachen sind nicht infektiöse Krankheiten, die *weitgehend vermeidbar* wären: zerebrovaskuläre Erkrankungen, Herzkrankheit und Krebs. Bei einigen dieser chronischen Erkrankungen wurden dank besserer Prävention und Arzneimittel bereits Fortschritte erzielt, doch für mein Gebiet, die Abwendung und Behandlung von Hirnerkrankungen, steht die große Revolution leider noch aus. Hier liegt eine der größten medizinischen Herausforderungen der Gegenwart. Im Laufe meiner Tätigkeit musste ich Patienten sehr oft mitteilen, dass ich für ihr Problem keinerlei Behandlungsansatz parat hätte – sie litten an schweren neurologischen Erkrankungen, die ihr Leben und das ihrer Angehörigen massiv verändern würden.

Trotz milliardenschwerer Forschungsprojekte lässt der Durchbruch für die Behandlung oder Heilung von Alzheimer-Krankheit, Parkinson-Krankheit, Depressionen, ADHS, Autismus, multipler Sklerose und vielen anderen Krankheiten bisher auf sich warten. Auch für chronische Gesundheitsprobleme wie Fettleibigkeit und Diabetes, die Millionen Menschen betreffen und nachweislich mit Gehirnerkrankungen zusammenhängen, gibt es noch keine zuverlässigen Therapien oder Heilmittel. In Amerika wird mittlerweile jeder fünfte Todesfall auf starkes Übergewicht zurückgeführt, das zudem zu den größten Risikofaktoren für neurologische Krankheiten gilt. Es klingt vielleicht überraschend, doch Fettleibigkeit ist in Wahrheit eine Form der Fehlernährung. Die Betroffenen essen zu viel, bekommen aber zu wenige Nährstoffe.

Die Vereinigten Staaten zählen zu den zehn reichsten Nationen des Westens, in denen Hirnerkrankungen – zumeist Demenz – in den letzten 20 Jahren in der Liste der Todesursachen massiv zugenommen haben. In dieser Hinsicht sind wir sogar führend. Seit 1979 sind die Todesfälle durch Hirnerkrankungen bei Männern um 66 Prozent, bei Frauen sogar um 92 Prozent angestiegen. Gegenwärtig geht man in Amerika von 5,4 Millionen Alzheimer-Kranken aus (in Deutschland sind es etwa 1,2 Millionen), und diese Zahl dürfte sich bis zum Jahr 2030 verdoppeln. Alle 66 Sekunden erkrankt ein Amerikaner an der Alzheimer-Krankheit, und sie kostet mehr Menschen das Leben als Brustkrebs und Prostatakrebs zusammen.

Über 26 Prozent aller erwachsenen Amerikaner – also mehr als jeder vierte – haben eine diagnostizierbare psychische Erkrankung von Angststörungen oder affektiven Störungen bis hin zu Psychosen, bipolaren Störungen und dem Vollbild einer Depression. In Deutschland sind die Zahlen ganz ähnlich. Psychische

Erkrankungen sind weltweit mittlerweile eine führende Ursache von Erwerbsunfähigkeit. Ein Viertel aller Frauen in den besten Jahren nimmt Antidepressiva, und manch eine kommt ihr Leben lang nicht mehr davon los.

Wann hatten Sie das letzte Mal Kopfschmerzen? Gestern? Jetzt gerade? Kopfschmerzen zählen zu den häufigsten neurologischen Problemen und könnten manchen Schätzungen zufolge auch insgesamt den Spitzenplatz in der Medizinstatistik einnehmen. Kopfschmerzen stehen unter den gesundheitlichen Beschwerden ganz obenan. Fast jeder hat hin und wieder Kopfschmerzen, doch jeder Zwanzigste leidet täglich darunter. Etwa zehn Prozent der Bevölkerung haben mit Migräne zu kämpfen – das sind fast so viele wie Asthmatiker und Diabetiker zusammen. Multiple Sklerose (MS), eine Autoimmunkrankheit, bei der eine gestörte Kommunikation zwischen Gehirn und Nerven zu schweren Behinderungen führt, betrifft weltweit schätzungsweise 2,5 Millionen Menschen. Fast eine halbe Million davon lebt in Amerika. Die durchschnittlichen Kosten einer MS-Behandlung belaufen sich im Laufe des Lebens pro Patient auf über 1,2 Millionen US-Dollar, und bisher ist keine zuverlässige Therapie in Sicht. Doch auch andere Autoimmunerkrankungen sind auf dem Vormarsch. Ich halte es für hochinteressant, dass viele Autoimmunerkrankungen des Menschen laut Aussagen von Paläopathologen (die sich mit Krankheitsbildern unter unseren frühen Vorfahren beschäftigen) bis zur Einführung der Landwirtschaft nicht auftraten. Damals waren Autoimmunerkrankungen nicht annähernd so allgegenwärtig wie heute. Manche dieser Krankheiten treten heute schon drei Mal so häufig auf wie noch vor einigen Jahrzehnten, und dies insbesondere in entwickelten Ländern wie den Vereinigten Staaten. Lierre Keith, die

Autorin von *Ethisch essen mit Fleisch,* erklärt in aller Deutlichkeit: »Es sind die Getreide, die bewirken, dass der Körper sich selbst bekämpft. Die Landwirtschaft hat uns genauso gefressen, wie sie die Welt gefressen hat.«

Bei mehr als vier Prozent der erwachsenen Amerikaner und bei über sechs Millionen amerikanischer Kinder besteht ein Aufmerksamkeitsdefizitsyndrom mit Hyperaktivität (ADHS), und von diesen Kindern nehmen zwei Drittel psychoaktive Arzneimittel, deren langfristige Auswirkungen nie untersucht wurden. In Deutschland lag die Diagnosehäufigkeit 2014 bei 18-Jährigen bei 3,5 Prozent, aber lediglich bei 0,2 Prozent beziehungsweise 0,4 Prozent bei 30-Jährigen. Weltweit betrachtet werden 85 Prozent aller Medikamente gegen ADHS in den Vereinigten Staaten verordnet. Darauf kann man gewiss nicht stolz sein. Unterscheiden wir Amerikaner uns genetisch vom Rest der Welt? Oder gibt es vielleicht andere Gründe, die unserem übereifrigen Medikamentenkonsum zugrunde liegen könnten?

Auch der wachsende Anteil von Störungen aus dem autistischen Formenkreis ist unübersehbar. Bei einem von 45 Kindern zwischen drei und 17 Jahren wird derzeit eine Autismus-Spektrum-Störung (ASS) diagnostiziert. Jungen sind davon etwa 4,5-mal so häufig betroffen wie Mädchen. Der Anstieg der in den letzten 15 Jahren diagnostizierten Fälle führt dazu, dass manche Fachleute schon von einer modernen Epidemie sprechen. Was ist da los?

Warum sind all diese Fallzahlen in den letzten Jahrzehnten derart in die Höhe geschnellt? Warum können wir sie nur so unzureichend behandeln? Wie kann es sein, dass nur ein Prozent der Menschen ohne psychische Beeinträchtigung (geschweige denn gelegentliche Kopfschmerzen) durchs Leben geht? Wieso kommen so viele Wissenschaftler mit so vielen Geldern so langsam voran? Die Antwort könnte lauten, dass wir bisher den falschen Ansatz verfolgen. Die Lösung für all diese schweren Erkrankungen könnte durchaus *außerhalb* des Gehirns oder gar *außerhalb des Körpers* liegen:

> Sie steckt in unserer Nahrung.
> Sie steckt in unserem Darm.
> Sie beruht auf unserer Lebensweise und dem Umgang mit unseren Verpflichtungen und Aufgaben.
> Sie beruht auf unseren Bewegungsgewohnheiten, die den Körper stark, mobil, beweglich und aktiv halten sollten.
> Sie hängt damit zusammen, wie wir mit Rückschlägen, Krankheiten, Verletzungen und Schmerzen umgehen.
> Sie hängt mit unseren Beziehungen und unserem sozialen Engagement zusammen.
> Sie liegt in unserer Lebenseinstellung begründet.
> **Und sie steckt in diesem Buch.**

Nie wieder Dumm wie Brot vermittelt das nötige Wissen, um Körper, Geist und Seele in den Griff zu bekommen und schwere Gesundheitsprobleme anzugehen. Dabei geht es um die Lebensweise. Ich möchte von vornherein betonen, dass es mir keineswegs nur um neurologische Krankheiten geht. Wie bereits in meinen früheren Büchern geschildert, haben nahezu alle nicht infektiösen Krankheiten gewisse Gemeinsamkeiten. Wenn wir also über Asthma oder Alzheimer-Krankheit, Diabetes oder Depressionen sprechen, werden Sie überrascht feststellen, welche Zusammenhänge hier bestehen. Dazu erfahren Sie bald Näheres.

An dieser Stelle möchte ich den Advocatus Diaboli spielen. Die Medizin hat in den letzten 100 Jahren enorme Fortschritte gemacht, aber dennoch ist die Krankheitsentstehung innerhalb des menschlichen Körpers selbst für diejenigen, die wissenschaftlich ständig auf dem aktuellsten Stand sind, noch immer ein Rätsel. Wir haben viel herausgefunden: Wir haben die menschliche Erbinformation, die DNA unserer Gene, geknackt. Diagnostisch und therapeutisch sind wir weit vorangekommen. Dank Impfstoffen, Antibiotika und anderen Mitteln können wir viele bekannte Erreger bekämpfen. Dennoch ringen wir weiterhin mit der Frage, warum die einen in eher jungen Jahren sterben, während andere rüstig die 90 überschreiten, oder warum die einen mit 85 noch wie 75 wirken, während andere mit 40 schon wie Mitte 50 aussehen. Jeder kennt Geschichten von Sportlern ohne bekannte Risikofaktoren, die plötzlich einem Herzinfarkt erliegen, Lungenkrebsopfer, die nie geraucht haben, oder schlanke, fitte Menschen, bei denen Diabetes oder erste Anzeichen einer Demenz festgestellt werden. Wie sind solche Phänomene zu erklären?

Wir müssen akzeptieren, dass die Körperfunktionen in mancher Hinsicht ein Rätsel bleiben. Umgekehrt sollten wir aber auch anerkennen, dass Lebensweise und Einstellung erhebliche Auswirkungen auf Gesundheit und Psyche haben. Krankheiten vorzubeugen ist deutlich einfacher und billiger, als sie später zu behandeln. Es gibt jedoch keine gezielte Vorbeugung für einen bestimmten Bereich, sondern wir sollten uns bewusst machen, dass der Körper eine komplexe Einheit darstellt. Das ist die wichtigste Grundlage für meinen Ansatz.

Tagtäglich begegne ich Menschen, die für ihre Gesundheit alles in ihrer Macht Stehende getan haben. Häufig lassen sie sich unwissentlich auf zweifelhafte, nicht belegbare Gesundheitsvorgaben und Ernährungsweisen ein. Sie klagen über diverse Symptome, die ineinandergreifen: Antriebsarmut, hartnäckiges Übergewicht, Verdauungsstörungen, Schlafstörungen, Kopfschmerzen, mangelnde Libido, Depressionen, Angst, nachlassendes Gedächtnis, Burnout, Gelenkschmerzen oder lästige Allergien. *Nie wieder Dumm wie Brot* ist ein Weckruf an alle, die bisher vor sich hin gekränkelt haben und endlich dauerhaft fit sein wollen. Der Weg zu perfekter Gesundheit und zum Idealgewicht beginnt stets mit klaren Entscheidungen.

Wie ich immer sage: Nahrung ist mehr als Treibstoff zum Überleben. Nahrung ist Information, und damit meine ich, dass sie letztlich Einfluss darauf hat, wie sich unser persönliches Genom verhält, also ob vorhandene Gene aktiv oder inaktiv sind. In der Biologie spricht man in dieser Hinsicht von Epigenetik, ein Konzept, auf das wir im Folgenden noch eingehen werden. Die Epigenetik hat unsere Einstellung zur Erbanlage wie auch zur Ernährung verändert. Vereinfacht ausgedrückt trägt unsere Nahrung zur Verbindung zwischen der eigenen Grundeinstellung und den Empfindungen bei. Was wir essen, hat unmittelbaren Einfluss auf unser Erleben und auf die Erfüllung unseres Nährstoffbedarfs. Auch das, was wir tun – ob im Beruf oder zu Hause, einschließlich aller Bemühungen um Stressabbau, den Umgang mit chronischen Krankheiten und die Bewältigung von Herausforderungen –, hat Einfluss auf den Körper und eventuelle gesundheitliche Risiken. Meine Empfehlungen dienen dazu, die Bedürfnisse des Körpers optimal zu erfüllen.

Das Konzept von *Nie wieder DUMM WIE BROT* kann bei allen nachfolgenden Gesundheitsproblemen hilfreich sein:

- ADHS
- Allergien und Nahrungsmittelunverträglichkeiten
- Asthma
- Autismus
- chronische Müdigkeit
- chronische Schmerzen
- psychische Störungen einschließlich Depression und Angst
- Diabetes und Heißhunger auf Zucker und Kohlenhydrate
- gastroösophagealer Reflux und Sodbrennen
- Übergewicht und Fettleibigkeit sowie erschwertes Abnehmen
- Gedächtnisprobleme und Konzentrationsstörungen
- Kopfschmerzen und Migräne
- chronische Verstopfung und Durchfall
- erhöhte Infektanfälligkeit
- Darmerkrankungen wie Zöliakie, Reizdarmsyndrom, Colitis ulcerosa und Morbus Crohn
- gestörte Schilddrüsenfunktion
- multiple Sklerose
- Fibromyalgie
- Unfruchtbarkeit
- Schlafstörungen
- Gelenkschmerzen und Arthritis
- Bluthochdruck
- Arteriosklerose
- chronische Hefepilzbesiedelung
- Hautprobleme wie Akne, Ekzem und Schuppenflechte
- Mundgeruch, Zahnfleischentzündungen und Zahnprobleme

- Tourette-Syndrom
- extreme Menstruationsstörungen oder Wechseljahresbeschwerden
- und vieles mehr

Doch nicht nur kranke Menschen profitieren von diesem Ansatz, sondern auch relativ gesunde. Neben dem Wunsch, einen fitteren Körper und einen klareren Geist zu haben, reicht schon aus, dass Sie alles Erdenkliche tun möchten, um sich eines langen, erfüllten Lebens zu erfreuen.

Die meisten Menschen spüren schon nach wenigen Tagen erste Veränderungen. Für eine dauerhafte Wirkung auf zellulärer Ebene und eine echte Stoffwechselumstellung müssen Sie jedoch länger dabeibleiben. Es dauert auch eine Weile, bis das Umdenken geschafft ist und man sich in jeder Hinsicht auf die neue Lebensweise eingestellt hat. Dabei spielt es keine Rolle, wie oft Sie schon eine Diät aufgegeben haben oder ob Sie an meinen Empfehlungen zweifeln. Wichtig ist nur, dass Sie sich auf Ihre Ziele konzentrieren und darauf vertrauen, dass am Ende Gesundheit und Glück auf Sie warten.

KAPITEL 2

Das dürfen Sie erwarten

Die meisten Menschen können nicht einfach aus ihren Verpflichtungen aussteigen und sich in einer Kurklinik oder einem Wellnesstempel einquartieren, um sich einen Monat lang nur auf gute Ernährung und Stressabbau zu konzentrieren und dabei zwei Mal täglich intensiv Sport zu treiben. Mit diesem Buch will ich Ihnen das nötige Rüstzeug an die Hand geben, mit dem Sie in kürzester Zeit möglichst viel erreichen. Ich gehe davon aus, dass Sie weiterhin all Ihren Aufgaben nachgehen und sich nach Kräften bemühen, die vorgestellten Veränderungen in Ihr normales Leben zu integrieren. Ich werde Sie zu regelmäßiger Bewegung auffordern (siehe Kapitel 6) und Sie bitten, alle Hinweise aus diesem Buch tatsächlich umzusetzen. Manches ist ganz einfach, zum Beispiel mehr Wasser zu trinken oder regelmäßig zu notieren, wofür Sie dankbar sind. Andere Punkte, wie ein regelmäßiger Schlafrhythmus, Krafttraining, ablenkungsfreie Zeit, in der Sie in Ruhe zu sich kommen, oder die Verbannung von Gluten, Getreide und Zucker aus Ihrer Ernährung, werden mehr Zeit für die Umsetzung erfordern. Das schadet auch nichts. Ich stelle viele Ideen vor, mit denen diese Strategien in der heutigen Welt tatsächlich praktikabel werden.

Viele Menschen neigen bedauerlicherweise eher zu ständigen Reaktionen anstatt zu proaktiver Prävention. Wir sind so sehr damit beschäftigt, Dingen nachzujagen und uns um andere Aufgaben oder Menschen zu kümmern, dass wir nicht ausreichend auf uns selbst achten. Erst wenn eine Krankheit oder ein Unfall uns dazu zwingen, schalten wir unfreiwillig einen Gang zurück und müssen uns nach neuen Wegen umsehen. Wir verfallen in negative Gedankenspiralen oder Selbstsabotage durch Denkmuster wie »Wenn ich erst einmal X erreiche …« oder »Wenn ich Y Euro verdiene, dann kümmere ich mich besser um mich selbst«. Jedem dürfte bewusst sein, dass es in der Realität selten dazu kommt. Wenn wir dann jedoch gezwungen sind, etwas zu ändern, kann das erfolgreiche Umsteuern sehr schwierig werden. Zudem funktionieren selbst beste Absichten, wieder gesund zu werden, nicht immer wie gewünscht, wenn das Problem von vorneherein vermeidbar gewesen wäre. Mitunter ist man derart ausgebrannt und krank, dass kaum noch mehr Kraft zur Verfügung steht, als auf eine schlimme Diagnose zu warten und dann für immer Medikamente zu nehmen. Ich kenne viele Menschen, die in den besten Jahren mit chronischen Krankheiten konfrontiert werden, die nur schwer zu behandeln und kaum rückgängig zu machen sind. Wenn sie endlich die nötigen Mittel für eine hochwertige medizinische Betreuung haben, kann es bereits zu spät sein. Deshalb möchte ich, dass Sie sich heute dazu aufraffen, einem solchen Schicksal vorzubeugen. Gehen Sie momentane gesundheitliche Probleme aktiv an, damit Sie dauerhaft eine höhere Lebensqualität genießen können. Weniger Medikamente und mehr natürliche Gesundheit – wäre das nicht herrlich?

Es verblüfft mich immer wieder, dass trotz der epidemisch um sich greifenden chronischen Krankheiten und neurologischen Erkrankungen kaum jemand darüber nachdenkt, inwiefern unsere täglichen Entscheidungen unser Wohlergehen beeinflussen. Bequemlichkeit liegt in der menschlichen Natur. Deshalb freuen wir uns über jedes Mittel, das unsere Probleme hoffentlich verschwinden lässt. Ja, es ist mühsam, sich für eine bestimmte Ernährungsform zu entscheiden, aber es ist auch keine Herkulesaufgabe. Sobald es Ihnen besser geht, steigt die Motivation zum Durchhalten.

Denken Sie daran, wenn wir die zentralen Ziele meines Konzepts durchgehen:

- Entzündungsneigung eindämmen
- den Körper auf Fettverbrennung umschalten
- die gesunde Darmflora fördern
- einen ausgeglichenen Hormonhaushalt mit erhöhter Leptinsensitivität anregen
- Kontrolle über die eigenen Gene erlangen
- ein Leben im Gleichgewicht gewinnen

Diese Punkte sehen wir uns nun im Einzelnen an, und dabei streue ich immer wieder wissenschaftliche Erkenntnisse ein.

Entzündungsneigung eindämmen

Zu den größten wissenschaftlichen Umwälzungen meiner Laufbahn gehörte die Erkenntnis, dass die meisten Krankheiten und degenerativen Erkrankungen einschließlich Übergewicht und dem Risiko für Gehirnerkrankungen entzündlich bedingt sind. Eine ungefähre Vorstellung, was »Entzündung« rein körperlich bedeutet, hat wohl jeder. Eine Entzündung ist der natürliche Selbstheilungsprozess, bei dem der Körper vorübergehend das Immunsystem ankurbelt, um mit einem Angriff oder einer Verletzung fertigzuwerden. Ob Erkältung oder Muskelzerrung – die Entzündungsreaktion soll zur Genesung führen.

Das Problem an Entzündungen ist, dass sie chronisch werden können. Wenn man mit einem Wasserschlauch einen Brand löschen will, ist das angemessen, wenn man den Schlauch danach jedoch ewig laufen lässt, entstehen neue Probleme. Millionen Menschen leiden unter Entzündungen, die sich nicht mehr abschalten lassen. Ihr Immunsystem ist ständig in erhöhter Alarmbereitschaft, obwohl sie weder eine Platzwunde noch Halsschmerzen haben. Solche Entzündungen sind *systemisch,* das heißt, es handelt sich um eine Störung im gesamten Körper, die auf kleiner Flamme vor sich hin kocht und sich normalerweise nicht auf einen bestimmten Bereich beschränkt. Über den Blutstrom breitet sie sich im ganzen Körper aus und lässt sich daher auch über Blutuntersuchungen nachweisen.

Viele biologische Substanzen, die bei einer Entzündung entstehen, schaden den Zellen: Sie führen zu Funktionsstörungen oder zerstören sie sogar. Deshalb ist es kein Wunder, wenn maßgebliche Forschungsergebnisse besagen, dass zahllose Erkrankungen und Todesfälle sowie praktisch alle erdenklichen chronischen Krankheiten auf systemischen Entzündungen beruhen. Selbst unsere Psyche wird davon beeinflusst. Zu den ersten Rückmeldungen von Menschen, die meine Empfehlungen befolgen, gehört immer wieder, dass die Umstellung nicht nur den Körper verändert, sondern sich auch massiv auf die Psyche auswirkt. Neue Untersuchungen bestätigen, dass selbst schwere affektive Störungen wie Depressionen in Entzündungsprozessen wurzeln, also nicht unbedingt auf mangelnden oder schlecht ausgewogenen Botenstoffen. *Nie wieder Dumm wie Brot* aktiviert die Signalwege im Körper, die Entzündungen eindämmen. Sie lernen, wie man Entzündungen vorbeugt und sich tagtäglich so verhält, dass Entzündungen gar nicht erst aufflammen müssen. Die Nahrungsmittel, die zu einer solchen Ernährung gehören, darunter Kurkuma, werden seit über 2000 Jahren in der medizinischen Literatur genannt, doch erst in den letzten zehn Jahren haben wir mehr über ihre komplexe Biochemie herausgefunden. Entzündungen lassen sich nicht nur über die Ernährung in den Griff bekommen. Jüngsten Studien zufolge spielen auch Bewegung und Schlaf eine zentrale Rolle.

Den Körper auf Fettverbrennung umschalten

Ein wichtiger Grundsatz von *Dumm wie Brot* ist, dass der menschliche Stoffwechsel seit Anbeginn unserer Evolution nicht nach Kohlenhydraten giert, sondern nach Fett. Ich empfehle bewusst hochwertige Fette ohne Angst vor sogenannten »Cholesterinbomben«. Die Ernährungsexpertin Nora Gedgaudas sagt hierzu in ihrem Buch *Primal Body, Primal Mind:* »99,99 Prozent unserer Gene entstanden vor der Entwicklung der Landwirtschaft.« Als Homo sapiens sind wir mit praktisch jedem Menschen, der je auf diesem Planeten unterwegs war, identisch. Und als Spezies wurden wir über Tausende Generationen von der Natur geformt.

Im Verlauf der Evolution haben sich unsere Vorfahren in den letzten 2,6 Millionen Jahren vor allem von Wild und von den Früchten und Gemüsesorten ernährt, die gerade reif waren. Fett war als kaloriendichte Nahrungsquelle heiß begehrt. Die Jäger und Sammler blieben damit schlank und gesund. Tatsächlich enthält eine derartige Ernährung zehn Mal mehr Fett, als wir gegenwärtig zu uns nehmen. Heute fürchten sich die meisten vor Fett, denn angeblich macht fettes Essen dick. Das stimmt so jedoch nicht. Adipositas und ihre Auswirkungen auf den Stoffwechsel haben fast nichts mit den Fetten in der Ernährung zu tun, sondern vielmehr mit Kohlenhydratabhängigkeit. Nach wie vor gelten »fettfrei«, »fettarm«, »Mehrkorn« oder »Vollkorn« als Qualitätsmerkmal, auch wenn die Inhaltsstoffe der entsprechenden Produkte Zutaten enthalten, die sich auf Gehirn und Körper nachteilig auswirken. Der Verzehr von Kohlenhydraten stimuliert die Insulinproduktion, und das führt zu Fettbildung, Fettspeicherung und einer verminderten Fähigkeit zur Fettverbrennung (auf Insulin gehen wir gleich noch näher ein). Fette aus unserer Nahrung tun das nicht. Hinzu kommt, dass der Verzehr von Kohlenhydraten die Bildung des Enzyms Lipoproteinlipase in Gang setzt, das Fett in die Zellen schleust. Das Insulin, das bei Kohlenhydratverzehr ausgeschüttet wird, macht die Sache schlimmer, indem es die Bildung von Enzymen anregt, welche die Fettspeicherung fördern.

Der tägliche Kohlenhydratbedarf des Menschen liegt praktisch bei *null.*

Wenn ich anderen erkläre, dass wir ohne Kohlenhydrate, jedoch mit reichlich Fett – auch Cholesterin – in der Ernährung nicht nur überleben können, sondern dass es uns damit sogar bestens geht, sehe ich mitunter erstaunte Gesichter. Inzwischen jedoch spricht es sich herum. Bis vor Kurzem hat man uns erklärt, das Gehirn bräuchte Glukose, um zu überleben, und dass wir diesen

Nährstoff über Kohlenhydrate zuführen müssen. Die Wissenschaft hat sich jedoch durchgesetzt, und heute ist uns klar, dass das Gehirn zwar Glukose braucht, der Körper diese Zuckerform jedoch selbst erzeugen kann. Ich wiederhole: Es ist der Zucker, den wir zu uns nehmen, der uns dick macht, nicht das Fett.

Dasselbe gilt für Cholesterin. Der Verzehr cholesterinreicher Lebensmittel hat keinen Einfluss auf den persönlichen Cholesterinspiegel, und der scheinbar direkte Zusammenhang zwischen höherem Cholesterinspiegel und höherem Infarktrisiko ist nicht wahr. Seit 100 000 Generationen essen wir tierische Proteine und gesättigte Fette, doch dann hat man uns weisgemacht, dass gesättigte Fette gefährlich sind. Muttermilch besteht zu etwa 50 Prozent aus gesättigten Fetten – das dürfte bereits verdeutlichen, wie wertvoll und wichtig diese Fette sind.

Was also passiert, wenn man die Kohlenhydratzufuhr deutlich zurückschraubt und mehr Kalorien aus Fett aufnimmt? Der Körper verwandelt sich in eine Fettverbrennungsmaschine. Mit einer Ernährungsform, die kaum Kohlenhydrate, wenig Proteine, aber viele gesunde Fette und faserreiche Pflanzen enthält, wird der Körper dazu angeregt, bei der Energiegewinnung lieber auf Fett zu setzen als auf Glukose, denn man zwingt ihn auf diese Weise, Ketone als Energiequelle zu nutzen. Wenn die Kohlenhydrate ausbleiben, muss die Leber aus den Fettsäuren der Nahrung oder aus dem Körperfett Ketone bilden. Diese Ketone gelangen über das Blut ins Gehirn und andere Organe, wo sie als Treibstoff dienen. Der Grundpfeiler von *Nie wieder Dumm wie Brot* ist daher eine ketogene Diät – bei der 80 bis 90 Prozent der Kalorien aus Fett stammen und der Rest aus faserreichen Kohlenhydraten (also ganzen Früchten und Gemüse) sowie aus hochwertigem Protein.

Die ketogene Diät ist weder neu noch einseitig. Im Grunde ist sie seit Jahrhunderten bekannt, vielleicht schon seit biblischen Zeiten. Bei bestimmten Epilepsieformen von Kindern, die mit Medikamenten nicht beherrschbar sind, wird sie seit den 1920er Jahren erfolgreich eingesetzt. Aktuelle Tierversuche und klinische Studien deuten darauf hin, dass ketogene Ernährungsformen bei einer Vielzahl neurologischer Störungen – von Kopfschmerzen und Schlafstörungen bis hin zu bipolarer Störung, Autismus, bösartigen Hirntumoren und anderen Erkrankungen – die Behandlung unterstützen können.

Im Zustand der Ketose verlässt sich der Körper nicht mehr auf den Glukosezustrom, sondern erzeugt Ketone als Energieträger. Ein leicht ketonischer Zustand ist gesund. Er liegt von Natur aus vor, wenn wir morgens aufwachen und die Leber unsere hungrigen Organe mit Körperfett speist. Herz und Gehirn funktionieren mit Ketonen um 25 Prozent besser als bei der Abhängigkeit vom Blutzucker. Das Gehirn verbraucht rund 20 Prozent unserer Energie, und gesunde, normale Gehirnzellen funktionieren bestens, wenn sie auf Ketone zugreifen können.

Neurologische Erkrankungen haben jeweils bestimmte Symptome und Ursachen, doch ein gemeinsames Merkmal ist eine unzureichende Energieproduktion. Wenn der Körper den normalen Gehirnstoffwechsel über Ketone aufrechterhält, sind manche dieser Ketone als Brennstoff effizienter als Glukose, weil Ketone pro verwendete Sauerstoffeinheit mehr Energie bereitstellen. Im Zustand der Ketose vermehren sich auch die Mitochondrien – die innerzellulären Kraftwerke – in den Hirnzellen. Studien haben ergeben, dass besonders der Hippocampus, unser wichtigster Bereich für Lernen und Gedächtnis, von der Ketose profitiert. Bei altersbedingten Hirnerkrankungen degenerieren oft die Zellen im Hippocampus, was zu kognitiven Störungen und Gedächtnisverlust führt. Mit größeren Energiereserven sind die Neuronen besser vor den Stressfaktoren für solche Krankheiten gefeit.

Ich möchte betonen, dass der Blutzuckerspiegel trotz der Ketose physiologisch normal bleibt. Der Blutzucker sackt nicht ab, denn der Körper kann Glukose auch aus bestimmten Aminosäuren und dem Abbau von Fettsäuren herstellen. (Und wie wir in Teil II sehen werden, gibt es insbesondere ein Keton, das nicht nur eine hervorragende alternative Energiequelle darstellt, sondern den Körper auch davon abhält, zur Energiegewinnung auf Muskelgewebe zuzugreifen.)

Die in Teil II vorgestellte Ernährungsweise entspricht den zentralen ketogenen Prinzipien einer signifikanten Kohlenhydratreduktion bis zu dem Punkt, an dem der Körper zur Fettverbrennung übergeht. Dabei kurbeln Fette aus der Nahrung und andere Nährstoffe mächtige gesundheitsfördernde Körpermechanismen an. Der Schlüssel steckt dabei in den *richtigen* Fetten. Auf diesen Punkt gehe ich später noch ein.

Die gesunde Darmflora fördern

In meinen Vorträgen erzähle ich gern von »Slick Willie« Sutton, einem der berüchtigtsten und umtriebigsten Bankräuber des 20. Jahrhunderts. Auf die Frage, warum er Banken ausraube, antwortete er einmal: »Weil dort das Geld ist.« Wenn jemand also verstehen will, warum das Gehirn Probleme hat, muss er dort nachsehen, richtig? Hier wird die Sache jedoch erst interessant. Neuere Forschungen zeigen, dass die Ursache für viele mit dem Gehirn zusammenhängende Krankheiten möglicherweise nicht dort wurzelt, sondern vielmehr im Körper, insbesondere im Darm. Lassen Sie mich das wiederholen: Was sich heute in Ihrem Darm abspielt, hat entscheidende Auswirkungen auf das persönliche Risiko für die verschiedensten Hirnerkrankungen. Deshalb ist es so wichtig, einen möglichst gesunden Darm mit intakter Struktur und Funktion der Darmwand anzustreben, damit das Darminnere klar vom Blutstrom abgegrenzt bleibt.

Werfen wir dazu einen kurzen Blick auf die Anatomie. Der Darm ist im Grunde eine Art biologischer »Pipeline«, die vom Mund bis zum Anus reicht. Alles, was wir essen und was nicht verdaut wird, tritt am anderen Ende wieder aus. Zu den zentralen Funktionen des Darms gehört es, Fremdsubstanzen daran zu hindern, ins Blut überzutreten und auf diesem Wege zu verwundbaren Organen und Gewebearten wie zum Beispiel dem Gehirn zu gelangen.

Darm und Gehirn sind auf komplexe Weise miteinander verbunden. Der Darm hat sowohl kurzfristig wie auch langfristig Einfluss auf das Gehirn und auch auf das Risiko für neurodegenerative Erkrankungen wie Alzheimer oder Parkinson. In *Scheißschlau* habe ich detailliert geschildert, was es mit dem Mikrobiom und insbesondere seiner Beziehung zum gesunden Gehirn auf sich hat. Seit dem Erscheinen dieses Buches konnten weitere Studien die Fakten untermauern. Eine wichtige europäische Studie hat 2015 eine deutliche Beziehung zwischen einem ungesunden Mikrobiom im Darm (oft als Darmdysbiose oder Fehlbesiedelung bezeichnet) und dem Entstehen der Parkinson-Krankheit festgestellt. Deshalb gilt das Darmmikrobiom – früher auch Darmflora genannt – in manchen Kreisen als »Friedenswächter« des Gehirns.

Aber woraus besteht das menschliche Mikrobiom genau? Es

setzt sich aus einer großen, weit verzweigten Familie von über 100 Billionen Organismen zusammen – größtenteils Darmbakterien –, welche die Zahl unserer eigenen Zellen um das Zehnfache übersteigen. Auch die Stoffwechselprodukte und das genetische Material dieser Organismen gelten als Teil des Mikrobioms. Volle 99 Prozent des genetischen Materials im menschlichen Körper stecken erstaunlicherweise im Mikrobiom, das jeden Aspekt unserer Physiologie unterstützt und nährt, auch das, was im Gehirn vor sich geht.

Heute wissen wir, dass das Mikrobiom auch durch die Lebensweise geformt und erhalten wird. Wir wissen ebenfalls, dass die Gesundheit des Mikrobioms Auswirkungen auf die Funktion des Immunsystems, auf die Entzündungsbereitschaft und das Risiko für so unterschiedliche Erkrankungen wie Depressionen, Adipositas, Darmkrankheiten, multiple Sklerose, Asthma und sogar Krebs hat. Das amerikanische Krebsinstitut NCI gab vor nicht allzu langer Zeit bekannt, dass bestimmte Darmbakterien das Immunsystem in einer Weise steuern und »erziehen«, sodass sie zu einem verminderten Tumorwachstum beitragen. Darüber hinaus tragen Darmbakterien auch zur Wirksamkeitssteuerung bestimmter, etablierter Krebstherapien bei und haben viele weitere Aufgaben im Körper: Sie erzeugen Neurotransmitter und Vitamine, die wir nicht anders herstellen könnten, fördern die normale Magendarmfunktion, schützen vor Infektionen, regulieren Stoffwechsel und Nahrungsresorption und unterstützen die Blutzuckerstabilität. Sie haben sogar Einfluss darauf, ob wir übergewichtig oder schlank sind, hungrig oder satt.

Neue Ergebnisse deuten darauf hin, dass Mikroben nicht nur unablässig die Genaktivität beeinflussen, sondern im Verlauf der Evolution sogar in unsere DNA eingegangen sind. Doch, wirklich: Einige Mikroben haben ihre eigenen Gene in unseren genetischen Code eingeschleust, damit wir besser gedeihen. Ist das nicht erstaunlich? Um ein führendes Forscherteam von Stanford und der Universität Kalifornien in San Francisco (UCSF) zu zitieren: »Jüngste Entdeckungen verdeutlichen, dass unser Mikrobiom eher ein Organ darstellt als ein Anhängsel. Diese Mikroben sind nicht nur ein entscheidender Beitrag zur menschlichen Gesundheit, sondern ein fundamentaler Bestandteil der menschlichen Physiologie.« Die amerikanische Gesundheitsbehörde NIH investiert binnen fünf Jahren über 190 Millionen US-Dollar in die Untersuchung, wie das menschliche Mikrobiom die Genexpression beeinflusst. Und im Mai 2016 gab das Weiße Haus den Startschuss für ein 500 Millionen Dollar teures Projekt zur Erforschung der Mikrobengemeinschaften auf der Erde. In der *Unified Microbiome Initiative* sollen diverse staatliche Stellen, Universitäten, Stiftungen und die Industrie koordiniert zusammenarbeiten.

In der Neurologie, einer Medizinrichtung, wo es bisher kaum echte Heilung und Behandlung gab, liefert dieser aufblühende Wissenschaftszweig endlich eine Aussicht auf revolutionäre Ansätze, um Leiden zu lindern. Meine Empfehlungen in Teil II setzen diese atemberaubenden neuen Erkenntnisse so um, dass Sie sie für die eigene Gesundheit nutzen können. Und die ersten Erfolge zeigen sich binnen *Tagen.*

Mikrobiome gibt es auf der ganzen Welt. Neben dem menschlichen Mikrobiom haben auch Ozeane, Böden, Wüsten, Wälder oder Atmosphären ihr jeweiliges Mikrobiom, welches das dortige Leben unterstützt. Für die Wissenschaft sind sie überaus faszinierend und werden weltweit mit milliardenschweren Forschungsprojekten untersucht. Gut zu wissen: Die Mikroben in unseren Ozeanen erzeugen 50 Prozent des Sauerstoffs, den wir atmen, und nehmen dabei Kohlendioxid auf. Methanverarbeitende Mikroben in der Tiefsee wirken wie ein mächtiger Verbrennungsofen für dieses berüchtigte Treibhausgas. Wir sollten uns unbedingt bewusst machen, dass die Gesundheit dieses Planeten von seinen mikrobiellen Gemeinschaften abhängig ist.

Die Steuerung der Darmdurchlässigkeit zählt zu den Schlüsselfunktionen, an denen die Darmbakterien beteiligt sind. Wenn wir über eine zu durchlässige Darmwand sprechen (»Leaky Gut«), geht es um Probleme an den »Tight Junctions«. An diesen Verbindungsstellen zwischen den Zellen in der Darmschleimhaut treten Nährstoffe aus dem Darm ins Blut über und werden dann über den Kreislauf zu den Zellen gebracht. Wenn die Junctions geschädigt sind, können sie ihre Polizeifunktion nicht mehr angemessen ausführen, die darüber entscheidet, was hereindarf (Nährstoffe) und was nicht (potenzielle Gefahren). Als Türsteher haben die Junctions damit entscheidenden Einfluss auf die unterschwellige Entzündungsbereitschaft im Körper, das ständige entzündliche Grundniveau.

Der Begriff »Leaky Gut« und sein Bezug zu Autoimmunreaktionen wurde von Wissenschaft und Schulmedizin lange belächelt. Inzwischen jedoch konnte eine beeindruckende Anzahl gut konzipierter Studien wiederholt darlegen, dass bei einer Schädigung der Darmwand (die von einer ungesunden Darmflora herrühren kann, die wiederum die Schleimhaut nicht ausreichend schützt), durch eine erhöhte Entzündungsbereitschaft und Aktivierung der Immunreaktion eine höhere Anfälligkeit für die unterschiedlichsten Krankheitsbilder vorliegt. Hierzu zählen beispielsweise die rheumatoide Arthritis, Lebensmittelallergien, Asthma, Ekzeme, entzündliche Darmkrankheiten, Zöliakie, Typ-1- und Typ-2-Diabetes und sogar Krebs, Autismus, Alzheimer- und Parkinson-Krankheit.

Diesen neuen Ergebnissen zufolge entscheidet die Dünndarmwand darüber, ob wir das, was wir zu uns nehmen, gut vertragen oder überempfindlich darauf reagieren. Eine zu durchlässige Darmwand kann Giftstoffe wie Gluten und Krankheitskeime passieren lassen und das Immunsystem in Alarmbereitschaft versetzen. Diese Bresche beeinträchtigt nicht nur den Darm, sondern auch andere Organe und Gewebearten wie Knochen, Haut, Nieren, Bauchspeicheldrüse, Leber und Gehirn.

Mögliche Ursachen für ein ungesundes Darmmikrobiom:

- hoher Anteil an raffinierten Kohlenhydraten, Zucker und stark verarbeiteten Lebensmitteln in der Ernährung
- geringer Faseranteil in der Nahrung; insbesondere Mangel an unlöslichen Fasern
- Nahrungstoxine wie Gluten und stark verarbeitete pflanzliche Öle
- chronischer Stress
- chronische Infektionen
- Antibiotika und andere Arzneimittel, wie nicht steroidale, entzündungshemmende Mittel (NSAR) und säurehemmende Mittel (Protonenpumpenhemmer oder PPIs); siehe Seite 137

Als Forscher der Universität Stanford unter der Leitung von Dr. Justin Sonnenberg die Schleimschicht auf der Darmschleimhaut untersuchten, fanden sie darin diverse Bakteriengruppen, die entscheidenden Anteil an der Regulierung von Immunität und Entzündungsprozessen haben. Die Schleimschicht, die sich stündlich erneuert, trägt maßgeblich zu einer intakten Schleimhaut und einer Reduzierung des Leaky-Gut-Phänomens bei. Offenbar benötigen die Bakterien in dieser Schicht Fasern, um zu gedeihen. Deshalb sollten wir Kohlenhydrate in Form von faserreichem Obst und Gemüse verzehren. Solche komplexen Kohlenhydrate werden von den Darmbakterien zerlegt. Die hilfreichen Bakterien im Darm benötigen die Fasern aus unserer Nahrung als Treibstoff für ihr eigenes Wachstum. Präbiotika sind eine spezielle Faserart, die unser Körper nicht verdauen kann, auf die unsere Darmbakterien jedoch fliegen. Deshalb sind sie ein wichtiger Bestandteil meines Ernährungskonzepts. Präbiotika werden gern als Kohlenhydrate eingestuft, weil sie in vielen Früchten und Gemüsesorten auftauchen. Sie sind sozusagen Dünger für das Mikrobiom: Pro 100 Gramm verzehrte Präbiotika entstehen volle 30 Gramm Bakterien. Während die Darmbakterien diese Fasern verstoffwechseln, erzeugen sie kurzkettige Fettsäuren (SCFA), wie zum Beispiel Buttersäure, die unserer Gesundheit guttun. Diese Fettsäuren unterstützen zudem die Natrium- und Wasserresorption und die Fähigkeit, wichtige Mineralstoffe und Kalzium aufzunehmen. Sie senken effektiv den pH-Wert im Darm und beugen damit einer Besiedelung durch potenzielle Krankheitserreger und schädliche Bakterien vor. Neben einer Verbesserung der Immunfunktion liefern sie sogar eine Erklärung, warum manche Menschen nur schwer abnehmen, obwohl sie wenig Kalorien zu sich nehmen. Die Produktion dieser kurzkettigen Fettsäuren aktiviert nämlich einen bestimmten Signalweg, der dem Gehirn mitteilt, dass der Körper genug Nahrung bekommen hat. Diese Mitteilung erhöht ihrerseits die Darmmotilität, sodass weniger Kalorien aufgenommen werden. Wenn wenig SCFA vorliegen, glaubt der Körper, er bekäme zu wenig Nahrung. Deshalb bewegt sich der Nahrungsbrei schön langsam, damit der Körper ihm mehr Kalorien entziehen kann.

Die übliche westliche Ernährung liefert reichlich Kalorien, aber wenig bis gar keine präbiotischen Fasern. Trotz unserer gewaltigen Kalorienaufnahme ist unser Verdauungssystem daher davon überzeugt, dass wir am Verhungern sind. Auf diese Fehlinterpretation reagiert der Körper, indem er der Nahrung möglichst viele Kalorien entzieht. Dieser Zusammenhang könnte zu den zentralen Ursachen für Adipositas zählen. Ein durchschnittlicher Amerikaner nimmt heute lediglich fünf Gramm präbiotische Fasern pro Tag zu sich – im Gegensatz zu unseren schlanken Vorfahren aus der Zeit der Jäger und Sammler, die bis zu 120 Gramm pro Tag verzehrt haben dürften. Auch in Deutschland erreichen laut der Nationalen Verzehrsstudie von 2008 je nach Altersgruppe 66 bis 75 Prozent der Männer und 70 bis 85 Prozent der Frauen *nicht* die empfohlenen 30 Gramm Ballaststoffe pro Tag. Ich werde Ihnen verraten, wie Sie mehr präbiotische Fasern zu sich nehmen können, bis Ihr Körper den Hungermodus aufgibt und nicht mehr jedwede Kalorie an sich reißt.

Neueste Forschungen zeigen auch, dass Darmbakterien maßgeblich an der Aufrechterhaltung der Blut-Hirn-Schranke beteiligt sind, die das Gehirn vor potenziell schädlichen Substanzen schützt. Diese Sperre sorgt zugleich für die Homöostase, also die aktive Selbstregulierung des zentralen Nervensystems. Inzwischen sind viele Ähnlichkeiten zwischen der Blut-Hirn-Schranke und der Darmschleimhaut bekannt. So wurde kürzlich nachgewiesen, dass Gliadin, ein Protein, das in Gluten vorkommt, nicht nur die Darmwand durchlässiger macht, sondern auch die Blut-Hirn-Schranke. Das könnte eine weitere Erklärung für den Zusammenhang zwischen glutenhaltiger Nahrung und neurologischen Problemen sein. Wenn Sie bisher der Meinung waren, ein durchlässiger Darm sei nicht wünschenswert, stellen Sie sich bitte vor, was eine erhöhte Durchlässigkeit zum Gehirn bedeutet! Immerhin gibt es Hinweise darauf, dass Probleme mit der Blut-Hirn-Schranke mit Alzheimer-Krankheit, Schlaganfall, Hirntumoren, multipler Sklerose, Meningitis, Tollwut, epileptischen Anfällen und sogar Autismus zusammenhängen könnten.

Im Herbst 2014 bekam ich die Gelegenheit, an der Harvard Medical School darüber zu sprechen, welche Rolle das Mikrobiom in Bezug auf das gesunde oder kranke Gehirn spielt. Unmittelbar vor meinem Vortrag unterhielt ich mich mit meinem Freund und Kollegen Dr. Alessio Fasano, einem führenden Experten zu Gluten und Gesundheit, der ebenfalls referieren sollte. Als Leiter des Zentrums für Zöliakieforschung am Harvards Massachusetts General Hospital sagte Dr. Fasano in aller Deutlichkeit, dass seiner Meinung nach die Ernährung der wichtigste Einflussfaktor auf das Mikrobiom sei. Und wir können selbst entscheiden, was wir essen.

Dr. Lawrence David, der ebenfalls in Harvard forscht, widmet sich der Frage, wie schnell sich das menschliche Mikrobiom nach einer Ernährungsumstellung anpassen kann. Seine im Januar 2014 veröffentlichte Studie überprüfte die Veränderungen der Darmflora bei sechs Männern und vier Frauen zwischen 21 und 33 Jahren, die entweder vornehmlich tierische oder vorwiegend pflanzliche Nahrung zu sich nahmen. Trotz der geringen

Teilnehmerzahl bei dieser kleinen Studie ergaben sich hierbei Ansätze für weitere Arbeiten. Dr. David konnte nämlich dokumentieren, dass der genetische Fingerabdruck der Darmbakterien sich in nur drei Tagen erheblich verändern kann. In einer anderen Studie, an der Forscherteams aus Deutschland, Italien, Schweden, Finnland und dem Vereinigten Königreich beteiligt waren, stellte sich heraus, dass die Ernährung »ein Schlüsselfaktor für die Zusammensetzung der Darmmikroben ist ... Westliche Ernährungsformen führen zu einer signifikant anderen mikrobiotischen Zusammensetzung als traditionelle Ernährungsformen.« Die Ergebnisse ließen auch den Schluss zu, dass die Funktionsweise der Darmbakterien je nach Ernährung deutlich voneinander abweichen kann, und registrierten Unterschiede in der Genexpression der Bakterien.

Ich gehe davon aus, dass die Wissenschaft zunehmend den positiven Einfluss »traditioneller Ernährungsformen« mit vielen gesunden Fetten und wenig Kohlenhydraten unterstreichen und vor der kohlenhydratreichen westlichen Ernährungsweise mit wenig gesunden Fetten warnen wird.

Es mag gewagt gewesen sein, in *Dumm wie Brot* ein ganzes Kapitel über die Zusammenhänge zwischen einem gesunden Darm und dem Risiko für Autismus zu schreiben, doch die Wissenschaft bestätigt weiterhin, dass hier Verbindungen bestehen. Bei Kindern mit Autismus zeigt sich immer wieder ein Muster an Magen-Darm-Krankheiten, die wahrscheinlich auf eine übermäßig durchlässige Darmwand und eine bakterielle Fehlbesiedelung im Darm zurückzuführen sind. Eine Theorie, die aktuell hohe Wellen schlägt, geht davon aus, dass Mikroben, die mit Krankheiten aus dem autistischen Formenkreis assoziiert werden, bestimmte Stoffwechselprodukte erzeugen, die ihrerseits die menschliche Hirnfunktion beeinträchtigen. Die Ergebnisse sind so aussagekräftig, dass die amerikanische Gesundheitsbehörde FDA eine Studie an der Arizona State University genehmigt hat, in der Ärzte bei 20 Kindern im Alter von sieben bis 17 Jahren, die neben Autismus auch schwere Magen-Darm-Probleme aufweisen, eine Stuhltransplantation durchführen sollen. Die Stuhltransplantation ist gegenwärtig der aggressivste therapeutische Ansatz, um ein krankes Mikrobiom neu aufzustellen. Bei dieser Therapie werden gefilterte, gesunde Bakterien eines gesunden Menschen in den Dickdarm eines anderen Menschen übertragen.

Der unglaubliche Einfluss des Mikrobioms auf eine stabile Gesundheit elektrisiert derzeit die weltweite Medizinforschung. Im Verlauf des Buches werden Sie mehr darüber erfahren – auch darüber, wie Sie noch heute anfangen können, Ihre Darmbakterien besser auszubalancieren und einer Fehlbesiedelung entgegenzuwirken. An dieser Stelle wollen wir zunächst noch ein weiteres Hauptziel unseres Programms ansprechen.

Ein ausgeglichener Hormonhaushalt mit erhöhter Leptinsensitivität

Das endokrine System, das die Körperhormone reguliert und austariert, ist sozusagen die Fernbedienung für zahllose Gefühle – ob wir launisch, müde oder hungrig sind, sexuelle Lust verspüren, uns krank oder gesund fühlen, ob uns heiß oder kalt ist. Über das komplexe Hormonsystem – die chemischen Botenstoffe des Körpers – steuert es Entwicklung, Wachstum, Fortpflanzung und Verhalten. Diese Botenstoffe entstehen in unterschiedlichen Körperteilen (zum Beispiel Schilddrüse, Nebennieren, Hirnanhangsdrüsen oder den Sexualorganen) und gelangen über den Blutstrom zu bestimmten Organen und Gewebearten. Dort erzeugen sie über die Aktivierung von Rezeptoren eine biologische Reaktion, die normalerweise darauf abzielt, dass der Körper gut funktioniert und sein Gleichgewicht erhalten bleibt. Hormone spielen für alle Körpersysteme eine vitale Rolle. Sie beeinflussen Sexualsystem, Nervensystem, Atmungssystem, Herz-Kreislauf-System, Skelettsystem, Muskelsystem, Immunsystem, Harnwegssystem und Verdauungssystem. Für das körpereigene Gleichgewicht sorgt dabei ein Wechselspiel, bei dem die Wirkung des einen Hormons durch die Wirkungen anderer in Schach gehalten wird.

Ein hormonelles Ungleichgewicht kann ernste Gesundheitsprobleme wie Stoffwechsel- und Schilddrüsenerkrankungen, Unfruchtbarkeit, Krebs, aber auch Haarausfall, Abgeschlagenheit, Depressionen, Libidoverlust, chronische Schmerzen und vieles mehr hervorrufen. Bei Stress, in bestimmten Altersphasen oder bei einigen Grundkrankheiten kommt es leicht zum Hormonchaos. Frauen erleben in den Wechseljahren, wie das Östrogen zurückgeht und die Schilddrüsenhormone schwanken. Bei Männern hingegen geht der Testosteronspiegel ab 30 Jahr für Jahr um ein bis zwei Prozent zurück (was jedoch teilweise eher der Lebensweise – insbesondere Gewichtszunahme – zuzuschreiben ist als dem Alterungsprozess). Wie wir gerade gesehen haben, kann daran natürlich auch ein entgleistes Mikrobiom beteiligt sein. Darüber hinaus können bestimmte Toxine den Hormonspiegel beeinträchtigen.

Die gute Nachricht lautet, dass eine hormonelle Fehlsteuerung sich häufig durch die Ernährung beeinflussen lässt – und durch das in diesem Buch geschilderte Vorgehen. Ein Schlüsselfaktor sind Probiotika. Diese »lebensfreundlichen« Bakterien kann man über die Nahrung und über Präparate zu sich nehmen. Bemerkenswerte aktuelle Studien konnten zeigen, wie stark der Einfluss der Probiotika auf einen ausgeglichenen Insulinspiegel und andere Hormone ist, die mit Appetit und Stoffwechsel zu tun haben. Probiotika können Insulinresistenz und Diabetes lindern, ja sogar zum Verschwinden bringen.

Schauen wir uns ein paar wichtige Fakten zu Insulin und anderen Stoffwechselhormonen an. Wie Sie sicher wissen, ist Insulin eines der wichtigsten Hormone unseres Körpers. Es ist ein Protein, das in der Bauchspeicheldrüse erzeugt wird und vor allem dafür bekannt ist, dass es kohlenhydratbasierte Nahrungsenergie in Form von Glukose in die Zellen einschleust. Das Insulin zirkuliert im Blutstrom, wo es Glukose aufgreift und im ganzen Körper in die Zellen befördert, wo der Zucker dann als Treibstoff verwendet wird. Überflüssige Glukose, die von den Zellen nicht benötigt wird, speichern wir zunächst in Form von Glykogen in der Leber oder lagern sie in den Fettzellen ein.

Normale, gesunde Zellen reagieren bereitwillig auf Insulin. Wenn durch regelmäßige, hohe Blutzuckerausschläge – meist aufgrund eines übermäßigen Verzehrs moderner Kohlenhydrate – jedoch ständig große Mengen Insulin vorliegen, passen sich unsere Zellen an und reagieren nicht mehr auf das Hormon (Insulinresistenz). Daraufhin produziert die Bauchspeicheldrüse verstärkt Insulin, denn jetzt werden größere Mengen Insulin benötigt, damit der Blutzucker noch in die Zellen eintritt. Derart hohe Insulinmengen lassen den Blutzucker allerdings auch gefährlich tief absacken, was das Allgemeinbefinden beeinträchtigt und das Gehirn in Panik versetzt.

Die unbestreitbaren Zusammenhänge zwischen hohem Blutzucker, Insulinresistenz, Diabetes, Adipositas und dem Risiko für Gehirnerkrankungen habe ich in *Dumm wie Brot* ausführlich dargelegt. Studien zufolge geht ein höherer Körperfettanteil mit einem kleineren Hippocampus einher (dem Erinnerungszentrum im Gehirn), und der veränderte Stoffwechsel bei Diabetes und Adipositas hat weitreichende Auswirkungen auf das Gehirn. Seit die amerikanische Diabetesgesellschaft ADA 1994 dazu riet, 60 bis 70 Prozent der Kalorienzufuhr über Kohlenhydrate zu decken, sind die Diabetikerzahlen explodiert – und mit ihnen die Anzahl der Gehirnerkrankungen. Diabetiker haben ein doppelt so hohes Risiko, die Alzheimer-Krankheit zu entwickeln.

Welche Verbindungen dabei konkret bestehen, ist erst seit Kurzem bekannt. Als Diabetiker wird man eingestuft, wenn der Blutzucker hoch ist, weil der Körper nicht genug Zucker in die Zellen schleusen kann. Der Zucker, der im Blut bleibt, richtet viel Schaden an. Er heftet sich im Rahmen des Glykierungsprozesses an Proteine, die dadurch »verzuckern« und Entzündungen sowie die Entstehung von freien Radikalen auslösen. All diese Prozesse – Glykierung, Entzündungen und die Entstehung von freien Radikalen – stehen auch mit Alzheimer-Krankheit, Parkinson-Krankheit und multipler Sklerose in Verbindung. Schon bei Prädiabetes, wo der Anstieg des Blutzuckers gerade erst beginnt, bestehen Verbindungen zu nachlassender Hirnfunktion, und er gilt als Risikofaktor für die Alzheimer-Krankheit.

2016 erweiterte Professor Melissa Schilling, eine Expertin für strategisches Management und Innovation von der Universität New York, unser Verständnis für die Zusammenhänge zwischen Diabetes und Alzheimer-Krankheit, als sie eine Gemeinsamkeit zwischen beiden Erkrankungen entdeckte. Bei der Auswertung jahrzehntelanger Forschungsprojekte zu Molekularchemie, Diabetes und Alzheimer-Krankheit stieß sie als gemeinsames Element auf das Insulin sowie die Enzyme, die dieses wichtige Hormon abbauen.

Dieselben Enzyme, die das Insulin abbauen, zerlegen auch Beta-Amyloid, ein Protein, das im Gehirn von Alzheimer-Patienten an der Plaquebildung beteiligt ist. Wenn aufgrund von falscher Ernährung, Adipositas und Diabetes zu viel Insulin ins Blut gelangt (Insulinämie), sind die Enzyme so damit beschäftigt, Insulin abzubauen, dass sie nicht mehr genug Beta-Amyloid zerlegen können, sodass dieses sich ansammelt. Schillings Arbeit hat eine verblüffende Tatsache aufgedeckt: Fast die Hälfte aller Alzheimer-Fälle in Amerika dürfte auf Hyperinsulinämie zurückzuführen sein. Zum Glück lässt sich die Überfrachtung des Blutes mit Insulin durch das Vorgehen in diesem Buch verhindern beziehungsweise behandeln. (Ich hatte kürzlich die Gelegenheit, Professor Schilling für das Online-Programm *The Empowering Neurologist* zu interviewen. Dieses eindrückliche Video finden Sie auf www.DrPerlmutter.com.)

Es gibt aber noch zwei weitere wichtige Stoffwechselhormone, die mit Insulin zusammenhängen, nämlich Leptin und Ghrelin. Diese drei Hormone üben im Körper starke biochemische Wechselbeziehungen aus. Wenn man sich die Grundzüge klarmacht, wird begreiflich, warum das Gleichgewicht zwischen diesen Hormonen so wichtig ist.

Leptin und Ghrelin sind die zwei wichtigsten Appetithormone. Während Insulin nach der Nahrungsaufnahme die Nutzung und Einlagerung von Energie steuert, bestimmen Leptin und Ghrelin über Hunger und Sättigungsgefühl. Sie lassen uns weiteressen oder zufrieden aufhören. Leptin (abgeleitet vom griechischen Wort für »dünn«) ist im Körper an diversen Prozessen beteiligt, unter anderem der Koordination der Entzündungsreaktionen. Am bekanntesten ist jedoch seine Rolle dabei, den Appetit zu unterdrücken. Es reduziert den Drang zu essen, indem es auf bestimmte Zentren im Gehirn wirkt. Die Ernährungstherapeutin Nora Gedgaudas sagt gern, dass Leptin dem Gehirn die »erfolgreiche Jagd« mitteilt. Es lässt uns zufrieden die Gabel weglegen. Das funktioniert so: Sobald die Fettzellen sich füllen und ausdehnen, scheiden sie Leptin aus. Wenn sie schrumpfen, weil ihr Inhalt zur Energiegewinnung verbraucht wurde, wird die Ausschüttung allmählich wieder gedrosselt. Irgendwann verspüren wir durch die Freisetzung von Ghrelin wieder Hunger, und der Kreislauf beginnt von vorne.

Das »Hungerhormon« Ghrelin wird bei leerem Magen erzeugt und erhöht den Appetit. Wenn der Magen sich mit Nahrung füllt und sich dehnt, sendet er Signale an das Gehirn, welche die Ghrelinerzeugung abstellen. Man kann sich leicht ausmalen, wie sehr ein gestörtes Gleichgewicht zwischen Leptin und Ghrelin sich auf Appetit, Sättigungsgefühl und Taillenumfang auswirkt. Leptinresistente Menschen werden nie satt (und können nicht aufhören zu essen). Gedgaudas bezeichnet die Leptinresistenz als den Heiligen Gral des starken Übergewichts. So wie zu viel Insulin den Weg für Insulinresistenz (und Diabetes) ebnet, führt zu viel Leptin – ausgelöst durch ein Übermaß an Kohlenhydraten und Zucker – zu Leptinresistenz. Und bei einem hohen Insulinspiegel reagiert das Gehirn weniger empfindlich auf Leptin.

Insulinresistenz ist heute derart verbreitet, dass die meisten Menschen unabhängig von ihrem Gewicht für dieselbe Menge Glukose doppelt so viel Insulin ausschütten, wie es noch vor 30 Jahren üblich war. Und dieser hohe Insulinspiegel ist für etwa 75 bis 80 Prozent aller Fälle von starkem Übergewicht verantwortlich.

Das Ziel ist aber nicht nur eine optimale Blutzuckerkontrolle über einen gesunden Insulinspiegel, sondern auch ein gesundes Gleichgewicht zwischen Leptin und Ghrelin und insbesondere eine Erhöhung der Leptinsensitivität. Neben der Ernährung kommen hier auch Schlaf und Bewegung ins Spiel. Schlafentzug reduziert Leptin, womit das Gehirn die Botschaft erhält, dass es mehr Kalorien aufnehmen muss. Bewegung verbessert sowohl die Signalwege des Leptins als auch die Insulinsensitivität.

Kontrolle über die eigenen Gene

Beim Gedanken an den ererbten genetischen Code, die DNA, denkt man in erster Linie an die Eigenschaften und Risikofaktoren, die uns unsere biologischen Eltern mitgegeben haben. Von ihnen haben wir die blauen Augen, den sportlichen Körperbau und vielleicht auch eine Anfälligkeit für spätere Herzprobleme. Früher glaubte man, dass die Erbinformation eine Art unveränderliche Dauermarkierung auf den Chromosomen darstellt. Heute hingegen wissen wir, dass die von der DNA kodierten Gene zwar im Grunde statisch sind (solange keine Mutation auftritt), ihre Aktivität oder Inaktivität hingegen, die *Genexpression,* höchst dynamisch sein kann.

Eines der spannendsten Forschungsthemen unserer Zeit habe

ich bereits erwähnt. Es handelt sich um die Epigenetik, in der es um die Abschnitte der Erbinformation (die sogenannten »Marker«) geht, welche die Genaktivität beeinflussen. Vereinfacht ausgedrückt haben diese epigenetischen Marker Auswirkungen auf unsere eigene Gesundheit und Lebensspanne, aber auch auf die unserer Kinder. Die positiven oder negativen Einflüsse, die heute auf die Aktivität unserer DNA einwirken, können tatsächlich an unsere biologischen Kinder vererbt werden und selbst das Risiko unserer Enkel für bestimmte Krankheiten oder Störungen verändern. Ebenso lassen sich diese Marker so beeinflussen, dass sich die Genexpression und mit ihr das Grundrisiko für bestimmte Krankheiten verändern.

Epigenetische Faktoren können bereits im Mutterleib und bis zu unserem Todestag auf uns einwirken. Im Laufe des Lebens gibt es immer wieder Fenster, unter denen wir besonders empfänglich auf Umwelteinflüsse reagieren, die unsere Biologie verändern und Erkrankungen wie Demenz oder einen Hirntumor den Weg ebnen können.

Ein Molekül ist besonders wichtig für die Fähigkeit, die persönliche Genexpression zu steuern, und das ist der Transkriptionsfaktor Nrf2. Bei starkem oxidativem Stress – also einem Ungleichgewicht zwischen der Entstehung von freien Radikalen und der körpereigenen Fähigkeit, deren schädliche Wirkungen zu verhindern – schlägt der Körper Alarm, indem er das Protein Nrf2 aktiviert, das in jeder Körperzelle vorliegt. Dieses Protein schlummert so lange in den Zellen, bis es durch einen Nrf2-Aktivator freigesetzt wird. Erst dann wandert es in den Zellkern, wo es an einem bestimmten Punkt an die DNA andockt und dadurch die Produktion einer Palette wichtiger Antioxidantien und Entgiftungsenzyme anstößt. Daraufhin werden die schädlichen Toxine abgebaut und Entzündungsreaktionen gedrosselt.

Der Nrf2-Signalweg dient in erster Linie dem Schutz der Zellen vor externen Stressfaktoren wie Giften und krebserregenden Substanzen. In einem Artikel von 2014 beschreiben Forscher der Universität Colorado den Nrf2-Signalweg als den »obersten Regulator für antioxidative, entgiftende und zellschützende Genexpression«. Aus diesem Grund wird die Rolle dieses lebenserhaltenden Signalwegs insbesondere im Hinblick auf Erkrankungen wie Alzheimer- und Parkinson-Krankheit, multiple Sklerose und sogar Autismus intensiv untersucht.

Es braucht jedoch niemand abzuwarten, bis der Körper selbst in Alarmbereitschaft gerät und den Nrf2-Signalweg anstößt, denn er lässt sich auch durch den Verzehr bestimmter Nährstoffe und Kalorieneinschränkung in Gang setzen. Die gesunde Omega-3-Fettsäure DHA, die in vielen Fischarten vorkommt, hat direkten Einfluss auf den Nrf2-Signalweg. Dasselbe gilt für Inhaltsstoffe aus Brokkoli, Kurkuma, Grünteeextrakt und Kaffee. All diese Lebensmittel sind in meinem Ernährungsplan enthalten. Und der Kalorienverzehr sinkt automatisch aufgrund des kohlenhydratarmen Ernährungskonzepts und des gelegentlichen Fastens (mehr dazu später).

In den letzten Jahren hat sich gezeigt, dass Laktobazillen (wohltuende Bakterien, die im Darm eine wichtige Rolle spielen und in Probiotika vorkommen) den Nrf2-Signalweg anregen. Im Tierversuch konnten Tiere beim Vorliegen dieser Bakterien unter Stress über diesen Signalweg ihre schützenden Gene anschalten. Das verdeutlicht die eigentliche Macht unserer wohlgesinnten Darmbakterien. Sie erzeugen nicht nur lebenswichtige Substanzen, sondern auch eine Umgebung, welche die Genexpression verbessert.

Das Thema Telomere habe ich in meinen Büchern bisher ausgespart. Endlich gibt es wissenschaftliche Hinweise auf ihre Bedeutung, aber auch auf widrige Einflüsse auf diese Endstücke der Chromosomen. Da sie unsere Gene wie Kappen von Schnürsenkeln vor dem Aufdröseln schützen und die Zellteilung ermöglichen, sind sie unverzichtbar für unsere Gesundheit und scheinen an Alterungs- und Krankheitsprozessen beteiligt zu sein. In Bezug auf Hirnerkrankungen konnten Forscher des schwedischen Karolinska-Instituts vor Kurzem nachweisen, dass »Telomere an dem eigentlich aktiven Mechanismus hinter der Entwicklung der (Alzheimer-)Krankheit teilhaben …«

Oxidativer Stress, der auf psychischem Stress oder auf zu viel Zucker und Kohlenhydraten beruhen kann, verkürzt die Telomere und damit das Leben. Je kürzer die Telomere, desto schneller altern wir. Rauchen, Umweltgifte und starkes Übergewicht erzeugen ebenfalls oxidativen Stress und verkürzen dadurch die Telomere. Mit aerobem Sport, geringer Zuckerzufuhr, einer faserreichen Ernährung und ergänzender DHA-Einnahme können wir die Telomere aber auch schützen. Das Konzept in diesem Buch berücksichtigt diese Erkenntnisse.

Ein Leben im Gleichgewicht

Wir alle streben ein ausgewogenes Leben an. Ein harmonisches Verhältnis von Arbeit und Freizeit sowie mehr Kraft, um auch unerwartete Schwierigkeiten zu meistern. Körperliche und psychische Probleme können jeden aus der Bahn werfen. Die Umsetzung der Strategien aus diesem Buch verhilft zu einem insgesamt besseren Gleichgewicht. Dazu gehört vor allem Nervennahrung.

KAPITEL 3

Echte Nervennahrung

Der Körper ist ein unglaublich dynamisches, sich selbst regulierendes System, das durch zahllose Wechselwirkungen im Gleichgewicht gehalten wird. Wenn man sich gelegentlich den Bauch vollschlägt und einen Tag keinen Sport treibt, ist man nicht gleich fünf Kilo schwerer. So funktioniert der Körper nicht. Unsere Zellen sind unablässig aktiv, auch wenn wir davon gar nichts mitbekommen. Diese Aktivität trägt zur Erhaltung des Gesamtgleichgewichts und der bevorzugten Arbeitsweise des Körpers bei, der Homöostase. Das ist ähnlich wie mit der Persönlichkeit. Sie bleibt relativ konstant, auch wenn wir gute und schlechte Tage kennen, mal niedergeschlagen und mal begeistert sind.

Der Körper verändert sich Tag für Tag aufgrund dessen, was wir erleben und wie wir ihn behandeln. Gleichzeitig hat er ein gewisses Grundniveau, einen Zustand, in dem Hormone und andere biologische Moleküle so ausgeschüttet werden, wie sie sollten, wo die Neuronen korrekt arbeiten und das Immunsystem für uns arbeitet, nicht gegen uns. Schwierig wird es, wenn die körperlichen Systeme überlastet sind, die diese Homöostase erhalten. Dann werden wir plötzlich anfällig für Krankheiten und Störungen. Besonders tagtägliche Ernährungsfehler öffnen Fehlfunktionen des Körpers Tür und Tor.

Ich empfehle, während der Umstellung die wichtigsten Punkte aufzuschreiben. Notieren Sie nicht nur, warum Sie Ihr Leben gründlich umkrempeln möchten, sondern auch Ihre Gedanken, Ihre Ziele und die Umstände, die Sie und Ihre Entscheidungsfindung am meisten beeinflussen. Sehr hilfreich sind regelmäßige Aufzeichnungen über die eigenen Gefühle und Empfindungen, besonders in Bezug auf Ihr Essen. So merken Sie leicht, ob Sie gedankenlos vor sich hin essen, weil Sie müde oder gestresst sind. Suchen Sie die Verbindungen zwischen Ihrem emotionalen Wohlergehen und Ihren Alltagsentscheidungen. Einstellung und Sichtweise haben einen großen Einfluss auf unsere Entscheidungen und die Gesundheit, und man kann lernen, sich sowohl von Zufriedenheit als auch von Frust oder Enttäuschung motivieren zu lassen. An unvermeidlich schlechten Tagen sollten Sie besonders darauf achten, wie solche schwierigen Zeiten Ihr Verhalten in einer Weise beeinflussen, die Sie von gesünderen Aktivitäten abhält. Selbsterkenntnis kann zu positiven Veränderungen beitragen, und plötzlich kann man mit Verlockungen leichter umgehen.

Ich wünsche Ihnen, dass Sie eine Lebensweise entdecken, die Sie dauerhaft beibehalten können. Aktuell möchte ich Sie nur dazu auffordern, aus meinen Empfehlungen das Beste zu machen und dabei zu beobachten, wie Ihr Körper sich anfühlt und wie er sich verändert. Variieren Sie immer nur einen Tag, eine Mahlzeit, einen Gedanken. Sie werden bald sehen, wie sich allmählich ein neues Gleichgewicht einpendelt. Also atmen Sie tief durch und machen Sie sich ganz entspannt daran, sich selbst neu zu entdecken.

Im ersten Schritt lernen Sie die zentralen Ernährungsregeln:

- Kein Gluten (auch wenn Sie davon ausgehen, dass Gluten Ihnen nicht schadet)
- Wenig Kohlenhydrate, mehr Fette, mehr Fasern
- Kein Zucker (auch kein »natürlicher« Zucker oder Sirup)
- Keine gentechnisch veränderte Nahrung
- Nicht zu viel Protein
- Eier sind unglaublich nahrhaft!

Kein Gluten (auch wenn Sie davon ausgehen, dass Gluten Ihnen nicht schadet)

Das Thema Gluten habe ich in *Dumm wie Brot* ausführlich abgehandelt, wo ich dieses »Kleberprotein« aus Weizen, Gerste und Roggen zu einer der entzündungsförderlichsten Substanzen der Moderne erklärt habe. Damals kam ich zu dem Schluss, dass zwar nur ein geringer Prozentsatz der Bevölkerung hochempfindlich auf Gluten reagiert und Zöliakie entwickelt, dass unterschwellig jedoch möglicherweise fast *jeder* von Gluten beeinträchtigt wird. Diese Position wurde inzwischen durch viele Forscherteams untermauert, unter ihnen ein Wissenschaftskonsortium der Universitäten Harvard, Johns Hopkins und Maryland sowie des Naval Medical Center, das 2015 entsprechende Ergebnisse veröffentlichte. Meine Aussagen mögen zum damaligen Zeitpunkt waghalsig, aggressiv, ja geradezu empörend und provozierend gewirkt haben, doch inzwischen wurden sie in der wissenschaftlichen Literatur wiederholt bestätigt. Lassen Sie mich daher weitere Einzelheiten und neue Ergebnisse vorstellen.

Eine Glutensensitivität mit oder ohne Zöliakie kurbelt die Produktion entzündlicher Zytokine an, die bei neurodegenerativen Erkrankungen eine zentrale Rolle spielen. Das Gehirn zählt zu den Organen, die auf die schädlichen Auswirkungen von Entzündungsprozessen besonders empfindlich reagieren. Und die entzündungsfördernden Folgen von Glutenverzehr erreichen das Gehirn über einen übermäßig durchlässigen Darm, der dieses Toxin nicht davon abhalten kann, eine Immunreaktion auszulösen. Gluten ist ein stummes Gift, weil es unmerklich Dauerschäden hervorrufen kann. Menschen mit Glutensensitivität klagen in erster Linie über Bauchschmerzen, Übelkeit, Durchfall, Verstopfung und Verdauungsstörungen. Manche leiden auch an neurologischen Symptomen wie Kopfschmerzen und Benommenheit oder reagieren auf glutenhaltiges Essen mit starker Müdigkeit, Schwindel und allgemeinen Gleichgewichtsstörungen. Die meisten Menschen jedoch zeigen keine offensichtlichen Symptome – was nicht heißt, dass in ihrem Körper kein stummer Angriff abliefe, zum Beispiel auf das Nervensystem. Denn die Rückwirkungen von Gluten können sich nicht nur in Form von unerklärlichen Kopfschmerzen, chronischer Müdigkeit und Angst äußern, sondern auch zu schlimmeren Erkrankungen wie Depressionen oder Demenz übergehen. Wichtig ist dabei, dass ein zu durchlässiger Darm nicht immer mit Verdauungsproblemen einhergeht. Wie ich in Kapitel 2 bereits erwähnt habe, kann es auch zu einer Autoimmunkrankheit, Hautproblemen wie Ekzem oder Schuppenflechte, Herzkrankheit und einem breiten Spektrum an Erkrankungen kommen, die ihren Ursprung im Gehirn haben.

Die Frage, ob es auch eine Glutensensitivität ohne Zöliakie (englisch: NCGS) gibt, war lange heiß umstritten, doch inzwischen hat die Wissenschaft sich durchgesetzt, und das Krankheitsbild ist als medizinische Diagnose geläufiger. In einem überaus beeindruckenden Artikel, den ein italienisches Team kürzlich in *Clinical Gastroenterology and Hepatology* veröffentlichte, wird eine randomisierte, placebokontrollierte Doppelblindstudie geschildert, für die Patienten mit Verdacht auf NCGS kleine Mengen Gluten zugeführt wurden. Die Teilnehmer bekamen eine Woche lang nach dem Zufallsprinzip entweder vier Gramm eines glutenhaltigen Produkts (das entspricht der Menge von zwei Scheiben Weizenbrot) oder eines glutenfreien Ersatzprodukts aus Reisstärke. In dieser Woche wussten die Teilnehmer nicht, ob sie Gluten zu sich nahmen oder nicht. Anschließend wurden sie eine Woche lang glutenfrei ernährt und hinterher der jeweils anderen Gruppe zugewiesen. Die Forscher beobachteten einen klaren Zusammenhang zwischen Gluten und Darmsymptomen, Hautreizungen um den Mundbereich und insbesondere Konzentrationsprobleme und Depressionen, also keine Verdauungsstörungen. Sie schrieben: »Wir stellten fest, dass die Gesamtpunktzahl aller Symptome bei Glutenverzehr signifikant höher war als in der Placebogruppe.«

Gluten ist heute überall, obwohl die Lebensmittelindustrie auch mehr und mehr glutenfreie Produkte anbietet. Es lauert in Weizenprodukten, Speiseeis und Handcreme und taucht als Zusatzstoff sogar in scheinbar gesunden, weizenfreien Produkten auf. Jeden Tag berichten mir Menschen, welche Wirkung Gluten auf sie hat. Was auch immer sie plagt, ob chronische Kopfschmerzen, Ängste oder die unterschiedlichsten neurologischen Symptome ohne klare Diagnose – zu meinen ersten Vorschlägen gehört immer rigoroser Glutenverzicht. Die Ergebnisse erstaunen mich nach wie vor. Inzwischen empfehle ich nicht einmal mehr Tests auf Glutensensitivität. **Gehen Sie ruhig blind davon aus, dass Sie glutensensitiv sind, und streichen Sie es komplett.**

Dabei sollte man sich klarmachen, dass Gluten aus zwei Hauptproteingruppen besteht, den *Gluteninen* und den *Gliadinen*. Man kann auf eines dieser beiden Proteine reagieren, aber auch auf eine der zwölf Untereinheiten, aus denen Gliadin besteht. Jedes davon kann bei einer Sensitivität eine Entzündungskaskade anstoßen. Neuere Studien nehmen vor allem Gliadin aufs Korn, das die Darmschleimhaut schädigt und ihre Durchlässigkeit erhöht. Dr. Alessio Fasano aus Harvard sagt hierzu: »... Gliadinexposition führt bei allen Menschen zu einer erhöhten Darmdurchlässigkeit, auch wenn keine Zöliakie vorliegt.«

2015 veröffentlichte Dr. Fasano eine bahnbrechende Studie zur Frage, warum Gliadin so viel Schaden anrichten und sogar hinter Autoimmunkrankheiten und Krebs stecken kann. Zusammengefasst löst Gliadin die Ausschüttung eines anderen Proteins, Zonulin, aus, das die Darmschleimhaut angreift und ihre Durchlässigkeit erhöht. Sobald die Schleimhaut »löcherig« wird, treten – wie Sie bereits wissen – Substanzen, die eigentlich im Darm bleiben sollten, ins Blut über und setzen Entzündungsreaktionen in Gang. Die Entdeckung dieser Wirkungen führte dazu, dass Krankheiten, die mit einer erhöhten Darmdurchlässigkeit einhergehen, aktuell neu erforscht werden. Und siehe da: Die meisten Autoimmunkrankheiten, ob Zöliakie, rheumatoide Arthritis, multiple Sklerose, Typ-1-Diabetes oder chronisch entzündliche Darmkrankheiten gehen mit einem ungewöhnlich hohen Zonulinspiegel und einem zu durchlässigen Darm einher. Zonulin ist ein derart starkes Toxin, dass Tiere, die ihm ausgesetzt sind, fast augenblicklich einen Typ-1-Diabetes entwickeln: Das Toxin erhöht die Darmdurchlässigkeit, und daraufhin werden Antikörper gegen Inselzellen gebildet, die Insulin erzeugen.

Wenn man abnehmen möchte, kann Gluten den Körper daran hindern, denn auch Übergewicht und Adipositas wurzeln letztlich in Entzündungsprozessen. Das ist ein Teufelskreis: Entzündungen fördern die Gewichtszunahme, und die Gewichtszunahme leistet Entzündungen Vorschub. Erstens verursachen erhöhte Werte entzündlicher Zytokine im Blut – die Eckpfeiler von Entzündungsreaktionen – eine Insulinresistenz. Das erklärt, warum Menschen mit entzündlichen Grunderkrankungen vermehrt an Typ-2-Diabetes erkranken. Zweitens tobt die Entzündung bei der Entwicklung von starkem Übergewicht in den Fettzellen selbst. Körperfett hat seinen Sinn – ohne Fett kann niemand überleben. Nicht das Fett an sich ist entzündliches Gewebe, sondern eine Menge, die das gesunde Maß übersteigt und damit einen Entzündungskreislauf in Gang setzt. Diese Entzündungen in den Zellen des Fettgewebes tragen ebenfalls zu Insulinresistenz und Gewichtszunahme bei.

Entzündungen im Gehirn und im Darm verschlimmern die Sache. Wie erwähnt ist Leptin an der Appetit- und Stoffwechselregulierung beteiligt. Sobald im Gehirn und besonders im Hypothalamus Entzündungsprozesse ablaufen, entsteht eine Leptinresistenz, die den Glukose- und Fettstoffwechsel stört. Ähnliche Prozesse können vom Darm ausgehen: Entzündungen im Darm führen über Toxine, die aus dem Darm ins Blut übergehen, zu Leptin- und Insulinresistenz. Zu erwähnen ist hier insbesondere das Lipopolysaccharid (LPS), das von bestimmten Darmbakterien gebildet wird und eigentlich im Darm bleiben sollte. Wenn es in die Blutbahn übertritt, verursacht es nicht nur Entzündungen, sondern auch eine Insulinresistenz in der Leber und Gewichtszunahme.

Es gibt noch weitere Verbindungen zwischen Entzündungsaktivität und Übergewicht oder Adipositas. Vorläufig kommt es lediglich darauf an, dass Gluten den Darm durchlässiger macht, was chronischen Entzündungen Tür und Tor öffnet, die das Abnehmen praktisch unmöglich machen. So viele Menschen berichten, wie sie nach Glutenverzicht erheblich abgenommen haben. Damit hatte ich nicht gerechnet, als ich meine früheren Bücher schrieb.

2015 und 2016 wurden auch neue Forschungsergebnisse zu den schädlichen Auswirkungen von Gluten auf das Mikrobiom veröffentlicht. Es ist gut möglich, dass die gesamte Kaskade unerwünschter Reaktionen auf Glutenexposition mit einer Veränderung im Mikrobiom losgeht. Damit steht fest: Sie sollten diese Substanz aus Ihrem Leben verbannen. Wie das gelingt, erfahren Sie in Teil II.

Wenig Kohlenhydrate, mehr Fette, mehr Fasern

Was ist besser für den Menschen: wenig Kohlenhydrate oder wenig Fett? Die stichhaltigsten medizinischen Daten liefert hierzu eine Studie der Universität Tulane, die 2014 in dem angesehenen Fachmagazin *Annals of Internal Medicine* veröffentlicht wurde. Hierfür wurden 148 Männer und Frauen ohne Herz-Kreislauf-Erkrankungen oder Diabetes ein Jahr auf eine spezielle Diät gesetzt. Die eine Hälfte erhielt eine fettarme Ernährung, die andere Hälfte eine kohlenhydratarme Ernährung. Die Ergebnisse waren überzeugend: »Die kohlenhydratarme Ernährung war in Bezug auf Gewichtsreduktion und eine Senkung des kardiovaskulären Risikos wirkungsvoller als die fettarme Ernährung. Eine eingeschränkte Kohlenhydratzufuhr kann für Personen sinnvoll sein, die abnehmen und ihre kardiovaskulären Risikofaktoren verbessern wollen.« Die Gruppe mit der kohlenhydratarmen Ernährung nahm stärker ab, konnte den Bauchumfang besser reduzieren, verbesserte ihr Cholesterinprofil (mehr gutes Cholesterin, weniger schlechtes) und erfuhr einen dramatischen Rückgang der Triglyzeride, die ein starker Risikofaktor für kardiovaskuläre Erkrankungen sind.

Warum gehe ich in einem Buch über das gesunde Gehirn auf ein gesundes Herz ein? Gegenwärtig hat über ein Drittel der erwachsenen Amerikaner mindestens eine Herz-Kreislauf-Erkrankung, und ein Drittel aller Todesfälle gehen darauf zurück. Auch in Deutschland sind übrigens laut Robert-Koch-Institut Herz-Kreislauf-Erkrankungen die führende Todesursache und verursachen sogar rund 40 Prozent aller Sterbefälle. Die jährlichen Krankheits- und Pflegekosten liegen im dreistelligen Milliardenbereich und werden bis 2030 auf geschätzte 1,48 Billionen Dollar ansteigen. Kardiovaskuläre Erkrankungen zählen damit zu den wichtigsten Herausforderungen für das Gesundheitssystem. Darüber hinaus sind sowohl kardiovaskuläre Erkrankungen als auch starkes Übergewicht gut dokumentierte Risikofaktoren für eine Hirnerkrankung. Der gemeinsame Nenner ist natürlich die Entzündungsbereitschaft. In der Studie zu kohlenhydratarmer oder fettarmer Ernährung ging bei den Teilnehmern, die bei den Kohlenhydraten sparten, der Entzündungsmarker CRP (C-reaktives Protein) im Blut zurück. Bei fettarmer Ernährung hingegen stieg der CRP-Wert an.

Für mich sind das erstaunliche Fakten. Seit 60 Jahren hören wir immer wieder, dass Fett dick macht und dass wir statt traditioneller Fettarten (wie Olivenöl, Kokosöl, tierischen Fetten, Nüssen, Avocados und Eiern) lieber stark verarbeitete Industriefette essen sollten, um schlank zu bleiben. Gehorsam gingen die Menschen zu kohlenhydratreicher Ernährung mit reichlich Zucker und synthetischen Fetten über. Das Ergebnis ist eine Katastrophe.

Die Anti-Fett-Kampagne geht auf eine sehr alte, fehlerbehaftete Studie zurück. In den 1950ern wollte Dr. Ancel Keys von der Universität Minnesota einen Zusammenhang zwischen dem Verzehr bestimmter Fette – insbesondere gesättigten Fetten und Cholesterin – und kardiovaskulären Krankheiten beweisen. Dazu ermittelte er das Risiko für Herz-Kreislauf-Erkrankungen in verschiedenen Ländern. Auf seiner Suche nach einer linearen Beziehung entfernte er bestimmte Daten aus seiner Grafik, bis das Zusammenspiel von Fettverzehr und Herzkrankheit klar erkennbar war. Länder, die nicht ins Muster passten, ließ er aus, darunter die Niederlande und Norwegen, wo die Menschen viel Fett aßen, aber relativ gesunde Herzen hatten, oder solche wie Chile, wo trotz fettarmer Ernährung viele Herzkrankheiten zu verzeichnen waren. Bei der sogenannten »Sieben-Länder-Studie« wurden also keine strengen wissenschaftlichen Maßstäbe angelegt. Die von ihm arrangierten Daten trafen jedoch einen Nerv, und Cholesterin wurde zum Schurken erklärt.

Zu diesem angeblichen Schurken möchte ich ein paar Dinge erklären. Cholesterin ist als Nährstoff für das Gehirn maßgeblich an der Neuronenfunktion beteiligt. Außerdem brauchen wir Cholesterin für den Aufbau von Zellmembranen. Es ist ein Antioxidationsmittel und eine Vorstufe für wichtige Moleküle zur Unterstützung des Gehirns (wie Vitamin D), aber auch für Steroidhormone (wie die Sexualhormone Testosteron und Östrogen). Das Gehirn hat einen hohen Cholesterinbedarf. Jüngere wissenschaftliche Arbeiten zeigen übereinstimmend, dass unser Gehirn bei einem niedrigen Cholesterinspiegel einfach nicht gut arbeitet. Menschen mit niedrigem Cholesterinspiegel weisen ein deutlich höheres Risiko für neurologische Probleme auf – von Depressionen bis Demenz.

Dennoch vermitteln die Lebensmittelkonzerne eine andere Botschaft. Seit Cholesterin zum Feind erklärt wurde, setzt die Nahrungsmittelindustrie auf Herstellung, Vertrieb und Nutzung von hydrogenisierten Streich- und Backfetten und stark verarbeiteten pflanzlichen Ölen. Produkte mit diesen schauerlichen Zutaten wurden gern als »cholesterinarm« oder »cholesterinfrei« beworben, selbst wenn sie stattdessen schädliche Transfette enthielten. Zu den Nachwehen dieses Umschwenkens von echter Nahrung zu Fertigprodukten gehören die steigenden Zahlen chronischer, entzündlich bedingter Erkrankungen. Vieles davon – wie Diabetes und Herzkrankheit – ist leider genau das, was wir damit zu verhindern suchten.

In den jüngsten amerikanischen Ernährungsempfehlungen von 2015 geht es nicht mehr darum, bei gesättigten Fetten zu sparen. Vielmehr reagierten Konsumenten und Gesundheitsexperten gleichermaßen verblüfft, dass die Empfehlungen, mit cholesterinreichen Lebensmitteln sparsam umzugehen, inzwischen gestrichen sind (die Deutsche Gesellschaft für Ernährung empfiehlt weiterhin, mit Fett und fettreichen Lebensmitteln sparsam umzugehen). Der Hinweis, dass Kaffee durchaus ein gesunder Bestandteil der Ernährung sein könnte, wurde mit einem Nicken zur Kenntnis genommen. Denn das größte Risiko für Gesundheit und Gewichtszunahme entsteht, wenn man gesättigte Fette durch entzündungsfördernde Kohlenhydrate und Zucker ersetzt. Endlich dürfen wir diese Fette wieder guten Gewissens verzehren! Insgesamt werden mehr natürliche Fette empfohlen, und man braucht sich nicht mehr vor einer fettlastigen

Ernährungsform zu fürchten. Parallel dazu sollte allerdings der Kohlenhydratkonsum sinken. Denn am gefährlichsten sind Ernährungsweisen mit viel Fett *und* vielen Kohlenhydraten, insbesondere in Verbindung mit viel Gluten. Sie setzen nicht nur dem Stoffwechsel massiv zu und fachen Entzündungen an, sondern schaden auch dem Mikrobiom im Darm. Diverse Studien unterstreichen, dass eine fettreiche Ernährung nur in Kombination mit wenigen Kohlenhydraten gesund ist. Gleichzeitig gilt: je mehr Fasern, desto besser. Denn von den Fasern leben die Keime in uns, die den Darm gesund erhalten.

In Teil II werde ich Sie auffordern, im Sinne der »Mittelmeerdiät« mehr Olivenöl zu verwenden. Wissenschaftlich lässt sich dies beispielsweise durch die PREDIMED-Studie aus Spanien begründen, die sich mit Prävention durch mediterrane Ernährung beschäftigte und 2015 im JAMA erschien. Die Studie untersucht die Wirkung der mediterranen Ernährung im Vergleich zur Wirkung einer fettarmen Ernährung, die Frauen mit Brustkrebs gern empfohlen wird. Seit 2008 ist die Anzahl der Brustkrebsfälle weltweit um über 20 Prozent angestiegen.

Die Mittelmeerdiät ist nährstoffreich, zuckerarm und sehr fettfreundlich. Die spanischen Studien beobachteten in einem Zeitraum von sechs Jahren über 4200 Frauen zwischen 60 und 80 Jahren, die in drei Gruppen eingeteilt wurden. Die eine Gruppe erhielt eine mediterrane Ernährung, die durch gemischte Nüsse ergänzt wurde. Der zweiten Gruppe empfahl man mediterrane Kost mit zusätzlichem Olivenöl. Die dritte Gruppe sollte sich fettarm ernähren. Nach 4,8 Jahren waren in allen drei Gruppen insgesamt 35 Frauen an Brustkrebs erkrankt. Das Brustkrebsrisiko in der Gruppe, die sich mediterran ernährte und zusätzlich Nüsse aß, lag 34 Prozent unter dem Risiko der

Gruppe mit fettarmer Ernährung. In der Gruppe, die mediterran aß und zusätzlich Olivenöl verwendete, kamen sogar 55 Prozent weniger Brustkrebserkrankungen vor als bei den Frauen, die am Fett sparten.

Wenn man sich allein durch die Ernährung besser vor einer so schweren Erkrankung wie Krebs schützen kann – die in Entzündungsprozessen wurzelt –, wogegen könnten Sie sich sonst noch wappnen? Die Ergebnisse des PREDIMED-Projekts wurden bereits durch weitere Studien bestätigt. Eine Arbeit, die ebenfalls 2015 im gleichen Journal erschien, kam zu dem Schluss, dass eine »durch Olivenöl oder Nüsse ergänzte mediterrane Ernährungsweise mit verbesserten kognitiven Leistungen einhergeht«.

Für mich steht fest, dass die Kehrtwende der Ernährung im letzten Jahrhundert vielen modernen Geißeln zugrunde liegt. Parallel zur Umstellung von einer faser- und fettreichen Ernährung mit wenigen Kohlenhydraten auf eine fett- und faserarme Ernährung mit vielen Kohlenhydraten litten wir zunehmend unter chronischen Erkrankungen, die vielfach das Gehirn betreffen. Machen Sie sich also bereit, wie ein Jäger und Sammler zu essen. Keine Angst vor Fett, auch nicht vor cholesterinreichem, gesättigtem Fett. Wir streichen lieber Kohlenhydrate und essen dafür reichlich Fett und pflanzliche Fasern.

Kein Zucker (auch kein »natürlicher« Zucker oder Sirup)

Zucker steckt in praktisch jedem Fertigprodukt. Die Bezeichnungen unterscheiden sich, aber Rohrzucker, Gerstenmalz, kristalline Fruktose, Zuckerrohrsirup, Maissirup oder Maltodextrin sind letztlich immer Zucker. Wir Amerikaner verzehren im Durchschnitt 22 Teelöffel Zucker pro Tag, das wären rund 40 Kilogramm im Jahr; nach anderen Quellen liegt der Zuckerverzehr sogar bei 58 Kilogramm pro Jahr. Zum Vergleich: In Deutschland liegt der Zuckerkonsum seit Jahren relativ stabil im Bereich von 31 bis 34 Kilogramm pro Kopf. In den letzten 100 Jahren hat der Fruktoseverzehr sich verfünffacht. Fruktose (Fruchtzucker) liegt von Natur aus in Früchten vor, wird aber vornehmlich über Fertigprodukte aufgenommen, die fruktoselastigen Maissirup (HFCS) enthalten. Fruktose scheint an der Entwicklung der nicht alkoholischen Fettleber (NAFL) beteiligt zu sein. Diese Form der Leberverfettung fördert Entzündungen und kann zu Vernarbungen und Leberzirrhose führen. Fruktoseverzehr wird auch mit Insulinresistenz, hohen Blutfettwerten und Bluthochdruck in Verbindung gebracht. Fruktose provoziert sieben Mal häufiger als Glukose die Bildung von klebrigen, karamellartigen Protein-Kohlenhydrat-Molekülen (Glykierungsendprodukte), die oxidativen Stress und Entzündungen hervorrufen. Andererseits kurbelt Fruktose nicht die Bildung von Insulin und Leptin an, den beiden Schlüsselhormonen für die Stoffwechselregulierung. Ein hoher Fruchtzuckeranteil in der Ernährung begünstigt Übergewicht, was Folgen für den Stoffwechsel hat und letztlich die Gehirnfunktion beeinträchtigt. Zucker verursacht zudem negative Veränderungen der Zellmembranen, Arterien und Hormone, des Immunsystems, des Darms und des gesamten Nervensystems.

Orangensaft streichen: Würden Sie morgens ein Glas süße Limonade trinken? Die meisten Menschen sicher nicht. Wenn ich diese Frage vor Publikum stelle, fahre ich für gewöhnlich mit der Frage fort: Was ist besser, Orangensaft oder eine Dose Cola? Die Anwesenden tippen auf den Saft, doch in Wahrheit enthalten 300 Milliliter Orangensaft 36 Gramm Kohlenhydrate (also neun Teelöffel reinen Zucker) und damit genauso viel wie eine Dose normaler Cola. Aber was ist mit dem Vitamin C? Das ist kein Freibrief, denn es reicht bei Weitem nicht aus, um die schädliche Wirkung dieses Zuckerschubs auszugleichen. Und wenn Sie glauben, frisch gepresst sei besser, sollten Sie sich bewusst machen, dass Entsaften *grundsätzlich* keine gute Idee ist. Ganze Früchte und Gemüse enthalten viele unverdauliche Fasern, die dafür sorgen, dass der Zucker nur langsam ins Blut übergeht. Damit fällt auch der Insulinanstieg sanfter aus. Beim Entsaften hingegen werden diese Fasern (das Fruchtfleisch) ausgesiebt.

Auch scheinbar natürliche Zuckeraustauschstoffe wie Stevia oder Sucralose (E 955) sind letztlich nur industriell hergestellte Chemieprodukte. Kalorienfreie künstliche Süßungsmittel hingegen kann der Körper zwar nicht in Energie umwandeln, aber sie müssen dennoch den Verdauungstrakt passieren. Lange wurde davon ausgegangen, dass künstliche Süßungsmittel keinerlei Auswirkungen auf unsere Physiologie haben, doch das stimmt nicht. In einer wegweisenden Studie, die 2014 in der Zeitschrift *Nature* erschienen ist und auf die seither immer wieder verwiesen wird, konnte belegt werden, dass künstliche Süßungsmittel die Darmbakterien in einer Form beeinträchtigen, die eine Entwicklung von Stoffwechselstörungen wie Insulinresistenz und Diabetes fördert, weil sie genau zu dem Problem – Übergewicht – beiträgt, das diese Substanzen angeblich verhindern sollen.

Vorsicht, Falle: Beispiele für beliebte Zuckerformen und Süßungsmittel

Aspartam (E 951)
Cyclamat (E 952)
Dextrose
Fruchtzucker
HFCS (Maissirup)
Invertzuckersirup
Kristallzucker
Maissirup
Maltose (Malzzucker)
Malz
Rohrohrzucker
Saccharin
Saccharose (Haushaltszucker)
Sucralose (E 955)
Traubenzucker

Keine gentechnisch veränderte Nahrung

Die Auswirkungen von gentechnisch veränderten Organismen (GVO) auf Gesundheit und Umwelt werden gegenwärtig intensiv erforscht. GVO sind Pflanzen oder Tiere, in deren Erbgut Gene von anderen Lebewesen (Bakterien, Viren, Pflanzen oder

Tieren) eingeschleust wurden. Die hierbei entstehenden Genkombinationen sind durch spontanes natürliches Einkreuzen oder herkömmliches Züchten nicht zu erreichen. Gentechnisch veränderte Nahrungsmittel sollen beispielsweise Blattläuse oder Viren davon abhalten, Feldfrüchte zu zerstören, oder man möchte Pflanzen mit bestimmten, erwünschten Eigenschaften erzielen. Nachdem beispielsweise in den 1990er Jahren fast die Hälfte der hawaiianischen Papayas dem Papayaringfleckenvirus zum Opfer fiel, entwickelten Wissenschaftler 1998 eine gentechnisch veränderte Papayasorte, die Regenbogenpapaya, die gegen das Virus resistent ist. Inzwischen sind über 70 Prozent der Papayas auf Hawaii gentechnisch verändert.

Die wichtigsten gentechnisch veränderten Organismen (GVO) aus Amerika sind Mais und Soja: Schätzungen zufolge sind 80 Prozent der verarbeiteten Lebensmittel aus konventioneller Produktion GVO-haltig. Andererseits haben über 60 Länder auf der ganzen Welt, darunter Australien, Japan und alle Staaten der Europäischen Union, Erzeugung und Verkauf gentechnisch veränderter Organismen reguliert oder ganz verboten. In Deutschland gilt eine Deklarierungspflicht. Die Kennzeichnungspflicht entfällt aber, wenn die GVO-Bestandteile weniger als 0,9 Prozent der jeweiligen Zutat betragen und nachweisbar technisch nicht zu vermeiden sind. Anteile bis 0,1 Prozent pro Zutat gelten als zufällig und müssen nicht deklariert werden. Gentechnisch veränderte Soja- und Rapssorten, zum Beispiel aus den USA oder China, werden zudem als Futtermittel verwendet. Auch Landwirte in Deutschland nutzen sie für ihr Vieh. In Amerika hingegen ist die Regierung mit dem freien Verkauf GVO-haltiger Nahrungsmittel einverstanden. Dummerweise stammen viele Studien, denen zufolge GVO sicher sind, von genau den Firmen, die diese Organismen herstellen und davon profitieren. Im ganzen Land drängen Verbraucher auf klarere Kennzeichnungen, damit sie selbst entscheiden können, ob sie an dem groß angelegten »Experiment« teilnehmen möchten oder nicht.

Die Hersteller gentechnisch veränderter Organismen verweisen gern auf bestimmte Produkte, um die Verbraucher von den positiven Seiten dieser Technologie zu überzeugen. So gibt es eine Süßkartoffel, die in ganz Afrika angebaut wird, die gentechnisch gegen ein bestimmtes Virus resistent gemacht wurde. Beim Reis wurden Vitamin- und Eisengehalt verbessert. Pflanzen werden auch gern gentechnisch verändert, damit sie extreme Witterungsbedingungen besser überstehen. Es gibt auch Obst- und Nussbäume, die dank Gentechnik schon Jahre früher Frucht tragen als normalerweise. Gentechnisch modifizierte Bananen können sogar schon Impfstoffe gegen menschliche Erkrankungen wie Hepatitis B erzeugen. Das alles klingt natürlich vielversprechend, besonders wenn man die Nahrungsmittelknappheit in bestimmten Entwicklungsländern bedenkt. Leider ist die Geschichte damit nicht abgeschlossen. Es stimmt zwar, dass GVO nicht grundsätzlich schlecht sind, doch ihre Erzeugungs- und Anbaumethoden können weitreichende Konsequenzen haben, die wir vielfach noch gar nicht vollständig überschauen.

Beispielsweise hieß es, dass der neue AquAdvantage-Lachs von AquaBounty bedenkenlos für den menschlichen Verzehr geeignet sei. Allerdings hat die amerikanische Zulassungsbehörde FDA lediglich die Wirkung dieses gentechnisch veränderten Fisches auf die Umwelt überprüft. Es gibt noch keinerlei Studien zu der Frage, welche Folgen der Verzehr auf den Menschen hat. Wir wissen, dass eine Genmodifikation bestimmte Proteine verändert, und dass die Proteine, die wir zu uns nehmen, unsere eigene Genexpression beeinflussen (also ob Gene aktiv werden oder nicht). Inwiefern der Konsum dieser Fische die Genexpression beim Menschen ändert, wurde noch nicht untersucht. Hierzu sagt Jaydee Hanson, ein erfahrener Politikanalytiker von der Verbraucherschutzorganisation *Center for Food Safety:* »Die FDA setzt bloß noch ihren Stempel unter die voreingenommenen, fehlerhaften Studien von AquaBounty und bezeichnet diesen Prüfprozess dann als wissenschaftlich fundiert.« Hanson fährt fort: »Die unzureichende Risikoprüfung der FDA entspricht nicht den Anforderungen der Realität, der Wissenschaft und der Öffentlichkeit, die von der Behörde seit Langem fordert, dass die Gesundheit der Verbraucher und die Umweltfreundlichkeit Vorrang haben müssen vor den wirtschaftlichen Interessen der Biotechnologie-Unternehmen.«

In einer scharfen Abrechnung von Consumer Reports zum Thema GVO wird Robert Gould, Vorsitzender der Vereinigung Physicians for Social Responsibility (Ärzte für Soziale Verantwortung), mit den Worten zitiert: »Die Aussage, dass GVO für die Gesundheit des Menschen kein Risiko bergen, lässt sich nicht durch Studien belegen, deren zeitlicher Horizont zu kurz ist, um die Auswirkungen einer lebenslangen Exposition zu beurteilen.« Anschließend fordert er weitere Untersuchungen zu den Langzeitwirkungen von GVO, zumal Tierversuche gezeigt hätten, dass Immunsystem, Leber und Nieren Schaden nehmen könnten. Darüber hinaus erklärt er, dass eine fehlende Kennzeichnung auf Produkten Wissenschaftler daran hindern würde, mögliche Gesundheitsgefahren durch GVO zu identifizieren.

Unabhängig von Bedenken zur Wirkung gentechnisch veränderter Organismen auf den Menschen sind GVO besonders im Hinblick auf die damit verbundenen Anbaumethoden problematisch und somit umstritten. Unkraut wird längst nicht mehr mit der Hand oder mit Maschinen entfernt, sondern die Landwirte sprühen den Unkrautvernichter Glyphosat (den aktiven Wirkstoff des beliebten Herbizids Roundup) auf ihre Pflanzen. Erhöhte Mengen werden kurz vor der Ernte versprüht, um einen besseren Ertrag zu erzielen, und später, um den Boden vor der nächsten Aussaat auszutrocknen. Seit der Markteinführung 1974 wurden in den USA 1,8 Millionen Tonnen Glyphosat ausgebracht, weltweit sogar 9,4 Millionen Tonnen.

Zum Schutz der Saat vor dem Unkrautvernichter werden die Samen gentechnisch so verändert, dass sie gegen die Wirkung von Glyphosat resistent sind (»Roundup Ready«). Dank resistenter Saat können die Landwirte Glyphosat in großen Mengen verwenden, was wiederum bedeutet, dass die daraus erzeugten gentechnisch veränderten Produkte – und konventionell angebaute Erzeugnisse – unweigerlich durch Glyphosat belastet sind, der als »Tabak des 21. Jahrhunderts« unserer Gesundheit zusetzt. Selbst Landwirte, die auf ökologischen Anbau setzen, müssen eine Belastung ihrer Felder befürchten. Glyphosat ist ein ganz besonderes Gift, das vom Darm bis zum Gehirn toxisch wirkt.

Viele unerwünschte Wirkungen von Glyphosat treten bereits bei sehr kleinen Mengen auf, sodass es möglicherweise keinen sicheren Schwellenwert gibt. Über die Zusammenhänge zwischen Politik und den biologischen Wirkungen von Glyphosat ließe sich ein ganzes Buch schreiben. An dieser Stelle möchte ich nur die wichtigsten Bedenken in Bezug auf die menschliche Gesundheit nennen, denn Glyphosat

- wirkt stark antibakteriell, tötet erwünschte Darmbakterien und bringt damit das gesunde Gleichgewicht des Mikrobioms durcheinander,
- ähnelt Hormonen wie Östrogen, wodurch es dem Entstehen hormonsensitiver Krebsarten Vorschub leistet,
- hemmt die Vitamin-D-Funktion, was für die menschliche Physiologie große Bedeutung hat,
- raubt wichtige Mineralstoffe wie Eisen, Kobalt, Molybdän und Kupfer,
- beeinträchtigt die Entgiftungsfähigkeit,
- hemmt die Synthese von Tryptophan und Tyrosin, zwei wichtigen Aminosäuren für die Protein- und Neurotransmitterproduktion.

Es würde mich nicht überraschen, wenn sich demnächst zeigt, dass das epidemisch um sich greifende Übergewicht teilweise auch auf den weit verbreiteten Einsatz von Glyphosat und den Verzehr von gentechnisch veränderter Nahrung zurückgeht, weil die Substanz Darmgesundheit und Mikrobiom verändert. Lebensmittel, die mit Glyphosat in Verbindung gekommen sind, sollten keinesfalls verzehrt werden. 2015 wurde es sogar in der Kindernahrung PediaSure Enteral nachgewiesen, die in vielen amerikanischen Krankenhäusern für Kinder auf Intensivstationen eingesetzt wird. Glyphosat wird im Weinbau eingesetzt und wurde sogar in Hygieneartikeln entdeckt, weil es von der Baumwollindustrie verwendet wird.

Wir müssen uns gegen dieses inakzeptable Experiment zur Wehr setzen. Bis zum endgültigen Glyphosatverbot sollten Sie auf Biogemüse, Fleisch, Eier und Milch aus biologischer Tierhaltung und auf herkömmlich erzeugte Nahrungsmittel ohne Gentechnik setzen.

Die persönliche Glyphosatbelastung lässt sich über Urintests ermitteln, die von verschiedenen Laboren durchgeführt werden. Welche Tests außerdem empfehlenswert sein könnten, besprechen wir in Kapitel 4.

Nicht zu viel Protein

Stellen Sie sich vor, Sie sind bei Freunden zum Essen eingeladen. Morgens stand in den Schlagzeilen, wie ungesund rotes Fleisch ist, und weil die Meldung aus Harvard kommt, hat sie sich wie ein Lauffeuer verbreitet. Dieser Studie zufolge steigt das Risiko für einen vorzeitigen Tod mit jeder Portion rotem Frischfleisch, die über eine einzige Tagesportion von der Größe eines Skatspiels hinausgeht, um 13 Prozent. Bei verarbeitetem rotem Fleisch erhöht bereits eine Portion pro Tag – ein Hotdog, zwei Scheiben Schinken oder eine Scheibe Wurstaufschnitt – das Risiko um 20 Prozent. Sie selbst lieben ein gutes Steak, doch ein vegetarischer Tischnachbar verwickelt Sie in eine Diskussion. Es geht heiß her, doch wer hat recht?

Das Thema Fleischkonsum wird mir gegenüber häufig angesprochen. Die oben erwähnte Harvard-Studie war die bisher umfangreichste und längste Untersuchung zur Verbindung zwischen rotem Fleisch und Lebensdauer. Sie umfasst Daten aus zwei Untersuchungen mit über 37 000 Männern und

83 600 Frauen, die durchschnittlich 24 Jahre daran teilnahmen. In dieser Zeit verstarben insgesamt 23 926 Teilnehmer, darunter 5190 an Herz-Kreislauf-Erkrankungen und 9464 an Krebs. Alle vier Jahre lieferten sie Informationen über ihre Ernährung. Insgesamt waren unter den Teilnehmern, die am meisten rotes Fleisch aßen, im Vergleich zu der Gruppe, die am wenigsten rotes Fleisch verzehrte, die meisten Todesfälle zu verzeichnen. Wenn täglich mindestens eine Portion Fleisch gegessen wurde, war das Sterberisiko bei Männern und Frauen um 18 Prozent erhöht – um 21 Prozent für eine tödliche Herz-Kreislauf-Erkrankung, um 10 beziehungsweise 16 Prozent für die Krebssterblichkeit. Risikofaktoren für chronische Erkrankungen und für Alter, Herz- oder Krebserkrankungen in der Familie, Body-Mass-Index (BMI) und Bewegungsgewohnheiten waren in der Analyse berücksichtigt. Diese Ergebnisse sind zwar aussagekräftig, erzählen jedoch nicht die ganze Geschichte. Denn es ist nur Statistik.

Wenn das Essen von rotem Fleisch das statistische Risiko, vorzeitig zu sterben, um volle 21 Prozent erhöht, steigt man möglicherweise gern von Steaks auf Tofu und Tempeh um. Wir sprechen hier jedoch über das *relative* Risiko eines hohen Fleischverzehrs gegenüber einem geringen. Stattdessen sollte man das *absolute* Risiko betrachten, das diese Prozentsätze auf den einstelligen Bereich senkt. Noch komplizierter wird die ohnehin komplexe Geschichte, weil Menschen, die viel rotes Fleisch essen, häufig weitere Risikofaktoren für ernste, lebensverkürzende Krankheiten aufweisen. Untersuchungsdaten belegen das Stereotyp, dass Menschen, die zu viel rotes Fleisch essen, auch eher Sportmuffel sind, viel Alkohol trinken und rauchen. Wenn diese Auswirkungen einer ungesunden Lebensweise bei den Berechnungen einbezogen wurden, bestand nach wie vor ein Bezug zwischen Mortalität und Fleischverzehr – allerdings als einer von vielen Faktoren. Die bedeutsamen harten Zahlen sind somit schwer zu ermitteln, und es bleibt die Frage nach der Allgemeingültigkeit dieser Statistiken. Die Auswirkungen einer ungesunden Lebensweise hängen auch von der Ausgangssituation ab – dem Lebensalter, wie lange man gewisse Gewohnheiten schon pflegt und welche Risikofaktoren genetisch hinzukommen. Damit wird das Wasser noch trüber.

Eine wichtige Schlussfolgerung aus dieser Studie war, dass die höhere Sterberate bei einer Beschränkung auf weniger als eine halbe Portion Fleisch pro Tag entfiel. Mäßigung hilft also. Unverarbeitetes Fleisch ist nicht grundsätzlich schlecht – in dieser Erkenntnis liegt der Schlüssel zum Genuss. Wählen Sie hochwertiges Fleisch von Tieren, die nicht mit Antibiotika und gentechnisch modifiziertem, mit Glyphosat behandeltem Getreide gemästet wurden. Bei einer Vergleichsstudie zwischen Menschen, die konventionell erzeugtes Fleisch essen, und solchen, die Biofleisch von Tieren essen, die nur Gras und Heu erhalten, würde man garantiert Unterschiede im Gesundheitszustand erkennen, sogar unabhängig von der Menge! Hochwertiges Fleisch liefert schließlich auch hochwertige Fette.

Ich möchte noch einen weiteren Trugschluss ansprechen, den ich oft höre. Im Gegensatz zu dem, was Sie zu wissen glauben, bedeuten weniger Kohlenhydrate nicht, dass man viele Proteine essen muss. Sie brauchen nicht jeden Tag Fleisch! Viele Menschen sind der Meinung, dass man pro Tag mindestens 100 Gramm Protein zu sich nehmen sollte. Tatsächlich jedoch brauchen wir nur ungefähr die Hälfte davon (siehe Folgeseite). Vegetarier fragen mich häufig, ob sie wohl genügend Proteine bekommen. Ich versichere ihnen, dass sie über pflanzliche Quellen, Hülsenfrüchte, Eier, Nüsse und Samen ausreichend aufnehmen. Höchstwahrscheinlich essen Sie mehr als genug Proteine, doch man kann auch zu viel des Guten tun. Proteine sind unverzichtbare Nährstoffe. Mehr davon ist jedoch weder besser noch gesünder. Zusätzliche Proteine bedeuten nicht, dass man mehr Fett verbrennt, mehr Muskeln aufbaut oder stärker wird. Eine zu hohe Proteinzufuhr heißt, dass Sie mehr Kalorien aufnehmen, als der Körper braucht, mehr Fett einlagern und möglicherweise früher sterben.

Eine Studie von 2014, an der weltweite Studienzentren beteiligt waren, demonstriert den Wert einer reduzierten Proteinzufuhr für die Lebensdauer: Die Menschen, die im Verlauf der 18-jährigen Studie am meisten Proteine zu sich nahmen, hatten ein vierfach erhöhtes Risiko, an Krebs zu sterben, und ein fünffach erhöhtes Risiko, an Diabetes zu sterben (dabei sollte man sich bewusst machen, dass dieses erhöhte Risiko teilweise auf zu viel tierische Proteine zurückgehen dürfte). Darüber hinaus zeigte sich: Das erhöhte Krebsrisiko betraf Menschen zwischen 50 und 65 Jahren mit einem hohen Proteinverzehr. Bei Menschen über 65 kehrte sich dieser Trend um: Hier hatten Proteinfans ein *reduziertes* Krebsrisiko (aber immer noch ein fünffach erhöhtes Risiko, an Diabetes zu sterben). Was bedeutet das für uns? Die Studie kommt zu dem Ergebnis: »Diese Resultate legen nahe, dass eine niedrige Proteinzufuhr im mittleren Alter mit anschließender mäßiger bis hoher Proteinzufuhr bei älteren Erwachsenen für anhaltende Gesundheit und Langlebigkeit optimal sein könnte.«

Die amerikanische Präventionsbehörde CDC empfiehlt, lediglich zehn bis 35 Prozent der Tageskalorien aus proteinhaltiger Nahrung aufzunehmen. Das entspricht 46 Gramm Protein für Frauen und 56 Gramm für Männer. Der Tagesbedarf ist schnell gedeckt, wenn man bedenkt, dass 90 Gramm Fleisch volle 21 Gramm Protein liefern (240 Gramm Fleisch liefern leicht über 50 Gramm Protein).

Mehr ist nicht besser: Sie brauchen weniger Proteine, als Sie glauben
Eine kohlenhydratarme Ernährung muss nicht proteinbetont sein. Mein Ernährungsansatz empfiehlt eine mäßige Proteinzufuhr von rund 46 Gramm pro Tag für Frauen und 56 Gramm für Männer.

Genießen Sie die schmackhaften Proteine, die zu meinem Ernährungskonzept gehören. Es wird Ihnen an nichts fehlen! Um sicherzugehen, dass Sie alle wichtigen Aminosäuren bekommen, variieren wir die Proteinträger. Eine besonders hochwertige Proteinquelle, die Ihnen sicher genauso zusagen wird wie mir, sind Eier.

Eier sind unglaublich nahrhaft!

Eier sind für mich unverzichtbar. Wenn sie mir ausgehen, gerate ich regelrecht in Panik. Ihr Cholesteringehalt stört mich dabei überhaupt nicht. Schließlich ist die Vorstellung, das Cholesterin aus der Nahrung – zum Beispiel gesättigte Fette aus Rindfleisch – würde sich unmittelbar in Cholesterin im Blut verwandeln, grundfalsch. Wissenschaftlich gibt es keinen Beleg für eine

Verbindung zwischen tierischen Fetten und Cholesterin aus der Nahrung und den Cholesterinwerten im Blut oder dem Risiko für koronare Herzkrankheit. Und bei Untersuchungen zum Zusammenhang zwischen Blutcholesterin und Eierverzehr zeigt sich regelmäßig, dass der Cholesterinspiegel völlig unabhängig davon ist, ob jemand kaum oder keine Eier zu sich nimmt oder ob er jede Menge Eier isst. Über 80 Prozent des Cholesterins im Blut werden von der Leber erzeugt, und das verzehrte Cholesterin *senkt* diese körpereigene Produktion sogar.

Eier (auch das Eigelb) sind unglaublich nahrhaft. Sie sind vielseitig, preisgünstig und in Sachen Nährstoffe Gold wert. Ganze Eier enthalten alle essentiellen Aminosäuren, die wir zum Leben brauchen, dazu Vitamine, Mineralien und augenschützende Antioxidantien. Außerdem können Eier die Physiologie erheblich zum Positiven beeinflussen. Sie halten nicht nur lange angenehm satt, sondern tragen auch zur Blutzuckerregulierung bei, was wiederum die diversen Risikofaktoren für Erkrankungen von Herz und Gehirn sowie Krebs reduziert.

Sie werden sehen, dass mein Ernährungskonzept stark auf Eiern beruht. In meinen Augen sind sie das perfekte Frühstück, weil sie den Körper mit der idealen Kombination aus Fett und Protein für den Tag versorgen. Also bitte keine Scheu vor Eiern, auch nicht vor der »Cholesterinbombe« Eigelb. Natürlich sollten Sie auch hier auf die Herkunft achten. Am besten sind Eier von frei laufenden Hühnern, die auf der Wiese ihre natürliche Nahrung picken können (Pflanzen und Insekten, kein stark verarbeitetes Getreide). Sie schmecken auch besser! Ob Rührei oder Spiegelei, pochiert, gekocht oder zum Überbacken – kaum etwas ist so vielseitig wie Eier.

Es geht nicht nur um Ernährung

In diesem Kapitel habe ich viele Ernährungsvorgaben angesprochen. Sie werden jedoch bald sehen, dass es nicht nur auf die Nahrung ankommt. Eine Ernährungsumstellung allein reicht nicht aus, um der Gesundheit auf die Sprünge zu helfen. Die Regeln aus diesem Kapitel sind zwar in vielerlei Hinsicht zielführend, doch für die Gesundheit von Körper und Hirn spielen weitere Faktoren eine Rolle, darunter Stressabbau, Schlafqualität, Genussmittel und die Einstellung zu sich selbst und anderen. Ich gebe Ihnen das nötige Rüstzeug für eine umfassende Neuausrichtung an die Hand. Und damit kommen wir zu Teil II dieses Buches.

Teil II

So klappt die Umstellung

Vor 15 Monaten habe ich meine Ernährung dauerhaft umgestellt und esse seitdem kohlenhydratarm, glutenfrei und reichlich Fett. In dieser Zeit ist mein Körpergewicht von 102 Kilo auf 90 Kilo zurückgegangen. Ich bin begeistert! Ich habe klein angefangen, indem ich erst einmal 30 Tage lang Zucker, Kohlenhydrate und Gluten gestrichen habe. Dabei nahm ich Woche für Woche ein gutes Kilo ab, ganz ohne Veränderung meiner Bewegungsgewohnheiten (und ich habe wirklich nicht viel Sport getrieben). Meine Jeans kamen schnell ins Rutschen, und ich musste sie extraheiß waschen, damit sie einliefen. Zum ersten Mal seit Langem habe ich nach dem Duschen wieder stolz in den Spiegel geschaut. Mit 48 Jahren sehe ich besser aus als damals mit 20, als ich noch täglich zwei Stunden trainiert habe.

Pat L.

KAPITEL 4

Risikofaktoren, Blutbild und die Macht der Gewohnheit

Nutzen Sie all diese wissenschaftlichen Erkenntnisse für Ihren Erfolg! Bisher habe ich nur die theoretischen Grundlagen erklärt. Sie haben viel über neueste biologische Erkenntnisse zum Thema Gesundheit erfahren, die teilweise alles, was man bisher dachte, auf den Kopf gestellt haben. Falls Sie nicht schon gleich die ersten Punkte umgestellt haben, wird es nun endgültig Zeit. In Teil II erfahren Sie, wie man sein Leben umkrempelt und den Körper (und das Gehirn) wieder zu optimalem Wohlbefinden zurückführt. Dadurch gewinnen Sie mehr Energie und Tatkraft und leiden weniger an chronischen Erkrankungen.

Selbst kleine Umstellungen können anfangs einschüchternd erscheinen, und es kommen Fragen auf: Wie kann ich meine alten Gewohnheiten ablegen? Werde ich nicht ständig Hunger haben? Kann ich diese Lebensweise auf Dauer durchhalten? Ist das Konzept angesichts der eigenen Verpflichtungen wirklich machbar? Kostet es nicht zu viel Zeit? Geht es irgendwann in Fleisch und Blut über?

Atmen Sie erst einmal tief durch. Sie werden bald weit mehr wissen und genug Impulse bekommen, mit denen die Weichen für den Rest Ihres Lebens auf Gesundheit gestellt sind. Je genauer Sie sich an meine Vorgaben halten, desto schneller werden Sie Ergebnisse sehen (und diese erhalten!). Denken Sie daran, dass die Vorteile über die sichtbaren äußerlichen Veränderungen hinausgehen. Ihr wichtigster Beweggrund ist sicher die Angst vor einem Verlust der geistigen Fähigkeiten. Das ist aber keineswegs alles, denn Ihr Leben wird in jeglicher Hinsicht profitieren. Selbstvertrauen und Selbstbewusstsein werden steigen, Sie fühlen sich jünger und haben Ihr Leben und Ihre Zukunft besser im Griff. So kommt man leichter durch schwierige Zeiten, bleibt bereitwillig aktiv, verknüpft sich mit anderen und ist im Beruf und zu Hause leistungsfähiger. Das heißt, Sie werden insgesamt produktiver und erfüllter sein und sich auch so fühlen.

Und jeder Erfolg wird neue Erfolge nach sich ziehen. Wer sich besser fühlt und mehr Energie hat, kehrt kaum zu ungesunden alten Gewohnheiten zurück. Ich weiß, dass es gelingen kann. Tun Sie es für sich selbst und für Ihre Lieben. Denn es zahlt sich wirklich aus.

Beginnen wir mit einem kurzen Überblick über die einzelnen Schritte:

Vorspiel: Risikofaktoren bestimmen, Laborwerte ermitteln und die richtige Einstellung (aktuelles Kapitel)

- Bestimmen Sie Ihre Risikofaktoren anhand der Fragen auf Seite 92.
- Lassen Sie gemäß der Vorgaben auf Seite 94 Ihre Laborwerte bestimmen.
- Schalten Sie den Autopiloten ab (siehe Seite 98) und ziehen Sie einen Fastentag in Betracht.

Punkt 1: Ernährungsumstellung und Nahrungsergänzungsmittel (Kapitel 5)

- Lernen Sie, wie man schädliche Lebensmittel erkennt und meidet (siehe Seite 111) und gesunde Nahrung findet (siehe Seite 115), die den Körper unterstützt und nährt.
- Informieren Sie sich, welche Ergänzungsmittel Sie möglicherweise täglich brauchen (siehe Seite 125) und welche Medikamente Sie nach Rücksprache mit Ihrem Arzt eventuell absetzen können (siehe Seite 136).

Punkt 2: Unterstützende Maßnahmen einführen (Kapitel 6)

- Ein Bewegungsprogramm einführen, das zu Ihnen passt (siehe Seite 145).
- Warnzeichen beachten, insbesondere Rücken- und Knieschmerzen (siehe Seite 158).
- Ausreichend schlafen (siehe Seite 162).
- Stress abbauen und zur Ruhe kommen (vier einfache Methoden finden Sie ab Seite 169).
- Die äußere Umgebung entgiften (siehe Seite 190).

Punkt 3: Geschickte Planung (Kapitel 7)

- Zeiträume für Essen (siehe Seite 197), Schlafen (siehe Seite 202) und Bewegung (siehe Seite 199) festlegen. Gewöhnen Sie sich an, den Tag so zu planen, dass Sie trotz Ihrer Verpflichtungen Ihre täglichen Ziele erreichen. Halten Sie sich stur an Ihr Vorhaben, und bleiben Sie realistisch.

Gehen wir nun die einzelnen Schritte des Vorspiels an.

Risikofaktoren bestimmen

Die nachfolgenden Fragen vermitteln einen Einblick in Ihre persönlichen Risikofaktoren für neurologische und andere Erkrankungen, die sich langfristig in Form von Migräne, Epilepsie, Stimmungs- und Bewegungsstörungen, sexuellen Störungen oder Aufmerksamkeitsdefizit mit Hyperaktivität, aber auch ernsten geistigen Abbauerscheinungen äußern können.

Bedenken Sie dabei, dass die Organe und Systeme des Körpers alle miteinander verknüpft sind. Wenn das Ergebnis zeigt, dass Sie ein erhöhtes Risiko für Hirnerkrankungen haben, bedeutet dies auch ein höheres Risiko für diverse andere Krankheiten, die nicht direkt mit dem Gehirn zu tun haben.

Beantworten Sie die Fragen so ehrlich wie möglich mit Ja oder Nein. Wenn Sie eine Antwort nicht wissen, überspringen Sie die Frage.

1. Haben Sie Depressionen oder chronische Angst? Ja/Nein
2. Sind Sie per Kaiserschnitt zur Welt gekommen? Ja/Nein
3. Haben Sie mehr als zehn Kilo Übergewicht? Ja/Nein
4. Haben Sie in den letzten zwölf Monaten mindestens einmal Antibiotika eingenommen? Ja/Nein
5. Treiben Sie ungern Sport? Ja/Nein
6. Nehmen Sie mindestens einmal pro Woche künstliche Süßungsmittel zu sich (zum Beispiel über »zuckerfreie« Getränke, Süßigkeiten oder Kaugummi)? Ja/Nein
7. Ernähren Sie sich bewusst fettarm? Ja/Nein
8. Haben Sie eine ärztlich diagnostizierte Schlafstörung oder leiden Sie an Schlaflosigkeit? Ja/Nein

9. Nehmen Sie gelegentlich Protonenpumpenhemmer (PPI) gegen Sodbrennen oder sauren Reflux? Ja/Nein
10. Essen Sie konventionell erzeugtes Fleisch von Tieren, die möglicherweise mit genmanipuliertem Getreide oder Soja gefüttert wurden? Ja/Nein
11. Haben Sie das Gefühl, mit Stress nicht gut umgehen zu können? Ja/Nein
12. Haben Sie Blutsverwandte, bei denen die Alzheimer-Krankheit oder eine koronare Herzkrankheit diagnostiziert wurde? Ja/Nein
13. Liegt Ihr Nüchternzucker bei 100 mg/dl oder darüber? Ja/Nein
14. Wurde bei Ihnen eine Autoimmunkrankheit festgestellt (zum Beispiel Hashimoto-Thyreoiditis, Morbus Crohn, rheumatoide Arthritis, Lupus, entzündliche Darmerkrankung, multiple Sklerose, Typ-1-Diabetes, Schuppenflechte oder Morbus Basedow)? Ja/Nein
15. Nehmen Sie manchmal Abführmittel? Ja/Nein
16. Nehmen Sie mindestens einmal pro Woche ein entzündungs- und schmerzhemmendes Mittel wie Naproxen oder Ibuprofen? Ja/Nein
17. Haben Sie Typ-2-Diabetes? Ja/Nein
18. Reagieren Sie überempfindlich auf chemische Substanzen, die in vielen Alltagsprodukten auftauchen? Ja/Nein
19. Haben Sie Lebensmittelallergien oder sind Sie glutensensitiv? Ja/Nein
20. Essen Sie Brot, Nudeln und Getreideflocken? Ja/Nein

Wenn Sie die meisten Fragen bejaht haben, sollten Sie nicht erschrecken. Je mehr Ja-Antworten, desto höher ist das Risiko, dass Ihre Körperabläufe in einer Form gestört sind, die Ihrer Gesundheit schaden könnte. Das ist jedoch nicht so schlimm, denn mit diesem Buch lernen Sie, weit besser als bisher auf Ihre Gesundheit zu achten.

Laborwerte ermitteln und verstehen

Lassen Sie die nachfolgenden Laborwerte (oder möglichst viele davon) am besten so bald wie möglich bestimmen. Sie können mit der Umstellung natürlich schon vor dem nächsten Arzttermin beginnen. Die eigenen Ausgangswerte zu kennen, erhöht jedoch die Motivation und das Durchhaltevermögen. Außerdem kann man sich so regelmäßig neue Zielwerte setzen. Wenn Sie Ihre biologischen Schwachpunkte kennen, können Sie besser darauf achten, diese Werte zu verbessern.

Wo es sinnvoll erscheint, werden gesunde Zielwerte erwähnt. Nicht alle diese Werte werden routinemäßig vom Hausarzt bestimmt, sodass Sie möglicherweise einen Teil selbst finanzieren oder bei einem Facharzt ermitteln lassen müssen.

Nüchterninsulin: In meinen Augen der wichtigste Test auf dieser Liste, zu dem jede Praxis in der Lage sein sollte. Auf dem Weg zum Diabetes klettert der Spiegel des Nüchterninsulins lange vor dem Anstieg des Blutzuckers. Schon dies ist ein Hinweis darauf, dass die Bauchspeicheldrüse große Mühe hat, das Übermaß an Kohlenhydraten zu bewältigen. Dieser Wert ist ein effektives Frühwarnsystem, um dem Diabetes ein

Schnippchen zu schlagen, und hat enorme Relevanz für den Schutz des Gehirns. Das Nüchterninsulin sollte unter 8 µIE/ml liegen (im Idealfall unter 3).

Nüchternblutzucker (Glukose): Der bekannteste Test auf Prädiabetes und Diabetes misst die Glukosemenge im Blut (Blutzucker), nachdem man mindestens acht Stunden nichts gegessen hat. Als normal gilt ein Wert von 70 bis 100 mg/dl, aber lassen Sie sich nicht täuschen. Ein Blutzuckerwert, der sich auf die 100 zubewegt, ist ganz und gar nicht mehr normal, sondern weist auf eine beginnende Insulinresistenz, ein Diabetesrisiko und ein erhöhtes Risiko für Hirnerkrankungen hin. Der Nüchternzucker sollte im Idealfall unter 95 mg/dl liegen.

Hämoglobin A1C: Im Gegensatz zum Nüchternblutzucker erlaubt dieser Test Rückschlüsse auf den »durchschnittlichen« Blutzucker in den letzten 90 Tagen und ist damit ein deutlich besseres Instrument für die Blutzuckerkontrolle insgesamt. Er zeigt an, wie stark das Protein Hämoglobin in dieser Zeit Zucker gebunden hat (Glykierung). Diese Verzuckerung verläuft verhältnismäßig langsam, doch glykiertes Hämoglobin ist ein deutlicher Hinweis auf das Risiko für die Alzheimer-Krankheit und einen Rückgang der Hirnmasse. Ein guter A1C-Wert sollte zwischen 4,8 und 5,4 Prozent liegen. Dieser Wert verändert sich sehr langsam und wird daher nur alle drei bis vier Monate überprüft.

Fructosamin: Auch der Fructosamintest ermittelt einen Blutzuckerdurchschnittswert, allerdings für einen kürzeren Zeitraum von zwei bis drei Wochen. Er sollte zwischen 188 und 223 µmol/l liegen. Hier lassen sich positive Veränderungen schon nach wenigen Wochen ablesen.

Glyphosatbelastung im Urin: Glyphosat ist – wie bereits erwähnt – der aktive Giftstoff in beliebten Unkrautvernichtungsmitteln, die in der konventionellen Landwirtschaft derzeit großzügig eingesetzt werden. Dank neuer Tests lässt sich die Belastung des Körpers mit dieser Chemikalie endlich messen. Labors bieten Urinsets an, mit denen man seine Urinprobe (auf eigene Kosten) einschicken kann. Die persönliche Belastung sollte unterhalb der Nachweisgrenze liegen.

C-reaktives Protein (CRP): Der Wert dieses Entzündungsmarkers sollte zwischen 0 und 3,0 mg/l liegen, im Idealfall unter 1,0 mg/l. Es kann mehrere Monate dauern, bis der CRP-Wert sich verbessert, aber schon nach dem ersten Monat, in dem Sie mein Programm befolgen, können positive Veränderungen auftreten.

Homocystein: Diese Aminosäure erzeugt der Körper selbst. Ein Anstieg wird bei vielen Erkrankungen beobachtet, zum Beispiel Arteriosklerose (eine Verengung und Verhärtung der Arterien), Herzkrankheit, Schlaganfall und Demenz. Inzwischen wird Homocystein als gehirntoxisch betrachtet. Schon bei einem Homocysteinwert von lediglich 14 (den viele meiner Patienten bei der Erstuntersuchung überschreiten) besteht laut einer Meldung im *New England Journal of Medicine* ein doppelt so hohes Risiko für die Alzheimer-Krankheit. Als »erhöhter« Homocysteinspiegel gilt alles über 10 µmol/l im Blut. Hohe Homocysteinwerte verdreifachen zudem das Tempo der Telomerverkürzung (Telomere sind die Kappen auf den Chromosomenenden, die unsere Gene schützen; ihre Länge ist ein biologischer Hinweis auf das persönliche Alterungstempo). Der Homocysteinspiegel lässt sich fast immer leicht verbessern (siehe unten). Er sollte 8 µmol/l nicht überschreiten. Sowohl Vitamin D als auch Omega-3-Fette können die Telomere verlängern, indem sie die Aktivität der Telomerase erhöhen. Dieses Enzym ist an der Telomerverlängerung beteiligt. Viele Medikamente hemmen die B-Vitamine und können das Homocystein steigen lassen (hierzu mehr auf meiner Website www.DrPerlmutter.com unter »Resources«), doch die meisten Menschen können ihren Wert durch die Einnahme von B-Vitaminen und Folsäure rasch normalisieren. Bei schlechten Homocysteinwerten verordne ich meinen Patienten normalerweise täglich 50 mg Vitamin B_6, 800 µg Folsäure und 500 µg Vitamin B_{12}. Nach drei Monaten wiederholen wir den Test.

Vitamin D: Dieses Vitamin wird inzwischen als wichtiges Gehirnhormon eingestuft. Es ist kein echtes Vitamin (mehr dazu siehe Seite 129). Ein höherer Vitamin-D-Spiegel scheint mit längeren Telomeren in Verbindung zu stehen, was natürlich hilfreich ist. Meistens ist der Vitamin-D-Spiegel niedrig. 30 bis 100 ng/ml gelten als normal; anzustreben ist jedoch ein Wert um 80 ng/ml. Je mehr wir uns tagsüber in geschlossenen Räumen aufhalten, je mehr Sonnenschutz wir verwenden und je weiter wir im Norden leben, desto eher kommt es zu Vitamin-D-Mangel.

Es kann eine Weile dauern, bis der Körper seinen Vitamin-D-Spiegel über die Einnahme von Ergänzungsmitteln normalisiert hat. Beginnen Sie mit 5000 internationalen Einheiten (IE) einmal täglich. Nach zwei Monaten können Sie Ihre Werte erneut überprüfen lassen, denn bei Vitamin D zählt nicht die Dosierung, sondern der Pegel, der im Körper vorherrscht. Bitten Sie Ihren Arzt um eine sinnvolle Dosierungsempfehlung, bis Sie im optimalen Bereich liegen. Danach reicht normalerweise eine Tagesdosis von 2000 IE, um gesund zu bleiben. Besprechen Sie dies jedoch bitte individuell mit Ihrem Arzt.

Einige Monate nach der konsequenten Umstellung sollten Sie all diese Laborwerte erneut testen lassen. Bei einigen der genannten Parameter ändern sich die Ergebnisse erst auf lange Sicht. Wenn Sie sich jedoch an alle Vorgaben halten, registrieren Sie wahrscheinlich schon nach wenigen Wochen positive Veränderungen, die Sie anspornen dabeizubleiben.

Die richtige Einstellung

Mir ist durchaus bewusst, dass Sie aktuell besorgt sein könnten. Angesichts der Ergebnisse des Fragebogens und vielleicht auch Ihrer Laborwerte (sobald diese vorliegen) fürchten Sie, es hätte sich alles gegen Sie verschworen. Die Vorstellung, weniger Kohlenhydrate zu essen, erhöht den unerwünschten Stress. Weil ich das weiß, gehen wir jetzt drei Punkte durch, mit denen es Ihnen leichterfallen wird, alle Schwierigkeiten zu meistern. Sie werden verstehen, dass Sie selbst entscheiden und das Blatt zu Ihren Gunsten wenden können.

Autopilot abschalten

Rituale. Traditionen. Gewohnheiten. Jeder hat seine eingefahrenen Verhaltensweisen. Manche sind gut und helfen uns, gesund und fit zu bleiben. Andere hingegen schicken uns in die Irre. Kommen Sie morgens nicht in Gang, putschen sich schnell und gedankenlos mit einem kohlenhydratlastigen Frühstück auf, retten sich mit Limonaden und kalorienreichen Kaffeespezialitäten über den Tag, kommen dann erschöpft nach Hause, ohne noch Kraft für Sport zu finden, futtern das Abendessen vor dem Fernseher und kippen todmüde ins Bett? Ist Ihr Leben so automatisiert, dass die Tage sich scheinbar monoton aneinanderreihen?

Das ist keine Schande. Sie lesen dieses Buch, um aus dieser Mühle auszubrechen – einer Komfortzone, die auf die Dauer wenig komfortabel bleibt. Schließlich wollen Sie nicht in fünf oder zehn Jahren in den Spiegel sehen und zehn Kilo schwerer, hundert Mal kränker und auf dem besten Weg zu schweren Gesundheitsproblemen sein (falls sie nicht bereits bestehen). Die meisten Menschen haben ihr Leben relativ starr eingerichtet – sie haben ihr Lieblingsessen, Lieblingsrestaurants, Standardabläufe und diverse Methoden, sich das Leben leichter zu machen. Dieses Buch jedoch ist der Weckruf zu einem neuen Leben.

Auftakt Fastentag

Wer schon Diäten hinter sich hat, dürfte die Empfehlung kennen, mit fünf bis sechs kleinen, gesunden Mahlzeiten pro Tag den Stoffwechsel in Gang zu halten. Angeblich unterstützt man so die Kalorienverbrennung, weil jedwedes Hungersignal den Körper zu Fettspeicherung und einem verlangsamten Stoffwechsel aufruft.

Technisch haben wir große Fortschritte erzielt, aber evolutionär betrachtet unterscheidet sich unser Erbgut kaum von dem der Jäger und Sammler, von denen wir abstammen. Und die haben kaum sechs Mal am Tag gegessen, sondern für sie hieß es, futtern oder hungern. Sie mussten in der Lage sein, lange ohne Essen auszukommen.

Plato hatte recht, als er sagte: »Ich faste, um körperlich und geistig leistungsfähiger zu sein.« Das gilt auch für Mark Twain, der erklärte: »Ein bisschen Hunger kann einem gewöhnlichen

Kranken mehr helfen als die beste Medizin und die besten Ärzte.« Viele Religionen ermuntern aus spirituellen Gründen zum Fasten. Besonders bekannt sind das islamische Fasten im Ramadan, das Fasten der Juden zu Yom Kippur und eine Vielzahl jahrhundertealter Fastentraditionen aus dem Christentum (insbesondere die Fastenzeit vor Ostern), dem Buddhismus, dem Hinduismus und dem Taoismus. Trotz der unterschiedlichen Formen gibt es in der Regel eine Gemeinsamkeit: Immer ist erwünscht, dass man freiwillig für begrenzte Zeit auf bestimmte Lebensmittel und Getränke verzichtet oder weniger davon zu sich nimmt.

Fasten ist ein überlieferter Weg, dem Stoffwechsel einen Neustart zu ermöglichen, den Gewichtsabbau zu fördern und mehr geistige Klarheit und Einsicht zu erlangen. (Aus evolutionärer Sicht erscheint dies sinnvoll: Wenn die Nahrung knapp wird, müssen wir schnell und klug nachdenken können, wo wir die nächste Mahlzeit finden.)

Inzwischen häufen sich die wissenschaftlichen Belege für die Vorteile des Fastens. Anfang des 20. Jahrhunderts begannen Ärzte, das Fasten zur Behandlung diverser Gesundheitsprobleme wie Diabetes, starkem Übergewicht und Epilepsie zu empfehlen. Eindrucksvolle Forschungsergebnisse haben gezeigt, dass vorübergehendes Fasten – ob gelegentliches mehrtägiges Fasten oder regelmäßiges Überspringen von ein bis zwei Mahlzeiten an bestimmten Wochentagen – die Lebensdauer erhöht und den Ausbruch bestimmter lebensverkürzender Erkrankungen wie Demenz oder Krebs hinauszögern kann. Auch wenn es oft heißt, dass Fasten den Stoffwechsel verlangsamt und den Körper zwingt, angesichts einer empfundenen Hungersnot in den Fettsparmodus überzugehen, scheint es den Körper doch in einer Form umzustellen, die den Gewichtsabbau beschleunigt und erleichtert.

Normalerweise sichert unsere tägliche Nahrungsaufnahme die Glukoseversorgung des Gehirns. Zwischen den Mahlzeiten erhält das Gehirn ständig Zucker aus den Zuckerreserven (Glykogen) in Leber und Muskeln. Glykogen kann jedoch nur beschränkte Glukosemengen bereitstellen. Wenn diese Speicher erschöpft sind, schaltet der Stoffwechsel zunächst auf die Erzeugung neuer Zuckermoleküle aus Aminosäuren um, die insbesondere dem Muskelprotein entzogen werden. Gut daran ist, dass der Glukosebedarf gedeckt ist. Schlecht ist, dass dies auf Kosten unserer Muskeln geschieht, denn Muskelabbau ist unerwünscht.

Zum Glück kann der Körper das Gehirn auch auf andere Weise mit Energie versorgen. Wenn die leicht verfügbare Energie in Form von Glukose für den Energiebedarf nicht ausreicht, beginnt die Leber, Körperfett zu zerlegen, um Ketone zu erzeugen (diese spezialisierten Moleküle wurden in Teil 1 besprochen). Dabei spielt das Keton Beta-Hydroxybutyrat (beta-HBA) als besondere Energiequelle für das Gehirn eine Schlüsselrolle. Dieser alternative Brennstoff gestattet uns, auch bei Nahrungsknappheit lange Zeit kognitiv gut zu funktionieren. Er senkt die Abhängigkeit von der Glukoneogenese, bei der der Körper Zucker aus anderen Quellen als Kohlenhydraten erzeugt, beispielsweise den Aminosäuren aus den Muskeln, und erhält damit die Muskelmasse. Fasten ist eine gute Methode, um den Abbau der Muskelmasse zu vermeiden und durch Erzeugung von Ketonen auf die Fettreserven zuzugreifen.

Auch der in Kapitel 2 besprochene Nrf2-Signalweg wird durch Fasten gestärkt. Das führt zu einer besseren Entgiftung, senkt die Entzündungsbereitschaft und erhöht die Produktion hirnschützender Antioxidantien.

Neben all diesen Vorteilen hat Fasten allerdings noch einen ganz besonderen Effekt, der gerade zu Beginn dieses Programms hilfreich ist: Es bereitet geistig und seelisch auf eine Lebensumstellung vor. Falls Sie sich also besorgt fragen, wie es wohl ist, wenn man seinen Kohlenhydratverzehr von einem Tag auf den anderen drastisch absenkt, gibt es aus meiner Sicht keine bessere Methode als ein 24-stündiges Fasten unmittelbar vor dem Beginn. Unabhängig von Ihrem Gesundheitszustand und bestehenden Krankheiten sollten Sie zuvor mit dem Arzt abklären, ob und wie lange Fasten für Sie unbedenklich ist. Falls Sie Medikamente einnehmen, müssen Sie auch nachfragen, ob Sie diese Einnahme während des Fastens fortsetzen dürfen oder sollten.

Wenn aus medizinischer Sicht kein Einwand gegen ein Fasten besteht, setzen Sie sich am besten folgende Ziele:

Einen vollen Tag fasten: In den 24 Stunden, bevor Sie zu meinem 14-Tage-Ernährungsprogramm übergehen, sollten Sie zur körperlichen und mentalen Vorbereitung nur gefiltertes Wasser trinken. Viele Menschen bevorzugen dafür einen Samstag (die letzte Mahlzeit ist dann das Abendessen am Freitagabend) und fangen mit dem Ernährungsplan am Sonntagmorgen an. Ein 24-stündiges Fasten ist auch hilfreich, wenn Sie vorübergehend schwach geworden sind und wieder auf Kurs kommen möchten.

Hin und wieder das Frühstück auslassen: Beim Aufwachen befindet sich der Körper in einem leichten Ketosezustand. Ohne Frühstück erhalten Sie diesen Zustand noch einige Stunden bis zum Mittagessen. Lassen Sie ruhig ein bis zwei Mal pro

Woche das Frühstück ausfallen. Dazu werde ich Sie während des 14-Tage-Plans auch auffordern. Wenn die Tage, an denen Sie das Frühstück auslassen sollen, gerade ungünstig sind, wählen Sie in derselben Woche einen oder zwei andere Tage, an denen Ihnen der Verzicht leichterfällt.

72 Stunden fasten: Vier Mal im Jahr empfiehlt sich ein längeres Fasten von 72 Stunden, bei dem Sie nur gefiltertes Wasser trinken. Eine solche Fastenperiode ist intensiver, als man sich vorstellen mag; deshalb sollten Sie vorher schon einige 24-Stunden-Fastentage absolviert haben. Ein günstiger Zeitpunkt dafür ist der Wechsel der Jahreszeiten (die letzte Woche im März, Juni, September und Dezember).

Kalter Entzug (Schluss mit Kohlenhydraten)

Sie sind schon fast bereit für den ersten Schritt. Ich weiß, was Sie denken. Die Vorstellung, einfach so die Kohlenhydrate zu streichen, ist erschreckend. Ich möchte Ihnen deshalb von Jen Z. erzählen und anschließend etwas dazu sagen.

Mein Name ist Jen. Ich bin 54 Jahre alt und schlage mich schon eine ganze Weile mit ein paar unschönen Erkrankungen herum. Ich hatte Übergewicht, das ich partout nicht senken konnte, war chronisch müde und ziemlich unkonzentriert. Hinzu kam eine Autoimmunkrankheit der Haut, Vitiligo, bei der die Haut stellenweise die Pigmentbildung einstellt. Nach einigen Jahren kam ein metastasierendes Melanom hinzu. Ich musste mich einer Operation, einer sehr aggressiven Immuntherapie und Bestrahlungen unterziehen. Nach meiner Krebserkrankung waren meine Nerven schwer angegriffen, die Haut war geschädigt, ich hatte keinerlei Energie mehr und so schlimme Gelenkschmerzen und Arthritis, dass ich zeitweise kaum noch laufen konnte. Mein Gehirn schien nur noch erbsengroß zu sein. Ich vergaß Dinge, die ich mein ganzes Leben gewusst hatte, und konnte mich kaum noch konzentrieren.

Nachdem ich mich gründlich informiert hatte, wie lange das alles wohl dauern würde, kam ich zu dem Schluss, dass dies wohl der neue Normalzustand war. Ich musste mich offenbar damit abfinden. Ich habe mich immer für Pferde begeistert, doch jetzt hatte ich das Gefühl, alles, worauf ich hingearbeitet hatte, war mir genommen worden.

Doch vor sieben Monaten machte mich eine Freundin auf einen Artikel aufmerksam. Darin ging es um einen Arzt mit einem unbehandelbaren bösartigen Hirntumor in Stadium 4. Im Kampf um sein Leben entdeckte er die kohlenhydratarme Lebensweise. Ich bezeichne es als Lebensweise, weil es nicht um eine vorübergehende Diät geht, sondern um eine echte Lebensumstellung. Damals suchte ich nach einer Möglichkeit, wieder gesünder zu werden, und wollte möglichst keine Krebstherapien mehr. Deshalb ließ ich mich versuchsweise darauf ein. Mit einer Krebserkrankung im Hintergrund ist die Umstellung wirklich extrem, aber es hat sich absolut gelohnt! Die ersten zwei Wochen waren hart. In der Umstellungsphase hatte ich Heißhunger auf verbotene Lebensmittel, aber ich spürte, dass sich etwas veränderte, und das war gut. Es war ein kalter Entzug mit allem Drum und Dran! Nach vier Wochen waren die Gelenkschmerzen verschwunden und die Gelenkschwellungen zurückgegangen. Mein Gewicht verbesserte sich, obwohl ich lediglich die Ernährung umgestellt hatte. Inzwischen halte ich mich seit sieben Monaten an diese Ernährungsform. Ich habe meinem Körper nur wenige Male Nahrung angeboten, die er nicht benötigt, und auch immer nur wenige Bissen. Man merkt schnell, dass das keine schlaue Idee ist!

In jedem Fall geht es mir heute besser als in den letzten 20 Jahren oder noch länger. Mein Gehirn funktioniert besser denn je, die von der Bestrahlung zerstörten Nerven regenerieren sich, die Hautkrankheit, die angeblich immer schlimmer werden würde, geht zurück, ich habe unglaublich viel Energie, und ich kann wieder Pferde trainieren. Vor allem aber bin ich seit drei Jahren krebsfrei, mein Gewicht hat sich fast normalisiert, und es geht mir sehr gut. Der Übergang war keineswegs einfach, aber wenn man den Bogen erst einmal raushat (ich musste eine Unmenge Etiketten lesen), wird es von Tag zu Tag einfacher.

Den meisten Menschen fällt es nicht schwer, Kohlenhydrate radikal zu streichen. Für einige jedoch kann es hart sein, vor allem, wenn die Kohlenhydrate bisher einen Großteil der Ernährung ausgemacht haben. Verlieren Sie nicht die Geduld, wenn anfangs die Stimmung kippt, die Energie auf dem Nullpunkt ankommt und in den ersten Tagen intensive Gelüste aufkeimen. Das sind vorübergehende Erscheinungen, die schon in der ersten Woche vergehen. Danach sieht man klarer, die Tatkraft kehrt zurück, und Sie werden erkennen, wie wichtig diese Entscheidung war. Sie wollen dann nie wieder zurück. Für die Zeit des Kohlenhydratentzugs möchte ich Ihnen an dieser Stelle jedoch noch einige Impulse mit auf den Weg geben.

Stärken Sie Ihre Motivation: Zucker und Drogen haben viel gemeinsam. Das Verlangen danach nutzt dieselben neurochemischen Signalwege. Deshalb geht die Entwöhnung von Zucker in Form von stark verarbeiteten Kohlenhydraten mit vergleichbaren Erscheinungen einher wie ein Drogenentzug (wobei der Zuckerentzug leichter ist als der Entzug von den meisten Drogen). Wie ich bereits erwähnte, haben viele Menschen kein großes Problem mit dem Verzicht auf Kohlenhydrate. Es kann jedoch zu kurzfristigem Heißhunger auf Zucker, Reizbarkeit, Kopfschmerzen und Energieabfall kommen, teilweise auch zu gewissen Schmerzen. Das ist normal. Wenn Sie solche Beschwerden als Nebeneffekt der natürlichen körperlichen Reaktion auf das Ausbleiben eines Suchtmittels einstufen, halten sich Ängste und Frust leichter in Grenzen. Nutzen Sie Ihr Wissen als Quelle der Motivation und Entschlossenheit. Solche Erscheinungen gehen bald vorbei. Wenn es Ihnen nicht gut geht und Sie unbedingt etwas Kohlenhydratreiches essen möchten, bleiben Sie standhaft. Lassen Sie nicht zu, dass die Kohlenhydrate wie eine Droge Ihr Leben steuern. Denken Sie daran: Es wird Ihnen deutlich besser gehen, wenn Sie darauf verzichten.

Alternativen bereithalten: Seien wir ehrlich! Sich von einem Tag zum anderen von vielen Kohlenhydraten auf sehr wenige umzustellen, kann das Leben erheblich verändern. Machen Sie sich das bewusst. Sie müssen sich eingestehen, dass es eine Weile dauern kann, bis Sie sich umgewöhnt haben. Das ist auch gar nicht schlimm. Für die Übergangszeit sollten Sie ausreichend Vorräte bereitlegen, damit Sie allen Gelüsten mit hochwertigen Snacks begegnen können. Hierzu gehören rohe Nüsse und Nussbutter, Trockenfleisch, guter Käse, hartgekochte Eier und rohes Gemüse mit passenden Dips (mehr Ideen siehe Seite 233). Sie brauchen keine Kalorien zu zählen und müssen bei den Snacks auch nicht sparen. Während der Übergangszeit dürfen Sie einfach zugreifen. Ich verspreche Ihnen, dass Sie bald gesünder, glücklicher und deutlich leichter sind. Und dann verschwindet auch die Gier nach Zucker.

Versuchungen umgehen: Ein paar Ihrer Lieblingsrestaurants sollten Sie aktuell umgehen. Beim Verzicht auf Kohlenhydrate ist die Anfangszeit am schwierigsten. Solange Sie regelmäßig bestimmte Restaurants und Imbisse besuchen, wo es fast unmöglich wird, etwas Passendes zu wählen, werden Sie zu sehr in Versuchung geführt. In den ersten Wochen machen Sie es sich damit unnötig schwer. Seien Sie dennoch nicht zu streng mit sich. Sie haben Ihre festen Termine und müssen gewisse Orte aufsuchen, ob in der Schule der Kinder, am Arbeitsplatz oder zu privaten Anlässen. Rundherum geht das Leben weiter; das müssen Sie akzeptieren. Legen Sie die Umstellungsphase möglichst in einen Zeitraum, in dem sie Ihnen nicht besonders schwer gemacht wird. Falls also nächsten Freitag noch ein großes Frühstücksmeeting mit zahllosen weizenhaltigen Produkten ansteht, sollten Sie das hinter sich bringen und erst am Samstag loslegen. Während der ersten 14 Tage nehmen Sie Ihr Mittagessen zur Arbeit mit. So behalten Sie die Kontrolle und müssen nicht zwischen ungesunden Alternativen wählen.

Die Herausforderung annehmen: Beschließen Sie noch heute, dass Sie sich auf Dauer kohlenhydratarm ernähren wollen. Wahrscheinlich handelt es sich um das Beste, was Sie je für Ihre Gesundheit tun können. Wenn Sie rückfällig werden, bleiben die Vorzüge dieser Ernährungsform nicht erhalten, sondern der Körper kehrt innerhalb von rund zwei Monaten wieder in den vorherigen Zustand zurück (etwa der Zeitraum, in dem ein rundum fitter Körper aus Bestverfassung völlig aus der Form geraten kann). Bevor Sie die Umstellung angehen, sollten Sie sich daher fragen, warum Sie eine Veränderung anstreben. Seien Sie ehrlich und schreiben Sie Ihre Gründe auf. Dann machen Sie ein Selfie (für den Vorher-nachher-Vergleich). Markieren Sie den ersten Tag im Kalender. Das ist der Tag, an dem Sie die Herausforderung annehmen, weil Sie sich voll für Ihre Gesundheit entscheiden. Denn es geht nicht um eine vorübergehende Diät. Sie werden Ihr Leben gründlich umkrempeln, und Ihr Körper – und Ihre Zukunft – werden es Ihnen danken.

Glauben Sie an sich selbst, auch wenn andere skeptisch reagieren: Es wird Menschen geben, die Ihre neue Lebensweise unterstützen, und andere, die versuchen werden, sie zu sabotieren. Manche werden neugierig reagieren, andere machen sich darüber lustig oder behaupten, Sie wären schlecht informiert, dumm oder schlichtweg verrückt. Rechnen Sie damit, dass selbst enge Freunde oder Familienmitglieder sich so äußern könnten, und seien Sie auf unangenehme oder peinliche Reaktionen gefasst. Wenn Sie also den selbstgebackenen Geburtstagskuchen ausschlagen, sollten Sie sich vorher überlegen, was Sie sagen, zum Beispiel: »Ich habe meine Ernährung umgestellt, und es geht mir damit so gut, dass ich keine Ausnahmen machen will. Bestimmte Zutaten sind dabei leider nicht erlaubt. Wollt ihr mehr darüber wissen?« Mehr Informationen und gute Gespräche führen zu mehr Verständnis. Es wird immer Menschen geben, die skeptisch bleiben. Lassen Sie sich nicht verunsichern. Es irritiert natürlich, wenn Sie sich nicht mehr mit anderen eine Pizza teilen oder ein Sandwich essen, doch Sie sollen zu Ihrer gut begründeten Entscheidung stehen. Schließlich wollen Sie so gesund wie möglich sein. Menschen urteilen immer. Wenn Sie sich an solche Reaktionen gewöhnt und Erklärungen parat haben, macht der eine oder andere auch gern mit.

Bitte sprechen Sie vor der Umstellung mit Ihrem Arzt. Das gilt vor allem, wenn Sie aus gesundheitlichen Gründen ärztlich verordnete Medikamente einnehmen. Besonders wichtig ist das ärztliche Einverständnis, wenn Sie mit dem 24-stündigen Fasten beginnen wollen. Mit dem Übergang zu Ihrer neuen Lebensweise erreichen Sie folgende wichtige Ziele:

- eine neue Ernährungsform, die Körper und Mikrobiom guttut,
- Unterstützung von Körperstruktur und -funktion durch richtig zusammengestellte Ergänzungsmittel und Probiotika,
- ergänzende Maßnahmen wie mehr körperliche Bewegung, erholsamer Schlaf, Seelenhygiene, Selbstfürsorge und Entgiftung der Umgebung.

Damit kennen Sie die Regeln, die Ziele und die nötigen Ausgangsdaten und Hintergründe. Jetzt sind Sie bereit für den ersten Schritt.

KAPITEL 5

Punkt 1 – Individuelle Anpassung und Umgang mit Medikamenten

Was genau dürfen Sie bei dieser Ernährungsweise essen? Der Ernährungsplan und die Rezepte aus Teil III helfen bei der konkreten Umstellung. Dieses Kapitel liefert den nötigen Überblick, worauf beim Kochen und Planen zu achten ist. Außerdem erfahren Sie alles Erforderliche zur Wahl der Ergänzungsmittel und zu Medikamenten, mit denen Sie eher vorsichtig umgehen sollten.

Der große Kehraus

Bei einer gehirnfreundlichen Ernährung sollte das Hauptgericht vor allem aus faserreichem, farbigem und nährstoffreichem Gemüse und Obst bestehen, das oberhalb der Erde wächst. Proteine sind nur eine Beilage. Das kann ich nicht genug betonen: Es geht bei kohlenhydratarmer Ernährung keineswegs darum, jede Menge Fleisch und andere Proteine zu verzehren. Der Teller sollte vielmehr eine große Portion Gemüse enthalten (etwa drei Viertel der Tellerfläche) und nur 90 bis 120 Gramm Proteinbeilage (nicht mehr als 240 Gramm proteinreiche Nahrung oder 56 Gramm Proteine pro Tag). Die Fettversorgung stammt dabei aus dem Fett, das von Natur aus mit diesen Proteinen einhergeht, aus der Zubereitung mit Butter und Olivenöl und aus Nüssen und Samen. Das Schöne daran ist, dass Sie nicht über die Portionsgröße nachdenken müssen. Wer sich an diese Vorgaben hält, wird sehen, dass die natürliche Appetitkontrolle ganz von selbst einsetzt. Sie werden rasch nur noch das essen, was Ihr Körper wirklich für die Energieversorgung benötigt.

Die Bösewichte (Raus damit!)

Zu den Vorbereitungen gehört es, diejenigen Lebensmittel rauszuschmeißen, die Sie nicht mehr essen möchten. Die folgenden Dinge sortieren Sie bitte rigoros aus:

Alles, was Gluten enthält, also Roggen-, Weizen-, Gersten- und Dinkelbrot (auch Vollkornbrot), normale Brötchen und Tiefkühlbrötchen oder -teig, Nudeln aller Art (Pasta, Spätzle, auch Eiernudeln), Kuchen, Kekse, Backwaren und Getreideflocken (auch Cornflakes und Ähnliches). In allen nachfolgenden Zutaten kann Gluten stecken, deshalb gehören sie im Zweifelsfall nicht in die Küche. Diese Liste eignet sich auch zur Prüfung der Inhaltsstoffe anderer Produkte.

Alkopops
Aromatisierte Kaffee- und Teespezialitäten (Pulver)
Avena sativa (eine Hafersorte)
Bier
Blätterteig
Blauschimmelkäse
Bouillon/Brühe (handelsübliche Ware)
Bratwurst
Brauner Reissirup
Bulgur
Cerealien (gezuckerte Frühstücksflocken)
Couscous

Craft Bier (zum Beispiel Root Beer)
Cyclodextrin (E 459)
Dextrin (Stärkegummi)
Dinkel
Ei-Ersatz
Energieriegel (wenn nicht ausdrücklich glutenfrei)
Farbstoff Karamell (häufig aus Gerste)
Fermentierter Getreideextrakt
Fertigsaucen und -suppen
Frikadellen (fertig gekauft)
Frittiertes Gemüse (besonders im Ausbackteig)
Gebackene Bohnen (Dose)
Geröstete Nüsse
Gerste
Getreideflocken
Grieß
Hackbraten (im Restaurant oder als Fertigprodukt)
Haferflocken, Haferkleie (wenn nicht ausdrücklich glutenfrei)
Hefeextrakt
Hotdogs
Hydrolysat (oft als Protein- oder Eiweiß-Hydrolysate)
Hydrolysierter Malzextrakt
Instantgetränke (heiß oder kalt)
Kaffeeweißer (milchfrei)
Kamut
Ketchup
Kochschinken
Krebsfleischimitat
Maltodextrin
Malz, Malzextrakt, Malzessig
Marinaden
Matze (ungesäuertes Brot)
Mayonnaise (wenn nicht ausdrücklich glutenfrei)
Modifizierte Speisestärke
Natürliche Aromen
Oblaten (zur Kommunion)
Panade
Panierte Speisen
Pflanzliche Proteine (hydrolysiertes pflanzliches Protein)
Phytosphingosin-Extrakt (in Kosmetika)
Pommes frites (häufig vor dem Einfrieren mit Mehl bestäubt)

Pudding
Roggen
Salatdressing
Saucenbinder
Schokoladenmilch (Fertigprodukt)
Seitan
Sojaprotein
Sojasauce
Speiseeis
Stärke
Streichkäse (Fertigprodukt)
Studentenfutter
Süßspeisen
Tabbouleh bzw. Taboulé
Teriyaki-Sauce
Triticale (Kreuzung aus Weizen und Roggen)
Triticum aestivum (eine Weizensorte)
Triticum vulgare (eine Weizensorte)
Veggie-Burger
Weizen
Weizenkeime
Wodka
Wurstaufschnitt

Besondere Vorsicht ist bei Lebensmitteln geboten, die ausdrücklich als »glutenfrei« gekennzeichnet sind. Hier garantiert der Hersteller, dass die Produkte unter 20 ppm (20 Teile pro Million Teile) Gluten enthalten. Manche Marken entsprechen diesen Vorgaben, aber seien Sie dennoch aufmerksam. Ein glutenfreier Energieriegel kann dennoch reichlich Zucker und künstliche Zusatzstoffe enthalten, die Sie nicht zu sich nehmen wollen. Aufschriften wie »glutenfrei« oder »bio« bedeuten nicht, dass etwas zu meinem Ernährungsansatz passt. Zudem können solche Produkte Ihre Bemühungen zunichtemachen, wirklich von der Lebensumstellung zu profitieren und dadurch gesünder zu werden.

Viele Lebensmittel wie Wasser, Früchte, Gemüse oder Eier enthalten ohnehin keinerlei Gluten. Deshalb sind sie jedoch nicht automatisch aus biologischem Anbau, kohlenhydratarm oder gesund. Die Lebensmittelhersteller kennzeichnen gern stark verarbeitete Produkte als »glutenfrei«, in denen Gluten durch Zutaten wie Maisstärke, Maismehl, Reisstärke, Kartoffelstärke oder Tapiokastärke ersetzt wurde. Auch diese Inhaltsstoffe können problematisch sein und Allergien oder Entzündungen provozieren.

Stark verarbeitete Kohlenhydrate, Zucker und Stärke:

Agave	Konfitüre
Ahornsirup	Kuchen
Bonbons	Limonade
Chips	Maissirup
Cracker	Muffins
Donuts	Pizzateig
Energieriegel	Sportgetränke
Frittierte Speisen	Sorbet
Frozen Yogurt	Süßigkeiten
Gelee	Trockenfrüchte
Honig	Zucker (weiß/braun)
Kekse	

Die meisten stärkehaltigen Gemüsesorten und Wurzelgemüse:

Erbsen	Rote Bete
Kartoffeln	Süßkartoffeln
Mais	Yams

Abgepackte Produkte, die als »fettarm« oder »fettfrei« gekennzeichnet sind: Wenn sie nicht von Natur aus wenig Fett enthalten und ins Ernährungskonzept passen, beispielsweise Wasser, Senf und Balsamico-Essig.

Margarine, pflanzliche Fette, Transfette (hydrogenisierte und teilgehärtete Öle), kommerzielle Öle zum Garen (aus Soja, Mais, Baumwollsamen, Canola, Erdnüssen, Distelsamen, Traubenkernen, Sonnenblumenkernen und Weizenkeimen): sogar aus Bioanbau tabu. Die meisten pflanzlichen Öle und Fette stammen aus Getreide oder Samen und aus Pflanzen wie Sojabohnen. In der Regel sind sie stark verarbeitet und chemisch verändert. Aktuell beziehen fast alle Menschen einen Großteil ihrer Fettzufuhr aus solchen Ölen, die einen hohen Anteil entzündungsfördernder Omega-6-Fettsäuren und wenig entzündungshemmende Omega-3-Fettsäuren enthalten. Verzichten Sie auf solche Fette.

Nicht fermentierte Sojaprodukte (zum Beispiel Tofu und Sojamilch) und Industrieprodukte mit Soja: ein Hinweis ist der Inhaltsstoff »Sojaproteinisolat«. Auch Sojakäse, Sojaburger, Sojanuggets, Sojaeis und Sojajoghurt sollten Sie nicht essen. Manche natürlich gebrauten Sojasaucen sind zwar glutenfrei, doch viele kommerzielle Sorten enthalten Reste von Gluten. Greifen Sie zum Kochen gegebenenfalls zu weizenfreier Tamarisauce aus 100 Prozent Sojabohnen.

Die Helden (Her damit!)

Zunächst das Offensichtliche: Wann immer möglich sollten Sie Produkte aus Bioanbau wählen und keine gentechnisch veränderten Lebensmittel. Auf diese Weise können Sie sich leichter vor dem Dickmacher Glyphosat schützen. Kaufen Sie antibiotikafreies Biofleisch (Rind oder Geflügel) von Tieren, die nur Gras und Heu gefressen haben. Das ist wichtig, denn »bio« bedeutet nicht notwendigerweise, dass die Tiere kein Kraftfutter bekommen. Sie wollen Fleisch aus Weidehaltung mit Heufütterung.

Auch bei frei laufenden Hühnern kommt es darauf an, dass diese sich ihr Futter selbst suchen durften und verschiedene Gräser, Pflanzen und Insekten fressen konnten. Deshalb brauchen Sie einen vertrauenswürdigen Lieferanten. Beim Fischkauf sollten Sie bedenken, dass Wildfang häufig weniger mit Giftstoffen belastet ist als Fisch aus Fischfarmen.

»Natürlich« oder »naturbelassen« sind dehnbare Begriffe für Lebensmittel, die keine Farbstoffe, künstlichen Aromen oder synthetischen Substanzen enthalten. »Natürlich« bedeutet jedoch nicht »aus Bioanbau oder Biohaltung« und heißt nicht, dass etwas deshalb gesund ist. Auch natürliche Lebensmittel können viel Zucker enthalten. Lesen Sie im Zweifelsfall die Liste der Inhaltsstoffe.

Empfehlenswertes Gemüse:

Alfalfasprossen
Artischocke
Blattsalate aller Art
Blumenkohl
Brokkoli
Fenchel
Frühlingszwiebeln
Grüne Bohnen
Grünes Blattgemüse
Grünkohl
Ingwer
Jicama (Yambohne)
Knoblauch
Kresse
Lauch
Mangold
Pak Choi
Petersilie
Pilze
Radieschen
Rosenkohl
Rübchen
Rübenblätter
Schalotten
Sellerie
Spargel
Spinat
Wasserkastanien
Weißkohl
Zwiebeln

Zuckerarme Früchte:

Auberginen
Avocados
Gemüsepaprika
Kürbis
Limetten
Salatgurken
Tomaten
Zitronen
Zucchini

Fermentierte Speisen:

Fermentiertes Fleisch, fermentierter Fisch und Eier
Fermentiertes Obst und Gemüse
Joghurt mit lebenden Kulturen
Kefir
Kimchi
Sauerkraut

Gesunde Fette:

Avocadoöl
Butter und Talg von Weidetieren oder Tieren aus Biohaltung
Ghee-Butter
Käse (außer Blauschimmelkäse)
Kokosnüsse
Kokosöl (siehe Anmerkung unten)
Mandelmilch
MCT-Öl (meist aus Kokos- und Palmkernöl)
Nüsse und Nussbutter
Oliven
Olivenöl extra vergine
Samen und Kerne (Chiasamen, Leinsamen, Kürbiskerne, Sesamsamen, Sonnenblumenkerne)
Sesamöl

Anmerkung: Auch dieses Öl nährt das Gehirn und dämpft die Entzündungsbereitschaft. In der wissenschaftlichen Literatur ist bekannt, dass es sich zur Vorbeugung gegen neurodegenerative Erkrankungen und zu deren Behandlung eignet. Kokosöl ist hitzestabil und daher besser als Olivenöl zum Garen und Braten bei hohen Temperaturen geeignet. (Falls Sie ungern damit kochen, können Sie auch einen oder zwei Teelöffel wie ein Nahrungsergänzungsmittel zu sich nehmen, siehe Seite 135). Kokosöl ist eine ausgezeichnete Quelle für mittelkettige Triglyzeride (MCT), eine sehr gut verwertbare gesättigte Fettsäurenform. Man kann es auch in Kaffee oder Tee einrühren.

Proteine:
Fleisch und Geflügel aus Weidehaltung (Bison, Kalb, Lamm, Rind, Schwein; Ente, Huhn, Pute, Strauß)
Meeresfrüchte (Austern, Hummer, Krabben, Krebs, Muscheln, Shrimps)
Ganze Eier
Wildfisch (Forelle, Hering, Kabeljau, Lachs, Mahi Mahi bzw. Goldmakrele, Sardinen)
Wild (Hirsch, Wildschwein; Fasan)

Kräuter, Gewürze, Saucen:
Gesäuerte Saucen (Mayonnaise mit Milchsäuregärung, Salsa, Guacamole, Salatdressing, Fruchtchutney)
Meerrettich
Senf
Salsa (ohne Gluten, Weizen, Soja und Zucker)
Tapenade

Hinweis: Saure Sahne ist im Grunde zwar ein fermentiertes Milchprodukt, verliert bei der Herstellung jedoch ihre probiotischen Eigenschaften. Manche Hersteller fügen am Ende wieder lebende Kulturen hinzu. Achten Sie also auf den Aufdruck »mit lebenden Kulturen«.

Sonstige Lebensmittel für den gelegentlichen Genuss (kleine Mengen maximal einmal am Tag oder wenige Male pro Woche):
Glutenfreies Getreide: Amaranth, Buchweizen, Hirse, Quinoa, Reis (Naturreis, polierter Reis, Wildreis), Sorghum, Teff,
Hülsenfrüchte (Bohnen, Erbsen, Linsen): Kichererbsen und Hummus nur aus Bioanbau. Vorsicht vor kommerziell erzeugtem Hummus, der zu viele Zusätze und andere Inhaltsstoffe enthält, die nicht aus Bioanbau stammen. Klassischer Hummus besteht nur aus Kichererbsen, Tahini (Sesampaste), Olivenöl, Zitronensaft, Knoblauch, Salz und Pfeffer.
Kuhmilch und Sahne (sparsam verwenden für Rezepte, Kaffee und Tee)
Möhren
Pastinaken

Ein Hinweis zu Haferflocken: Achten Sie beim Kauf von Haferflocken auf die Kennzeichnung »glutenfrei«. Der Hafer sollte nicht in Anlagen verarbeitet sein, die auch Weizen verarbeiten, weil es dadurch zu Verunreinigungen kommen kann. Ich empfehle, auch glutenfreies Getreide nur in Maßen zu verzehren, denn bei der Verarbeitung für den menschlichen Verzehr (zum Beispiel dem Quetschen des Hafers oder der Vorbereitung des Reises für das Abpacken) kann sich die Struktur verändern, was das Risiko für Entzündungsreaktionen möglicherweise erhöht.

Süßungsmittel: natürliche Stevia und Bitterschokolade (mindestens 75 Prozent Kakaoanteil).

Ganze süße Früchte: Am besten sind Beeren. Mit besonders zuckerreichen Früchten wie Ananas, Aprikosen, Mangos, Melonen, Papayas oder Pflaumen sollten Sie sparsam umgehen.

Kennzeichnungspflicht

Die verschiedenen Biosiegel bedeuten unter anderem, dass Lebensmittel ohne synthetische Pestizide, gentechnisch veränderte Organismen (GVO) oder Düngemittel aus der Petrochemie erzeugt wurden. In Bezug auf Fleisch und Milchprodukte kann man bei »Biohaltung« normalerweise auch davon ausgehen, dass die Tiere artgerecht und mit Biofutter ernährt und nicht mit Antibiotika oder Hormonen gemästet wurden. Außerdem hatten sie Auslauf. Produkte, die nur aus Biozutaten bestehen, dürfen sich mit dem Aufdruck »100 Prozent bio« schmücken.

Das verpflichtende EU-Biosiegel kann durch strengere nationale Vorgaben einzelner Verbände (wie Naturland oder Demeter) ergänzt werden, die eigene Siegel vergeben. Mehr dazu finden Sie auf www.oekolandbau.de/bio-siegel

Weder »natürlich« noch »biologisch« ist gleichzusetzen mit »gesund«. Auch Biomärkte bieten Junkfood an, darunter Süßigkeiten und Backwaren, die ganz und gar nicht gesund sind. Prüfen Sie auch hier die Liste der Inhaltsstoffe!

Ein Hinweis zum Einkauf von frischem Obst und Gemüse: Nichts ist frustrierender als der Kauf von frischen Produkten, die zu Hause sofort welken oder schimmeln. Kaufen Sie nur das, was

Sie in den nächsten Tagen wirklich verbrauchen wollen. Dazu gehört geschickte Planung, oder man muss teilweise auf schockgefrostetes Obst und Gemüse zurückgreifen. Auch hier gibt es Biovarianten ohne Gentechnik. Beachten Sie außerdem:

- Keine Ware kaufen, die schon die Farbe verliert oder angestoßen ist. Wählen Sie möglichst frische Produkte aus der Region, die gerade reif sind. Wenn die einzigen »frischen« Beeren gerade von der anderen Seite der Erde stammen, lohnt sich der Griff zum schockgefrosteten Bioprodukt aus heimischem Anbau, das vollreif gepflückt wurde und daher alle Nährstoffe enthält.
- Je intensiver, desto besser. Obst und Gemüse mit leuchtenden Farben sind nährstoffreicher. Da verschiedene Farben für unterschiedliche Nährstoffe stehen, lohnt sich der Griff in die Farbpalette, zum Beispiel bei Gemüsepaprika oder Zwiebeln.
- Vorsicht, Gentechnik! Papaya und grüne oder gelbe Zucchini könnten gentechnisch verändert sein. Achten Sie auf Aufkleber, die auf eventuelle Eingriffe ins Erbgut hindeuten. Gentechnisch veränderte Organismen sind kennzeichnungspflichtig.

Getränke

Das wichtigste Getränk, das jederzeit zur Hand sein sollte, ist gefiltertes Wasser. Es enthält keinerlei Chemikalien, die das Mikrobiom angreifen können. Ich rate zu häuslichen Wasserfiltern für das Trink- und Kochwasser. Es gibt ganz unterschiedliche Filtersysteme von einfachen Filterkrügen, die manuell gefüllt werden, über Vorkehrungen, die unter der Spüle angebracht werden, bis hin zu Apparaturen, die das gesamte Trinkwasser, das ins Haus gelangt, filtern. Ich persönlich bevorzuge Umkehrosmosegeräte mit Aktivkohlefilter. Vielleicht finden Sie in diesem Bereich etwas Passendes, das Ihren Lebensumständen und Ihrem Budget entspricht. Achten Sie darauf, dass Ihr Filter Fluorid, Chlor und andere mögliche Schadstoffe entfernt. Bei jedem Filtersystem sollten Sie sich bei der Wartung streng an die Herstellerhinweise halten, damit es dauerhaft hygienisch bleibt. Je mehr Schadstoffe sich ansammeln, desto eher gibt der Filter einen Teil davon wieder in das gefilterte Wasser ab.

Kaffee, schwarzer Tee und Wein (am besten Rotwein) sind in Maßen erlaubt. Diese Getränke enthalten Wirkstoffe, welche die Gesundheit von Darm und Gehirn unterstützen. Man sollte es jedoch nicht übertreiben. Das Koffein aus Kaffee und Tee kann den Schlaf beeinträchtigen (wenn man keine entkoffeinierten Sorten wählt). Neben Grüntee, dessen Inhaltsstoffe den bereits angesprochenen Nrf2-Signalweg befeuern, empfehle ich insbesondere Kombuchatee. Dabei handelt es sich um einen speziell fermentierten Schwarz- oder Grüntee, der seit Jahrhunderten verwendet wird. Er prickelt ein wenig, wird gern gekühlt als Energiespender genossen und kann sogar das Abnehmen erleichtern. Den Weingenuss sollten Frauen auf ein Gläschen (100 ml) pro Tag beschränken, Männer auf zwei Gläschen.

Kräuter und Gewürze: Die Alleskönner

Eine Prise Gewürzpulver oder ein paar frisch gehackte Kräuter tun jedem Gericht gut. Küchenkräuter können eine Mahlzeit geschmacklich und optisch geradezu verwandeln. Manche Gewürze sind teuer, aber man muss ja nicht gleich eine Palette zusammenstellen, die jedem Fernsehkoch Ehre machen würde. Erweitern Sie Ihre Sammlung Stück für Stück und betrachten Sie die nachfolgende Liste als Vorschläge für neue Küchenexperimente. Frische Kräuter sollten aus Bioanbau stammen; Gewürze sollten möglichst nicht bestrahlt sein. Bei neuen Gewürzen kaufen Sie zunächst die kleinste Menge. Getrocknete Kräuter und Gewürze bewahrt man am besten im Originalbehälter auf oder füllt sie in verschließbare Gläser um, die mit Aufklebern versehen werden. Frische Kräuter gehören in den Kühlschrank und sollten zügig verbraucht werden.

- Basilikum
- Cayennepfeffer
- Chili-Pulver
- Curry-Pulver (gelb und rot)
- Dill
- Estragon
- Ingwer (Pulver und frische Wurzel)
- Knoblauch (Pulver und frische Zehen)
- Koriander
- Kreuzkümmel
- Kurkuma
- Lorbeerblätter
- Meersalz
- Muskat
- Nelken
- Oregano
- Paprikapulver (edelsüß und scharf)
- Petersilie (frisch)
- Pfefferflocken (rot)

- Pfefferminze (frisch)
- Pimentpfeffer
- Rosmarin
- Safran
- Salbei
- Schnittlauch
- Schwarzer Pfeffer
- Senfkörner (schwarz und gelb)
- Thymian
- Vanilleschoten
- Weißer Pfeffer
- Zimt

Vorräte aufstocken

Nachdem Sie die Küche gründlich aufgeräumt haben, erscheint Ihnen die Vorratskammer möglicherweise bedrückend leer. Was gehört jetzt noch in den Schrank (abgesehen von Essig und Öl)?

- Brühe (Rind, Huhn, Gemüse)
- Fisch in der Dose (Anchovis, Lachs, Thunfisch)
- Gemahlene Mandeln
- Gemüse in der Dose (oder tiefgekühltes Gemüse)
- Kakaopulver (ungesüßt)
- Nüsse, Kerne, Samen
- Gewürzgurken und anderes sauer eingelegtes Gemüse
- Saucen, scharf (zuckerfrei)
- Tomaten in der Dose
- Tomatenmark (Dose oder Tube)

Mit der Küche sind Sie jetzt fertig. Werfen Sie nun bitte einen Blick in Ihr Medizinschränkchen.

Eine Handvoll Medikamente

Über den Einsatz von Nahrungsergänzungsmitteln wird in den Medien regelmäßig berichtet. Mal heißt es, bestimmte Vitamine seien gut für uns und würden das Leben verlängern; dann wieder liest man, dass etwas das Risiko für bestimmte Erkrankungen (wie Demenz) erhöhen kann. Vitamine und andere Ergänzungsmittel sollten nie als Ausrede für Ernährungsfehler betrachtet werden. Manche Produkte sind zu ausgewählten Zeiten jedoch sinnvoll. Zudem besteht ein Unterschied zwischen einer Überdosis Multivitamine und der gezielten Ergänzung von Nährstoffen, die der Körper über die Ernährung kaum in ausreichender Menge aufnehmen kann.

Hersteller gibt es heute genug, und zwei Mittel, die dem gleichen Zweck dienen, können ganz unterschiedlich zusammengesetzt und dosiert sein. Sehen Sie sich bei Vitaminen, Mineralstoffen oder Probiotika nach hochwertigen Ergänzungen ohne Füllstoffe um. In der Apotheke, im Reformhaus oder im Fachgeschäft berät man Sie gern. Die Mitarbeiter kennen ihr Angebot und vertreten keine spezielle Firma, sodass sie eher unvoreingenommen beraten. Nahrungsergänzungsmittel und Probiotika sind weniger streng reguliert als Arzneimittel. Sie brauchen also geprüfte Ware, die tatsächlich enthält, was die Hersteller behaupten.

Wenn ein probiotisches Präparat mit zehn verschiedenen Keimarten zum Kaufzeitpunkt beispielsweise »50 Milliarden lebende Kulturen pro Kapsel« verspricht, heißt das nicht, dass Sie später auch so viel zu sich nehmen. Selbst unter idealen Lagerungsbedingungen gehen Frische und Lebensfähigkeit abgepackter Probiotikakulturen mit der Zeit zurück. Deshalb kommt es darauf an, dass Sie eine renommierte Marke mit nachweislicher Qualität wählen. Kaufen Sie Probiotika lieber häufiger in kleinen Mengen als einmal die scheinbar günstige Großpackung.

Hinweis: Wenn Sie gegenwärtig verschreibungspflichtige Medikamente einnehmen, sollten Sie unbedingt mit Ihrem Arzt oder Apotheker sprechen, ehe Sie auf eigene Faust Ergänzungsmittel substituieren. Die meisten Mittel kann man unabhängig von den Mahlzeiten zu beliebigen Zeitpunkten nehmen. Hierbei gibt es zwei Ausnahmen: Probiotika werden auf leeren Magen genommen. Und Gummi arabicum, eine sehr empfehlenswerte präbiotische Faser, die es beispielsweise im Reformhaus oder in der Apotheke gibt, nimmt man vor dem Abendessen (mehr dazu später).

Es bietet sich an, Ergänzungsmittel täglich zur gleichen Zeit einzunehmen, damit man es nicht vergisst. Viele Menschen machen das gern morgens, bevor sie aus dem Haus gehen. Nur eines der von mir angeratenen Mittel, Kurkuma, wirkt bei zwei Dosen am Tag am besten, einmal morgens und einmal abends. Auf Seite 135 finden Sie eine Tabelle, die alle empfohlenen Ergänzungsmittel und Probiotika in der richtigen Dosierung auflistet.

Allgemeine Mittel

DHA: Docosahexaensäure (DHA) ist der Held aller Nahrungsergänzungsmittel. Seine Schutzwirkung auf das Gehirn ist ausgezeichnet dokumentiert. Über 90 Prozent der Omega-

3-Fettsäuren im Gehirn liegen in Form von DHA vor. Eine Neuronenmembran besteht zu 50 Prozent ihres Gewichts aus DHA, und auch im Herzgewebe bildet es einen zentralen Bestandteil. Bei vielen Erkrankungen (darunter Demenz und Angst) liegt ein DHA-Mangel vor. Die beste natürliche DHA-Quelle ist die Brustmilch der Frau. Das erklärt, weshalb Stillen regelmäßig als so wichtig für die neurologische Gesundheit gilt. DHA wird nicht nur Säuglingsnahrung, sondern auch Hunderten von Lebensmitteln zugesetzt. Nehmen Sie 1000 mg pro Tag, auch gern in Kombination mit EPA (Eicosapentaensäure) aus Fischöl oder Algen.

Kokosöl: Wenn Sie nicht oft damit kochen oder es in den Kaffee oder Tee rühren, sollten Sie sich täglich einen bis zwei Teelöffel Kokosöl gönnen (siehe Seite 135).

Kurkuma: Kurkuma gehört zur Familie der Ingwergewächse und ist der Bestandteil im Curry, der dieser Gewürzmischung ihre goldgelbe Farbe verleiht. Die entzündungshemmende, antioxidative Wirkung von Kurkuma ist seit Langem bekannt. Es wirkt auch dem Zelltod (Apoptose) entgegen, bei dem die Zelle quasi Suizid begeht. Aktuell werden Einsatzmöglichkeiten von Kurkuma in der Neurologie untersucht, denn es scheint das Wachstum neuer Gehirnzellen zu fördern und den DHA-Gehalt im Gehirn zu erhöhen. Bei manchen Menschen wirkt Kurkuma genauso gut gegen Depressionen wie das bekannte Mittel Prozac. In der chinesischen und indischen Medizin wird Kurkuma seit Jahrtausenden als Naturheilmittel gegen die unterschiedlichsten Krankheiten genutzt. Sein aktivster Wirkstoff, Curcumin, bringt bestimmte Gene dazu, eine Vielzahl an Antioxidantien zu erzeugen, die unsere kostbaren Mitochondrien schützen. Außerdem verbessert

Kurkuma den Glukosestoffwechsel, was zu einer gut ausgewogenen Darmflora beiträgt. Wenn Sie nicht ohnehin gern indische Currys essen, empfehle ich die Einnahme von zwei Mal täglich 500 Milligramm Kurkuma als Ergänzungsmittel.

Alpha-Liponsäure: Diese Fettsäure liegt in jeder Körperzelle vor und wird für die Energieproduktion benötigt. Sie kann die Blut-Hirn-Schranke passieren und wirkt im Gehirn stark antioxidativ. In der Wissenschaft wird Alpha-Liponsäure derzeit als Behandlungsoption bei Schlaganfällen und anderen Gehirnerkrankungen wie Demenz geprüft, die mit Schäden durch freie Radikale einhergehen. Der Körper kann diese Fettsäure zwar in ausreichender Menge selbst erzeugen; mit 300 bis 500 Milligramm pro Tag sind Sie jedoch auf alle Fälle gut versorgt.

Kaffeefruchtextrakt: eine ganz neue Substanz unter den von mir empfohlenen Nahrungsergänzungsmitteln. Dieser Extrakt, der kaum Koffein enthält, erhöht laut einer kürzlich veröffentlichten Untersuchung die Menge des neurotrophen Faktors BDNF im Gehirn. Die Wichtigkeit von BDNF kann nicht oft genug betont werden. Wir brauchen diese Moleküle nicht nur, um das Gehirn gesund und widerstandsfähig zu erhalten, sondern auch für das Wachstum neuer Gehirnzellen und bessere Verknüpfungen zwischen den Neuronen. Diverse Studien belegen Zusammenhänge zwischen dem BDNF-Spiegel und dem Risiko einer Alzheimer-Erkrankung. In einer wegweisenden Arbeit von 2014, die im angesehenen Magazin *JAMA* erschien, berichten Forscher der Universität Boston von einer Gruppe aus über 2100 älteren Menschen, die zehn Jahre lang beobachtet wurden. 140 von ihnen erkrankten an Demenz. Diejenigen mit dem höchsten BDNF-Spiegel im Blut wiesen im Vergleich zu denen mit dem niedrigsten BDNF-Spiegel ein nicht einmal halb so hohes Demenzrisiko auf. Niedrige BDNF-Spiegel wurden nicht nur bei Alzheimer-Patienten festgestellt, sondern auch bei Menschen mit starkem Übergewicht und Depressionen. Nehmen Sie täglich 100 Milligramm reines Kaffeefruchtkonzentrat. Schon eine Einzeldosis Vollkaffeefruchtextrakt kann die BDNF-Menge im Blut innerhalb der ersten Stunde nach der Einnahme *verdoppeln.*

Vitamin D: Technisch gesehen ist Vitamin D kein Vitamin, sondern ein Hormon. Vitamin D kann der Körper nicht selbst herstellen, doch wir erzeugen es, wenn unsere Haut ultraviolettem Sonnenlicht ausgesetzt ist. Die meisten Menschen denken bei Vitamin D zuerst an gesunde Knochen und an den Kalziumspiegel, aber es hat im Körper und im Gehirn viele weitere Funktionen. Im ganzen zentralen Nervensystem existieren nachweislich Rezeptoren für Vitamin D, und im menschlichen Genom wurden rund 3000 Stellen identifiziert, an denen Vitamin D andocken kann. Darüber hinaus wissen wir, dass Vitamin D an der Regulierung der Enzyme in Gehirn und Rückenmarksflüssigkeit beteiligt ist, die wiederum zur Herstellung von Neurotransmittern und zur Stimulation des Nervenwachstums beitragen. Tierversuche und Studien am Menschen deuten darauf hin, dass Vitamin D die Neuronen vor Schäden durch freie Radikale schützt und Entzündungen eindämmt. Wie bereits erwähnt, hängt Vitamin D auch mit längeren Telomeren zusammen. Am wichtigsten jedoch ist, dass Vitamin D all diese Aufgaben im Zusammenspiel mit den Darmbakterien erfüllt. Dass die Darmbakterien mit unseren Vitamin-D-Rezeptoren interagieren und ihre Aktivität entweder drosseln oder verstärken, wissen wir seit 2010. Am besten lassen Sie Ihren Vitamin-D-Spiegel testen (siehe

Seite 97), damit Sie gemeinsam mit Ihrem Arzt das richtige Vorgehen festlegen können. Ich empfehle Erwachsenen eine Anfangsdosis von 5000 IE Vitamin D pro Tag. Manche Menschen benötigen mehr, andere weniger. Bis Sie bei Bluttests im oberen Normalbereich liegen, sollte der Arzt den Vitamin-D-Spiegel immer wieder bestimmen.

Ergänzungsmittel für den Darm

Um die Zusammensetzung und Funktion der Darmbakterien zu verbessern, brauchen wir Präbiotika und Probiotika.

Präbiotika

Präbiotika sind Futter für die Darmbakterien, die davon wachsen und gedeihen. Diese Fasern kann man gut über bestimmte Lebensmittel aufnehmen. Präbiotika zeichnen sich durch drei Haupteigenschaften aus. Zunächst einmal handelt es sich um unverdauliche Fasern, die im Magen nicht von der Magensäure oder von Enzymen zerlegt werden. Zweitens müssen sie fermentierbar sein – die Darmbakterien müssen sie verstoffwechseln können. Und drittens muss diese Aktivität gesundheitsfördernd sein. Präbiotische Produkte entsprechen all diesen Anforderungen, und ihre Wirkung auf das Wachstum der gesunden Bakterien könnte erklären, weshalb sie Krebs, Diabetes und Demenz entgegenwirken und den Abbau von Übergewicht fördern.

Im Durchschnitt nehmen wir heute nicht annähernd genug Präbiotika auf. Man sollte mindestens zwölf Gramm täglich anstreben, ob aus echter Nahrung, aus Ergänzungsmitteln oder aus einer Mischung von beidem. Das ist eine der wichtigsten Maßnahmen zur Verbesserung von Gesundheit und Funktion der eigenen Darmbakterien und der Grundstein für eine gesunde Zukunft. Die nachfolgenden Lebensmittel sind natürliche Präbiotikaquellen.

- Gummi arabicum
- Knoblauch
- Lauch
- Löwenzahnblätter
- Spargel
- Topinambur
- Zichorienwurzel
- Zwiebeln

Manches davon klingt vielleicht ungewohnt, doch im Ernährungsplan wird erklärt, wie sich diese Lebensmittel so in die Ernährung einbauen lassen, dass man Tag für Tag viele präbiotische Fasern zu sich nimmt. Präbiotika in Pulverform muss man nur mit Wasser anrühren. Sie werden zumeist aus Gummi arabicum gewonnen und stellen präbiotische Fasern in konzentrierter Form bereit. Gummi arabicum wurde wissenschaftlich gründlich untersucht. Es scheint das Abnehmen sehr zu erleichtern. Eine neuere Studie belegt einen erheblichen Rückgang der BMI-Werte und des Körperfettanteils bei gesunden Frauen, die Gummi arabicum als Ergänzungsmittel einnahmen. Die amerikanische Lebensmittel- und Arzneimittelbehörde FDA zählt Gummi arabicum zu den unbedenklichsten, verträglichsten Ballaststoffen, zumal es kein erhöhtes Risiko für Blähungen, Bauchkrämpfe und Durchfall mit sich bringt.

Sollten Sie also ein Ergänzungsmittel mit präbiotischen Fasern in Betracht ziehen, so rühren Sie einfach täglich ein bis zwei gestrichene Esslöffel in ein beliebiges Getränk, am besten 15 bis 30 Minuten vor dem Abendessen. Zwölf Gramm präbiotische Fasern pro Tag sind ein löbliches Ziel, aber es kann eine oder zwei Wochen dauern, bis Sie diese Mengen vertragen. Anfangs bilden sich leicht Verdauungsgase im Bauch. Beginnen Sie mit nur einem Esslöffel Gummi arabicum pro Tag und steigern Sie diese Menge langsam auf zwei Esslöffel.

Achten Sie bei der Wahl eines Präbiotikums auf:

- vegane, glutenfreie Fasern aus zertifiziertem Bioanbau ohne Gentechnik,
- Produkte ohne Flohsamen, Soja und Zucker,
- keine künstlichen Farbstoffe, Süßungsmittel oder Aromen.

Probiotika

Auch Probiotika kann man über Lebensmittel und Ergänzungsmittel zu sich nehmen. Folgendes gehört dabei in den Kühlschrank:

- *Joghurt mit lebenden Kulturen.* Hier müssen Sie beim Joghurtkauf gut aufpassen. Viele Joghurtsorten enthalten eine Menge Zucker, künstliche Süßungsmittel und Aromen. Lesen Sie also die Liste der Inhaltsstoffe. Mit Kulturen aus dem Reformhaus können Sie auch selbst Joghurt herstellen. Wer keine Kuhmilch verträgt, kann Kokosjoghurt probieren. Joghurt versorgt uns auf milde Art mit vielen darmfreundlichen Enzymen und Probiotika.
- *Kefir.* Dieses Sauermilchprodukt schmeckt so ähnlich wie Joghurt. Es handelt sich um eine spezielle Mischung aus Kefirkörnchen (einer symbiotischen Hefe-Bakterien-Kultur) und

Kuh- oder Ziegenmilch, die viele Laktobazillen und Bifidokeime enthält – die wohl am gründlichsten untersuchten Probiotika im Darm. Kefir ist zudem reich an Antioxidantien. Bei Kuhmilchunverträglichkeit oder Laktoseintoleranz ist Kefir aus Kokosmilch ebenso erfrischend und wohltuend.

- *Sauerkraut.* Fermentierter Weißkohl nährt die gesunden Darmbakterien und liefert Cholin, das für die korrekte Übermittlung von Nervenimpulsen über das zentrale Nervensystem benötigt wird.
- *Saure Gurken.* Es hat wohl seinen Grund, dass Schwangere so wild auf saure Gurken sind. Eingelegte, fermentierte Gurken gehören zu den bekanntesten und beliebtesten natürlichen Probiotika. Viele Menschen nähern sich auf diesem Weg exotischeren fermentierten Lebensmitteln an.
- *Sauer eingelegtes Obst und Gemüse.* Sauer eingelegtes Gemüse wie Möhrenstreifen oder grüne Bohnen sind eine besondere Delikatesse. Beim Kauf und bei der Eigenherstellung sollten Sie beachten, dass nur nicht pasteurisierte Lebensmittel, die in Salzlösung (Sole) und nicht in Essig eingelegt werden, probiotische Eigenschaften entwickeln.
- *Fermentierte Saucen.* Mayonnaise, Senf, Meerrettich, Chilisauce, Salsa, Guacamole, Salatdressing oder Fruchtchutney können Sie kaufen oder selbst herstellen. Wichtig ist dabei die Milchsäuregärung. Bei saurer Sahne brauchen Sie ein Produkt, dem lebende Kulturen zugesetzt wurden.
- *Fermentiertes Fleisch, fermentierter Fisch und Soleier.* Hier gibt es neuerdings wieder viele Rezeptvorschläge. Am besten übernehmen Sie das Einlegen selbst, denn kommerzielle Produkte enthalten häufig Zutaten, die Sie nicht wollen.

Die Anzahl der verfügbaren probiotischen Ergänzungsmittel ist schier unüberschaubar. Das Mikrobiom des Menschen setzt sich aus Tausenden von Bakterienstämmen zusammen. Einige davon kann ich guten Gewissens empfehlen:

Lactobacillus plantarum
Lactobacillus acidophilus
Lactobacillus brevis
Bifidobacterium lactis
Bifidobacterium longum

Die meisten probiotischen Produkte enthalten mehrere Bakterienstämme. Wählen Sie ein Präparat, das mindestens zehn verschiedene Sorten Bakterien liefert, darunter möglichst viele der oben genannten Stämme. Unterschiedliche Bakterien haben unterschiedliche positive Eigenschaften, doch diese hier unterstützen am besten das gesunde Gehirn.

- Sie stärken die Darmschleimhaut und reduzieren die Darmdurchlässigkeit.
- Sie lassen das entzündungsfördernde Molekül LPS zurückgehen, das gefährlich werden kann, wenn es ins Blut übertritt.
- Sie erhöhen den BDNF-Spiegel (gern als »Wachstumshormon des Gehirns« bezeichnet).
- Sie erhalten ein gesundes Gleichgewicht erwünschter Darmbakterien, die damit potenziell schädliche Kolonien leicht überwuchern können.

Falls Sie abnehmen möchten, sollten Sie zusätzlich auch die folgenden Spezies in Betracht ziehen:

Lactobacillus gasseri
Lactobacillus rhamnosus

Bei Stimmungsschwankungen oder Depressionen empfehlen sich:

Lactobacillus helveticus
Bifidobacterium longum

Probiotika sollten immer auf leeren Magen und mindestens 30 Minuten vor einer Mahlzeit eingenommen werden.

Nahrungsergänzungsmittel: Der Überblick

Substanz	Menge	Häufigkeit
DHA (Fischöl)	1000 Milligramm	täglich
Kokosöl	ein bis zwei Teelöffel	täglich (oder zum Kochen, in Kaffee/Tee)
Kurkuma	500 Milligramm	zweimal täglich
ALA	300 bis 500 Milligramm	täglich
Kaffeefruchtextrakt	100 Milligramm	täglich
Vitamin D	5000 IE	täglich
Präbiotische Fasern	zwölf Gramm	täglich (15 bis 30 Minuten vor dem Abendessen)
Probiotika	eine Kapsel mit vielen Stämmen	täglich (mindestens 30 Minuten vor einer Mahlzeit)

Diese Mittel gehören auf den Prüfstand

Die breite Mehrheit der Amerikaner schluckt jeden Tag Medikamente, teils ärztlich verordnete, teils frei verkäufliche. Knapp 60 Prozent der Erwachsenen braucht verschreibungspflichtige Mittel: Laut einer Meldung aus dem Magazin *JAMA* von 2015 nahmen im Jahr 2012 59 Prozent der Erwachsenen (über 20) ein oder mehrere verordnete Mittel ein. Zwölf Jahre zuvor waren es erst 51 Prozent. Im gleichen Zeitraum hatte sich der Anteil derer, die fünf oder mehr verschreibungspflichtige Medikamente nahmen, nahezu verdoppelt und war von acht auf 15 Prozent angestiegen.

Zu den häufigsten Arzneimitteln zählen die Statine, die das Risiko für Hirnerkrankungen erhöhen. Ich habe mich schon mehrfach deutlich über Statine geäußert, sodass ich unten nur das Wichtigste zusammenfasse. Doch Statine sind nicht das einzige Problem. Bitte machen Sie Inventur unter Ihren Medikamenten und nehmen Sie sich vor, wirklich nur noch das zu verwenden, was zur Behandlung einer Grunderkrankung unerlässlich ist. (Das heißt: Sprechen Sie mit Ihrem Arzt darüber, denn Sie sollten kein individuell verordnetes Medikament eigenmächtig absetzen oder reduzieren.) Besonders kritisch sind aus meiner Sicht:

Statine: Cholesterinsenker (Statine) gelten aktuell als Königsweg zur Senkung der allgemeinen Entzündungsbereitschaft. Neuere Untersuchungen jedoch ergaben, dass diese starken chemischen Substanzen die Hirnfunktion beeinträchtigen und das Risiko für Diabetes, Herzkrankheit, kognitive Störungen und Depressionen erhöhen können. Der Grund dafür ist einfach: Der Körper und vor allem das Gehirn brauchen unbedingt Cholesterin. Es wird für Aufbau und Funktion der Zellmembranen benötigt, für die Hormonsynthese und für die Vitamin-D-Herstellung. Eine Unmenge wissenschaftlicher Daten belegt, dass extrem niedrige Cholesterinspiegel mit Depressionen, Gedächtnisverlust und sogar Gewalt gegen sich selbst und andere in Verbindung stehen.

Säureblocker (Protonenpumpenhemmer): Millionen Menschen nehmen regelmäßig Protonenpumpenhemmer (PPI) gegen Reflux von Magensäure in die Speiseröhre, teils ärztlich verordnet, teils direkt aus der Apotheke. Diese Mittel blockieren die Produktion von Magensäure, die der Körper für die normale Verdauung benötigt. In den letzten zwei Jahren hat man die negativen Auswirkungen dieser Mittel in Studien beleuchtet, über die weithin berichtet wurde. Diejenigen, die sie einnehmen, weisen nicht nur vermehrt Nährstoffdefizite und eine erhöhte Infektneigung auf – die im Einzelfall lebensbedrohlich sein kann –, sondern auch ein erhöhtes Risiko für Herzprobleme und chronisches Nierenversagen. Auch die Darmbakterien werden in Mitleidenschaft gezogen. Bei der Untersuchung der Mikrobenvielfalt in Stuhlproben von Personen, die zweimal täglich einen Protonenpumpenhemmer zu sich nahmen, fielen schon nach nur einwöchiger Behandlung massive Veränderungen auf. Säureblocker können dem Verdauungssystem erheblich zusetzen, weil sie das Mikrobiom dramatisch verändern.

Paracetamol: Fast ein Viertel der erwachsenen Amerikaner (rund 52 Millionen Menschen) nehmen jede Woche ein Mittel mit Paracetamol gegen leichte bis mittelschwere

Schmerzen und Fieber. Als Zusatzstoff taucht es in Amerika in über 600 Medikamenten auf und ist auch in Europa gern in »Grippemitteln« und »Fieberzäpfchen« enthalten. Paracetamol ist jedoch weniger harmlos, als viele glauben. Ausgerechnet bei Arthroseschmerzen – wofür es lange verkauft wurde – ist es unwirksam. Neuere Untersuchungen zeigen zudem, dass es die Hirnfunktion beeinträchtigt und das Risiko für kognitive Fehler erhöht. Frühere Studien hatten noch gemeldet, dass Paracetamol nicht nur körperliche Schmerzen lindert, sondern auch psychische Probleme. Seit einer Untersuchung der Ohio-State-Universität von 2015 wissen wir jedoch, dass Paracetamol schlichtweg die Emotionen abstumpfen lässt – die positiven wie auch die negativen. Studienteilnehmer, die Paracetamol einnahmen, verspürten beim Anblick erfreulicher oder verstörender Fotos nicht so starke Emotionen wie die Vergleichsgruppe, die nur ein Placebo erhalten hatte.

Bekannt ist auch, dass Paracetamol eines der wichtigsten Antioxidantien des Körpers plündert, nämlich Glutathion, das oxidative Schäden und Entzündungen insbesondere im Gehirn eindämmt. Darüber hinaus stellte ein dänisches Team 2015 fest, dass die Kinder von Frauen, die während der Schwangerschaft Paracetamol nahmen, bis zum siebten Lebensjahr vermehrt Arzneimittel gegen ADHS erhielten. Schwangeren wird bei Schmerzen gern zu paracetamolhaltigen Mitteln geraten, weil sie als unbedenklich gelten. Ich hoffe, hier findet bald ein Umdenken statt.

Nicht steroidale Antirheumatika (NSAR): Beispiele für diese Gruppe sind Ibuprofen und Naproxen. Wie Paracetamol sind sie beliebte Mittel gegen Schmerzen und Fieber und gelten als entzündungshemmend, sodass auch sie täglich von Millionen Menschen geschluckt werden. Sie wirken, indem sie die Menge der Prostaglandine im Körper reduzieren. Diese Substanzgruppe wird von den Zellen erzeugt und erfüllt verschiedene wichtige Funktionen. Prostaglandine fördern kurzfristige Entzündungsreaktionen, die für eine natürliche Heilung sorgen, sie unterstützen die Gerinnungsfunktion der Blutplättchen, und sie schützen die Magenschleimhaut vor Schäden durch die Magensäure. Wegen der letzten beiden Funktionen können Medikamente aus dieser Gruppe die Magenschleimhaut angreifen. Die wichtigsten Nebenwirkungen umfassen daher Magenblutungen, Magengeschwüre und Magenschmerzen. Untersuchungen zufolge schaden NSAR dem Dünndarm und der Darmschleimhaut, womit sie genau dem Problem die Bühne bereiten, das sie eigentlich lösen sollen, nämlich Entzündungen.

Antibiotika: Dieser Punkt liegt auf der Hand. Antibiotika richten sich wörtlich »gegen Leben«. Sie töten Bakterien, aber leider die guten ebenso wie die krankmachenden. Irgendwann im Leben benötigt fast jeder einmal ein Antibiotikum. Allerdings können die Nachwirkungen von Antibiotika auf die Darmbakterien monatelang andauern, und neue Forschungen sagen, dass schon eine einzige Antibiotikabehandlung das Mikrobiom lebenslang verändern kann. Wenn das gesunde Gleichgewicht erwünschter Bakterien nicht wiederhergestellt wird, können solche Veränderungen weitreichende Auswirkungen auf den Körper haben.

Diese neuen Erkenntnisse beruhen auf einer wachsenden Zahl

von Hinweisen darauf, dass Antibiotika über ihre Wirkung auf die Darmbakterien auch Insulinsensitivität, Glukosetoleranz und Fettbildung negativ beeinflussen. Und sie mischen sich in unsere Physiologie ein, weil sie die Verstoffwechselung von Kohlenhydraten, aber auch den Fett- und Cholesterinstoffwechsel durch die Leber verändern. Dr. Brian S. Schwartz von der Johns Hopkins Bloomberg School of Public Health, der sich mit diesen Zusammenhängen auseinandergesetzt hat, sagt hierzu sogar: »Die Antibiotika, die man in der Kindheit einnimmt, können den BMI für immer ändern.«

Wissenschaftler beobachten eine starke Korrelation zwischen Antibiotikaeinnahme und einem Risiko für Gewichtszunahme und Typ-2-Diabetes. Sehen Sie sich hierzu die beiden folgenden Karten an. Links sehen wir die Antibiotikaverordnungen pro 1000 Einwohner eines Staates, rechts den prozentualen Anteil der Einwohner mit starkem Übergewicht. Die Überlappungen sind sehr auffällig.

Antibiotikaverordnungen pro 1000 Einwohner — Einwohner mit starkem Übergewicht

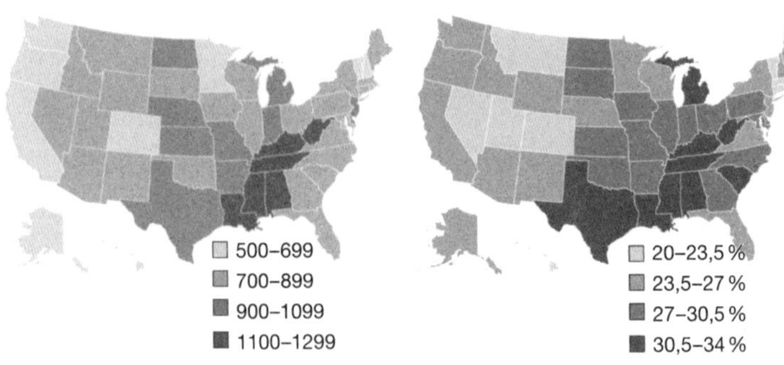

Quelle: Centers for Disease Control, 2010

Der zweite Grafikvergleich zeigt die Antibiotikaverordnungen pro 1000 Einwohner und den Anteil erwachsener Diabetiker. Auch hier ist eine Korrelation zu erkennen. Bedenken Sie dabei, dass ein auffälliger Zusammenhang zwischen starkem Übergewicht beziehungsweise Typ-2-Diabetes und dem Demenzrisiko besteht. Ich glaube, Sie verstehen, worauf ich hinauswill: Nicht nur der rasante Anstieg der Quoten für Fettleibigkeit und Diabetes, sondern auch für Demenzerkrankungen, ist dem übermäßigen Einsatz von Antibiothika geschuldet.

Antibiotikaverordnungen pro 1000 Einwohner

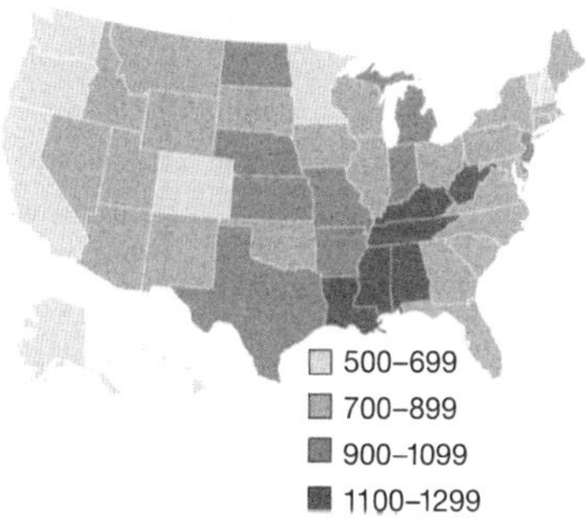

Prävalenz erwachsener Diabetiker

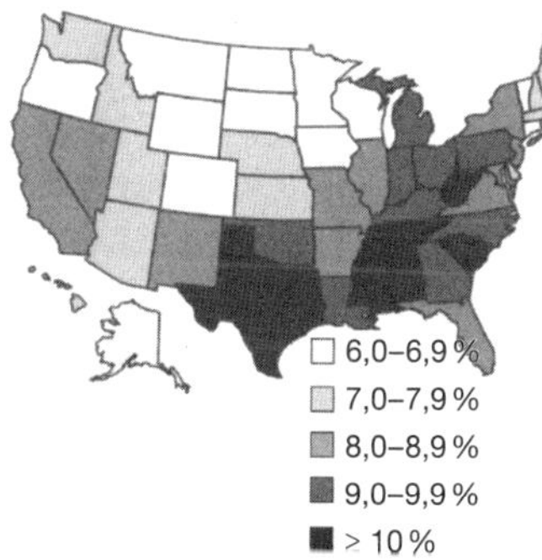

Quelle: Centers for Disease Control, 2010

Seien Sie also vorsichtig, wenn es um Antibiotika geht. Auch Eltern sollten nicht bei jeder Erkältung ein Antibiotikum verlangen. In Teil III gebe ich genauere Hinweise, wann Antibiotika tatsächlich erforderlich sind.

Bei bestimmten Erkrankungen sind frei verkäufliche und ärztlich verordnete Medikamente zweifellos angebracht. Wir leben jedoch in einer Welt, wo man übereilt zur Medizin greift, sich vieles selbst verordnet und sich übermäßig auf Medikamente verlässt. Eine landesweite Debatte über Schmerzen und Schmerzmittel hat auch den Schmerzmittelmissbrauch in den Blickpunkt gerückt. Allein 2014 starben mehr als 14 000 Amerikaner an einer Überdosis im Zusammenhang mit verschreibungspflichtigen Opioiden, und Schmerzmittelmissbrauch führt Tag für Tag über 1000 Menschen in die Notaufnahme. Ich hoffe auf den Tag, an dem wir nur noch die Medikamente einnehmen, die zwingend erforderlich sind, und ansonsten auf die Selbstheilungskräfte des Körpers setzen. Wenn Sie also regelmäßig Medikamente benötigen, möchte ich Sie ermutigen, zusammen mit Ihrem Arzt andere Methoden zu finden, um Ihre körperlichen Probleme zu behandeln oder damit umzugehen. Wenn Sie das Programm aus diesem Buch befolgen, sollten Ihre Symptome nachlassen, auch wenn Sie anschließend möglicherweise weiterhin Arzneimittel brauchen.

KAPITEL 6

Punkt 2 – Nur kein Stress

Es gibt Studien zu Bevölkerungsgruppen auf der ganzen Welt, bei denen ein ausgesprochen langes, gesundes, produktives Leben bis jenseits der 90 ganz normal ist, nur halb so viel Krebserkrankungen auftreten wie in Amerika, dazu kaum Depressionen und praktisch keine Demenz. Diese »Blauen Zonen« weisen einige Gemeinsamkeiten auf. Zum Beispiel haben die Menschen dort eine positive Lebenseinstellung, starke persönliche Beziehungen und Familienbande, und sie fühlen sich als Teil einer eng verwobenen Gemeinschaft. Ihr Alltag ist von körperlicher Aktivität geprägt, sie essen frische Zutaten aus ihrer Umgebung und keine industriell gefertigten Lebensmittel. Eine solche Blaue Zone ist die griechische Insel Ikaria, wo die Menschen fast 50 Prozent ihrer Kalorien aus Fett beziehen, davon wiederum die Hälfte aus Olivenöl. Auf Sardinien waren die Menschen traditionell vor allem Schafhirten. Sie gehen tagtäglich viel zu Fuß, genießen die Gesellschaft anderer und trinken zum Essen Rotwein von ihrer Insel. Die berühmten Bewohner der japanischen Insel Okinawa, von denen viele 110 Jahre alt werden, essen vornehmlich Gemüse, trinken dazu Beifuß-Sake und bleiben auch im Alter körperlich aktiv. Zudem ehren und feiern sie ihre Alten. Die einzige Blaue Zone der USA liegt im Osten des Zentrums von Los Angeles, das für seinen Smog und seine Bevölkerungsdichte berüchtigt ist. Die Gemeinschaft der Adventisten des Siebenten Tages aus dem kalifornischen Loma Linda straft trotz der Nähe zur Großstadt die Überzeugung Lügen, dass ein langes, gesundes Leben nur an abgelegenen, naturnahen Orten möglich ist.

All diese Menschen haben die Grundzüge eines gesunden Lebens verinnerlicht, ohne sich mit aller Macht zu bemühen oder es überhaupt zu wissen. Abgesehen von der Ernährung wird die Selbstfürsorge in unserer Gesellschaft sträflich vernachlässigt. Dabei können Faktoren wie regelmäßige Bewegung, mehr Schlaf und ablenkungsfreie Zeit zur Selbstreflexion für die Gesundheit entscheidend sein. In unserer schnelllebigen Welt leiden wir oft unter Zeitmangel und Angst. – Bei Stress entwickelt man ungesunde Gewohnheiten, die einen in die falsche Richtung führen, bis man noch müder, unkreativ, unzufrieden und von stimulierenden oder beruhigenden Substanzen abhängig ist. Stress setzt uns biologisch massiv unter Druck, vom Darm bis hinauf zum Gehirn.

Vor diesem Hintergrund möchte ich Ihnen ein paar Strategien mitgeben, die der Gesundheit insgesamt guttun und das Gehirn vor Krankheiten schützen.

- Gewöhnen Sie sich an regelmäßige Bewegung.
- Achten Sie auf Schmerzen, besonders im Rücken und in den Knien.
- Gönnen Sie sich ausreichend Schlaf.
- Bauen Sie Stress ab und finden Sie zur Ruhe.
- Entgiften Sie Ihr persönliches Umfeld.

Regelmäßige Bewegung

Wussten Sie, dass Sport das Gehirn physisch stärken und das Alzheimerrisiko halbieren kann? Die Belege dafür sind nicht mehr rein anekdotisch, sondern es erscheinen im Wochentakt neue Studien zur Schutzwirkung von Bewegung auf die Neuronen. Eine sitzende Lebensweise scheint das Gehirn schrumpfen zu lassen und das Risiko für die Alzheimer-Krankheit und andere Formen der Demenz zu erhöhen. Wer nur herumsitzt, hat ein doppelt so hohes Sterberisiko wie Menschen, die stark übergewichtig sind.

Im Februar 2016 stellte eine finnische Studie fest, dass eine schlechte körperliche Form im mittleren Lebensalter auf die Dauer mit einem geringeren Hirnvolumen einhergeht. In der grauen Hirnmasse sitzen all Ihre Neuronen; deshalb kann das Hirnvolumen die Hirngesundheit widerspiegeln. Kurz danach kam eine andere Studie, an der Wissenschaftler von vier wichtigen Forschungseinrichtungen der Vereinigten Staaten beteiligt waren, zu dem Ergebnis, dass die graue Masse bei Menschen mit der Alzheimer-Krankheit oder einer leichten kognitiven Störung (MCI, eine Vorstufe der Alzheimer-Krankheit) umso langsamer zurückgeht, je mehr Kalorien sie durch körperliches Training verbrauchen. Mehr körperliche Aktivität bedeutete also ein höheres erhaltenes Hirnvolumen und damit ein geringeres Krankheitsrisiko. Für diese Studie wurden 876 Erwachsene über einen Zeitraum von 30 Jahren beobachtet. Dabei wurde sorgfältig notiert, wie oft und in welcher Form sich die einzelnen Probanden Bewegung verschafften. Zusätzlich unterzogen sich alle Teilnehmer einer strengen Untersuchung ihrer Hirnfunktion und ließen Hirnscans mit einem speziellen MRT-Gerät zu. Bei den körperlich aktivsten Teilnehmern war das Alzheimerrisiko um beeindruckende 50 Prozent geringer als bei denen, die eine sitzende Lebensweise bevorzugten.

Wir leben in einer Zeit, in der wir davon ausgehen, dass es gegen jede Krankheit das passende Gegenmittel gibt. Für die Alzheimer-Krankheit trifft dies jedoch nicht zu. Tun Sie also Ihrem Gehirn den Gefallen: Schnüren Sie morgens die Sportschuhe und laufen Sie los.

Bewegung schützt nicht nur das Gehirn, sondern verbessert Verdauung, Stoffwechsel, Ausscheidung, Immunität, einen gesunden, straffen Teint, Körperkraft und Knochendichte, gesunde Gefäße und ein normales Gewicht. Schon ein täglicher 25-minütiger Spaziergang kann das Risiko für einen vorzeitigen Tod um 30 Prozent senken. Schlägt man dabei ein flottes Tempo an, so kann das Leben sieben Jahre länger dauern. Zudem tut körperliche Betätigung auch emotional einfach gut. Sie kann das Selbstwertgefühl und das Selbstvertrauen heben, neue Energie schenken und die »klugen Gene« aktivieren, bis wir uns jünger fühlen, Depressionen abschütteln und bereitwilliger gesunde Entscheidungen treffen, auch zur Wahl des Abendessens.

Regelmäßige aerobe Bewegung ...

senkt das Sterberisiko insgesamt,
senkt das Risiko einer Hirnerkrankung,
senkt das Risiko für eine Depression (und kann bei Depressionen ein Behandlungsansatz sein),
erhöht die Menge des »Wachstumshormons« für das Gehirn (BDNF),

verbessert Ausdauer, Kraft, Flexibilität und Koordination, unterstützt die Durchblutung, die Sauerstoffversorgung von Zellen und Gewebe sowie die Herzgesundheit, lässt Heißhunger, Blutzucker und Diabetesrisiko zurückgehen, senkt die Entzündungsbereitschaft und das Risiko für altersbedingte Erkrankungen, auch Krebs, erhöht das Wohlbefinden und Glücksgefühl.

Wann haben Sie das letzte Mal versucht, in Form zu kommen? Hast es geklappt? Oder haben Sie nach ein paar Wochen aufgegeben, und plötzlich war Sommer, und Sie wollten sich immer noch nicht im Badeanzug zeigen? Vielleicht ist Ihnen gar nicht mehr bewusst, ab wann Sie die Zügel wieder schleifen ließen. Jedenfalls ist es passiert.

Mehr körperliche Aktivität ist eigentlich gar nicht so schwer. Das Hauptproblem ist, dauerhaft dabeizubleiben. Finden Sie heraus, was Sie glücklich macht und dabei folgenden Anforderungen gerecht wird: Ihre Aktivität sollte erstens die Muskeln dehnen und kräftigen und zweitens Durchblutung und Puls so ankurbeln, dass Herz und Kreislauf auf gesunde Weise gefordert sind.

Bevor Sie eine neue Sportart anfangen, fragen Sie bitte Ihren Arzt, inwiefern Sie dabei auf bestehende Gesundheitsprobleme achten oder eventuell Ihre Medikation anpassen sollten.

Dehnung und Kräftigung sind wichtig, weil viel zu viele Menschen sich derzeit allein auf Kardiotraining beschränken und dabei Flexibilität und Krafttraining vernachlässigen. Das Dehnen und Kräftigen der Muskulatur verbessert nicht nur die Knochenstabilität und erhöht die Muskelmasse, sondern senkt auch das Verletzungsrisiko. Denn Verletzungen können einen wiederum vom Sport abhalten. Auf den Seiten 151 bis 158 habe ich einige Kraftübungen zusammengestellt, die man gut zu Hause machen kann. Wenn Ihnen die Durchführung unklar ist, finden Sie im Internet und natürlich auf www.DrPerlmutter.com entsprechende Videoclips zu diesen Übungen, die Sie zusätzlich zu einem Ausdauertraining Ihrer Wahl machen sollten. Wichtig ist, dass alle großen Muskelgruppen angesprochen werden: Arme und Schultern, Brust, Bauch, Rücken, Gesäß und Beine. Krafttraining sollte man alle zwei Tage machen, also drei bis vier Mal pro Woche mit jeweils einem Ruhetag dazwischen.

Ideal sind zusätzlich **mindestens 20 Minuten Kardiotraining an sechs Tagen in der Woche.** Dabei sollte der Puls mindestens 15 Minuten lang mindestens 50 Prozent über dem Ruhepuls liegen. Sie finden diverse Pulsmesser auf dem Markt, dazu die unterschiedlichsten Trainingsgeräte wie Ergometer, Crosstrainer oder Laufband, die häufig ebenfalls den Puls messen können. Onlinerechner helfen bei der Ermittlung von Maximalpuls und optimalem Trainingspuls, damit Sie einerseits wissen, wann Sie im Zielbereich liegen, andererseits aber auch gewarnt sind, wenn Sie Ihre Grenzen überschreiten. Vielleicht sind Sie anfangs nicht in der Lage, einen vernünftigen Zielpuls zu erreichen oder ihn längere Zeit aufrechtzuerhalten. Man kann seinem Ziel jedoch schrittweise näher kommen. Ich sage meinen Patienten gern: »Wenn Sie aktuell keine fünf Meilen laufen können, dann gehen Sie wenigstens zum Briefkasten.« Irgendwo muss man anfangen, und wenn der Gang zum Briefkasten der erste Schritt zur Besserung ist, dann haben Sie wenigstens dies bewältigt. Selbst Rollstuhlfahrer können und sollten sich unbedingt aerobe Bewegung verschaffen.

Golfspielen zählt nicht. Vielleicht höre ich diese Bemerkung so häufig, weil ich in Südflorida lebe. Jedenfalls sagen meine Patienten beim Thema Sport gern: »Also, ich spiele drei Mal die Woche 18 Löcher Golf.« Ich habe nichts gegen Golf, aber das entspricht nicht den Anforderungen eines aeroben Sports. Nicht einmal, wenn Sie den ganzen Parcours zu Fuß absolvieren, was heutzutage leider selten vorkommt.

Sie brauchen also einen realistischen Plan, der sich langfristig durchhalten lässt. Die einen besuchen dafür Kurse im Fitnesscenter, andere arbeiten lieber im Garten, machen Yoga, gehen schwimmen, spielen Fußball im Verein, machen Nordic Walking oder bevorzugen ein Online- oder Fernsehworkout. Ich selbst bin seit der Highschool Langstreckenläufer und mittlerweile auf Crosstrainer, Ergometer und das normale Fahrrad umgestiegen. An manchen Tagen strenge ich mich richtig an, an anderen gehe ich es gemächlicher an. Das möchte ich auch Ihnen ans Herz legen. Tage mit kurzen, intensiven Trainingseinheiten dürfen ruhig mit Tagen abwechseln, an denen Sie sich bei weniger hohem Kraftaufwand länger betätigen. Die 20 Minuten sollten Sie dabei als Minimum ansehen. Sobald Sie fitter und stärker sind, können Sie den Zeitraum gerne ausdehnen oder aber die Intensität erhöhen. Mehr Intensität erreichen Sie durch ein höheres Tempo (also schneller laufen oder radeln), mehr Widerstand (aufwärts gehen, schwerere Gewichte), eine längere Dauer (längere Intervalle, in denen Sie alles geben, bis Sie außer Atem kommen) und eine größere Bandbreite bei der Bewegung (zum Beispiel längere Ausfallschritte oder tiefere Kniebeugen).

Die optimale Zeit für körperliche Betätigung, von der Menschen am meisten profitieren, beträgt rund 450 Minuten pro Woche, also etwas mehr als eine Stunde am Tag. Das klingt viel, ist es aber nicht, wenn man bedenkt, dass es hierbei um *alle* Formen anstrengender Bewegung geht. Man muss auch keineswegs eine volle Stunde den oberen Rand des Trainingspulses auskosten, sondern sich insgesamt an den meisten Tagen der Woche ungefähr in diesem Umfang bewegen. Das ist leichter, als Sie vielleicht denken. Sie können zum Beispiel morgens 20 Minuten joggen, mittags zügig verschiedene Erledigungen machen (weitere 20 Minuten schnelles Gehen) und vor dem Abendessen 20 Minuten anstrengende Hausarbeit einschieben. Was Sie am einen Tag überspringen, wird anderntags angehängt. Letztlich kommt es nicht darauf an, wie Sie auf Ihre 450 Minuten in der Woche kommen. Es hilft jedoch, wenn man dafür jeden Tag feste Zeiten einplant (zum Beispiel 20 Minuten Training morgens vor dem Duschen). Machen Sie sich keine Vorwürfe, wenn es nicht jeden Tag perfekt klappt. Manchmal müssen Sie Ihren Zeitplan über den Haufen werfen, und manchmal wird keine Zeit für »echten Sport« bleiben. Bemühen Sie sich um Fortschritte, nicht um Perfektion.

Lassen Sie sich auch nicht von technischen Lösungen blenden. Natürlich gibt es zahllose Geräte, die Puls und Schrittzahl aufzeichnen. Doch ebenso wie Schmerzen uns zeigen, wann wir es übertrieben haben (mehr dazu später), kann das persönliche Körpergefühl mit Hightech durchaus mithalten. Achten Sie auf Ihre Atmung und auf die Schweißentwicklung. Kommen Sie beim Training ins Schwitzen? Wird die Atmung tiefer und schneller? Melden sich die Muskeln beim Krafttraining, und spüren Sie anderntags einen leichten Muskelkater? Zwischen Lauftraining und gemütlichem Rasenmähen bestehen ebensolche Unterschiede wie zwischen dem Einsatz der 1-Kilo- oder der 3,5-Kilo-Hantel.

Menschen denken gern in Bildern, und Studien zufolge erreichen wir unsere Fitnessziele leichter, wenn wir eine Vorstellung davon haben, wie gut wir sein wollen. Machen Sie sich ein klares, realistisches Bild. Das motiviert auf jedem Schritt in die richtige Richtung, und so kommen Sie Ihrer persönlichen Vorstellung von Gesundheit näher. Denken Sie darüber nach, was ein fitter, straffer Körper für Sie bedeutet. Sie könnten intensiv am Leben teilhaben und müssen sich nicht mit Schlappheit und Kraftlosigkeit abfinden. Stellen Sie sich vor, wie Sie sich neue Aktivitäten zutrauen, auch abenteuerliche, anstrengende Urlaube. Was möchten Sie allein unternehmen, was in der Gruppe oder mit der Familie? Malen Sie es sich genau aus!

Konzentrieren Sie sich auch auf den Zugewinn an Ausdauer, Gleichgewicht, Koordination, Flexibilität und geistiger Schärfe (sowie psychischer Stabilität!). Sie werden besser schlafen, können Stress besser abfedern, freuen sich über einen schnelleren Stoffwechsel und höhere Produktivität, und Sie werden seltener krank im Bett liegen, ob wegen einer Erkältung oder aus anderen Gründen. Sie haben immer das Gefühl, dass Sie alles getan haben, um gesund zu bleiben. Wer an einer chronischen Krankheit leidet, wird dank Sport leichter damit fertig und ist weniger eingeschränkt. Zu Hause und im Beruf werden Sie spürbar leistungsfähiger sein, und natürlich profitieren auch die engsten Beziehungen von Ihrer neuen Verfassung.

Krafttraining zu Hause

Für ein Workout zum Krafttraining braucht man gar nicht viel Ausrüstung. Sie müssen weder ins Studio gehen noch einen Trainer anheuern, noch Geld für Maschinen oder spezielle Geräte ausgeben, um dem Körper Widerstand zu bieten. Mit dem eigenen Körpergewicht kommt man bereits sehr weit. Klassische Liegestütze und Sit-ups kann man jederzeit und überall auf dem Boden durchführen. Für ein Ganzkörper-Workout empfehlen sich jedoch ein paar günstige Gewichte, die man online oder im Sportgeschäft bekommt, teilweise sogar in großen Supermärkten oder als Aktionsangebote beim Discounter. Achten Sie beim Kauf darauf, dass die Gewichte gut in der Hand liegen. Fangen Sie leicht an (ein bis zwei Kilo pro Gewicht). Wenn Sie kräftiger werden, können Sie mehr Gewicht einsetzen.

Es gibt diverse Muskeln und Muskelgruppen, die regelmäßig angesprochen werden sollten. Hilfreich ist eine Unterscheidung zwischen Oberkörper, Unterkörper und Rumpf (Core).

- Oberkörper: Schultern, Trizeps, Bizeps, Brust und Latissimus dorsi (oberer Rückenbereich)
- Unterkörper: Hüft- und Oberschenkelmuskeln, Waden
- Rumpf: Bauchmuskulatur und Körpermitte

An den Tagen, an denen Sie Krafttraining machen (drei bis vier Mal pro Woche), sollten Sie mit Ihren Übungen alle drei Bereiche ansprechen. Ideal wäre es, jede Muskelgruppe zu beanspruchen, doch bei Zeitmangel kann man das Training auch aufteilen. So könnten Sie beispielsweise montags Trizeps, Bizeps, Unterschenkel und Bauch trainieren und mittwochs eher Schultern, Brust, Oberschenkel und wieder den Bauch. Manche Menschen machen gern täglich ein paar Kraftübungen. Das ist völlig in Ordnung, solange man nicht zwei Tage nacheinander dieselbe Muskelgruppe fordert. Gönnen Sie Ihren Muskeln zwischen den Einheiten einen oder zwei Tage Ruhe.

Bauchmuskelübungen sollten allerdings zu jedem Krafttraining gehören. Eine starke Körpermitte ist für die Gesundheit wichtiger als straffe Arme, denn sie ist die Basis für einen aktiven Alltag – vom Aufstehen bis hin zum Toilettengang, aber auch zum Ankleiden, Stehen und Gehen –, für alle Mannschaftssportarten und für Aktivitäten wie Radfahren, Tennis oder Tanzen. Eine kräftige Rumpfmuskulatur schützt vor Rückenschmerzen, sie unterstützt Stabilität und Gleichgewicht, stärkt die Ausdauer und verhilft zu einer guten Haltung. Dabei geht es keineswegs um einen Waschbrettbauch, sondern lediglich um regelmäßige Bauchmuskelübungen, die Ihre Körpermitte stark und flexibel erhalten. Denn ein schwacher, starrer Rumpf kann die Arm- und Beinfunktion einschränken, Bewegungen ihre Energie rauben und uns im Alltag behindern.

Oberkörper, Unterkörper und Bauch lassen sich mit zahllosen Übungen trainieren. Häufig ist die Körpermitte auch beteiligt, wenn eigentlich eine andere Muskelgruppe im Fokus steht. Alle nachfolgenden Übungen sollen Kraft aufbauen, und viele davon erfordern frei bewegliche Gewichte. Da auch viele Kardiosportarten hohe Anforderungen an die Muskeln stellen, werden Sie feststellen, dass manche Muskeln sich rascher kräftigen, weil sie bei verschiedenen Trainingseinheiten angesprochen werden. Ein Spinning-Training fordert beispielsweise Oberschenkel und Waden ähnlich wie entsprechende Kraftübungen, Schwimmen stärkt Oberkörper und Rücken. Videos zur Ausführung finden Sie auf www.DrPerlmutter.com, wo ich diese Übungen persönlich vormache. Natürlich können Sie auch andere Formen von Krafttraining ausprobieren. Sie können sich zum Beispiel entsprechende Geräte kaufen oder einen passenden Fitnesskurs besuchen (wie Pilates, viele Yogaformen und Kurse, die speziell auf den Ausbau der Muskelkraft ausgerichtet sind). Ich gehe zum Training gern ins Studio, weil ich dort eine breitere Geräteauswahl habe.

Schultern: Schultern heben

Aufrechter Stand, die Füße stehen hüftbreit nebeneinander, die Arme hängen locker neben dem Körper. Jede Hand hält ein Gewicht. Heben Sie die Gewichte mit abwärtsgerichteten Handflächen seitlich bis auf Schulterhöhe an, dabei bleiben die Schultern unten, die Brust frei, und Sie behalten eine gute Haltung, indem Sie die Schulterblätter zusammenziehen. Danach die Gewichte kontrolliert wieder absenken. Drei Sätze mit zwölf Wiederholungen (also je zwölf Mal heben und senken).

Variante: Heben Sie die Arme nicht seitlich an, sondern führen Sie die Gewichte mit gestreckten Armen und abwärtsgerichteten Handflächen vor dem Körper bis auf Schulterhöhe.

Trizeps: Der Trizeps-Strecker

Halten Sie mit beiden Händen ein Gewicht (möglichst mindestens zwei Kilo schwer) über den Kopf. Ziehen Sie die Schultern nach hinten und unten und spannen Sie die Körpermitte an. Die Ellbogen zeigen weiterhin nach vorn, während Sie die Arme in den Ellbogen abknicken und das Gewicht hinter dem Kopf absenken. Danach das Gewicht wieder anheben und durch Strecken der Arme über den Kopf stemmen. Rumpf- und Gesäßmuskulatur bleiben die ganze Zeit angespannt. Drei Sätze mit je 20 Wiederholungen.

Bizeps: Bizeps-Curl

Aufrechter Stand, die Füße stehen hüftbreit nebeneinander, jede Hand hält ein Gewicht. In der Ausgangsposition hängen die Arme seitlich am Körper herab, die Handflächen weisen nach vorne. Halten Sie nun die Ellbogen dicht am Körper, und auch die Oberarme bleiben, wo sie sind, während Sie die Gewichte durch Anspannen des Bizeps anheben. Drei Sätze mit je 20 Wiederholungen.

Brust: Klassischer Liegestütz

Legen Sie sich bäuchlings auf den Boden, setzen Sie die Hände unter die Schultern und stellen Sie die Zehen auf. Stützen Sie sich in die Planke hoch (eine gerade Linie vom Nacken bis zu den Fersen). Fünf Sekunden halten, dann langsam absenken, bis die Ellbogen rechtwinklig gebeugt sind. Nicht auf den Boden plumpsen, sondern wieder in die Planke hochkommen. Drei Sätze mit je zwölf Liegestützen.

Latissimus: Breites Rudern

Diese Muskeln im oberen Rückenbereich trainiert man am besten mit Klimmzügen an einer Stange. Es gibt jedoch eine zweite Möglichkeit mit Gewichten: Stellen Sie sich aufrecht hin, mit erhobener Brust und straffem Rücken, und halten Sie mit den Handflächen nach unten die Gewichte vor die Oberschenkel. Gehen Sie nun leicht in die Knie und knicken Sie in der Hüfte ein. Lehnen Sie sich nach vorne, bis der Oberkörper fast parallel zum Boden hängt. Die Gewichte hängen vor den Schienbeinen senkrecht nach unten, der Kopf bleibt in Verlängerung der Wirbelsäule, und die Augen blicken zum Boden. Heben Sie beide Gewichte an, indem Sie die Ellbogen beugen. Die Bewegung gleicht dem Rudern, aber Sie befinden sich dabei in einer halben Hocke. Die Winkel von Knien und Hüften nicht verändern, wenn Sie die Gewichte nach kurzem Innehalten wieder absenken. Drei Sätze mit je zwölf Wiederholungen.

Hüfte/Quadriceps: Ausfallschritte

Aufrechter Stand, die Füße stehen hüftbreit nebeneinander, die Knie sind leicht gebeugt. Die Arme hängen seitlich neben dem Körper, jede Hand hält ein Gewicht. Das ist die Ausgangsposition. Setzen Sie jetzt das rechte Bein nach vorn, halten Sie das Gleichgewicht und senken Sie die Hüfte ab. Der Oberkörper bleibt aufrecht, der Kopf erhoben. Das Knie soll nicht über die Zehen hinausweisen. Kommen Sie aus der Ferse wieder hoch und in die Ausgangsposition zurück. Mit dem linken Bein wiederholen; das ist *eine* volle Wiederholung. Drei Sätze mit je zwölf Wiederholungen.

Unterschenkel: Auf die Zehen

Aufrechter Stand, die Füße stehen hüftbreit nebeneinander. Die Arme hängen seitlich neben dem Körper, jede Hand hält ein Gewicht. Stoßen Sie sich auf die Zehenspitzen hoch und halten Sie diese Position für fünf Sekunden. Kehren Sie dann in die Ausgangsposition zurück. Drei Sätze mit je zwölf Wiederholungen.

Bauch: Klassischer Sit-up

Sie sitzen mit angewinkelten Knien auf dem Boden, die Fersen berühren den Boden. Kreuzen Sie die Arme vor der Brust (wie ein »X«). Die Schultern bleiben die ganze Zeit unten und locker, damit der Nacken sich nicht verspannt. Setzen Sie die Füße fest auf den Boden und lehnen Sie sich so weit wie möglich nach hinten, bis Sie gerade noch wieder hochkommen können. Vielleicht schaffen Sie es ganz bis zum Boden, vielleicht auch nicht. Machen Sie eine Minute lang solche Sit-ups, dann folgen 30 Sekunden Pause. Fünf Mal eine Minute plus Pausen (fünf Runden).

Bauch: Radfahren mit Crunch

Die Ausgangsposition ist wie beim Sit-up (siehe oben). Führen Sie mit einer leichten Drehbewegung das linke Knie an den rechten Ellbogen und kehren Sie dann in die Ausgangsposition zurück. Anschließend führen Sie das rechte Knie an den linken Ellbogen. Abwechselnd zwei Minuten lang so weitermachen, dann 30 Sekunden Pause einschieben. Fünf Mal zwei Minuten plus Pausen (fünf Runden).

* * *

Bitte nehmen Sie sich die Zeit und schreiben Sie auf, warum Sie diese wichtigen Fitnessveränderungen in Ihrem Leben anstreben. Schreiben Sie nicht: »Ich will einen flacheren Bauch und straffe Oberarme«, sondern wählen Sie bedeutsame, sinnvolle Formulierungen wie: »Ich will nicht ständig Schmerzen haben, sondern mehr schöne Momente mit meiner Familie teilen«, »Ich will stärker sein und länger leben« oder »Ich will tun, was ich kann, um später nicht wie meine Mutter an der Alzheimer-Krankheit zu leiden.« Behalten Sie Ihr großes Ziel im Blick und richten Sie die Etappenziele immer wieder daran aus.

Umgang mit Schmerzen

Der untere Rückenbereich und die Knie sind entscheidend für dauerhafte Mobilität und somit auch das Krankheitsrisiko. Das kann ich nicht oft genug betonen. Wenden wir uns zuerst dem unteren Rückenbereich zu.

Die Zahlen sind erschütternd. Nach Erkältungen und Grippe stehen Rückenschmerzen für Arztbesuche in Amerika gleich an zweiter Stelle (in Deutschland war das Verhältnis 2016 sogar schon umgekehrt). Rückenleiden sind in Amerika zudem der häufigste Grund für Erwerbsunfähigkeit, das zweithäufigste neurologische Problem, gleich nach Kopfschmerzen, und der dritthäufigste Anlass für das Aufsuchen des Notdienstes. Über 90 Prozent der Erwachsenen leiden irgendwann im Leben an heftigen Schmerzen im unteren Rückenbereich, welche die Lebensqualität stark beeinträchtigen und Jahr für Jahr Kosten in Milliardenhöhe verursachen.

In meinen über 30 Jahren als Neurologe war ich häufig mit Rückenschmerzen konfrontiert. Anfangs überwies ich diese Patienten oft an den Neurochirurgen, weil man damals glaubte, dass die meisten Probleme von »Bandscheibenrissen« herrührten. Heute wissen wir, dass diese Einschätzung medizinisch nicht begründbar ist und dass Schmerzen im unteren Rückenbereich nur selten von Bandscheibenproblemen herrühren, sondern fast immer Weichteile geschädigt sind, also Muskeln, Sehnen und Bänder.

Rückenschmerzen können viele Ursachen haben, von der Muskelzerrung bis hin zu Krebs. Ich möchte an dieser Stelle eine spezielle Ursache ansprechen, die trotz ihrer extremen Häufigkeit relativ unbekannt ist, und zwar das Piriformis-Syndrom. Der Musculus piriformis ist ein schmaler, birnenförmiger Muskel, der beiderseits tief im Gesäß sitzt, dicht über dem Ischiasnerv. Wenn sich dieser Muskel verkrampft oder gereizt ist, kann er wiederum den Ischiasnerv irritieren und Schmerzen auslösen, die wie bei einem Bandscheibenvorfall vom Gesäß her ins Bein schießen. Dieser Ischiasschmerz wird zumeist auf »Bandscheibenprobleme« zurückgeführt. Manchmal ist er aufgrund des gereizten Ischiasnervs mit Taubheitsgefühlen und Prickeln an der Beinrückseite und bis in den Fuß hinab verbunden.

Erschütternd viele Patienten haben sich unnötigen Bandscheibenoperationen unterzogen, obwohl ihren Beschwerden in Wahrheit ein Piriformis-Syndrom zugrunde lag. Vor Kurzem wollte ich mir in einem Autohaus einen neuen Wagen ansehen. Der Verkäufer litt sichtlich unter starken Schmerzen. Er hatte eine Schonhaltung eingenommen und belastete sein linkes Bein nur sehr zögerlich. Spontan bat ich ihn in sein Büro, wo ich ihn aufforderte, sich auf den Rücken zu legen (er hatte keine Ahnung, dass ich Neurologe oder überhaupt ein Arzt war). Unter den neugierigen Blicken der anderen Mitarbeiter, die uns hinter der Glaswand zusahen, befolgte er meine Anweisungen.

Ich bat ihn, das linke Knie zu beugen und dabei das Kinn nach links zu drehen. Dann dehnte ich vorsichtig seinen Piriformis-Muskel, indem ich das gebeugte Knie über dem Körper nach rechts schob. Es war extrem steif und bereitete ihm zu Beginn auch leichte Schmerzen, doch nach kurzer Zeit gab der verkrampfte Muskel langsam nach. Danach ließ ich den Mann wieder aufstehen und umherlaufen. Seine Schmerzen waren vollständig abgeklungen.

Aus persönlicher Erfahrung kann ich sagen, dass ein Piriformis-Krampf schrecklich wehtut. Er kann von der Arbeit und vom Sport abhalten, und manch einer kommt nicht einmal mehr vom Stuhl hoch. Nutzen Sie daher die Übungen auf meiner Website, um diesen Muskel zu dehnen und zu kräftigen. Für die Beweglichkeit ist das Gold wert.

Knieschmerzen sind ebenfalls ein häufiger Grund für Sportunfähigkeit. Bei den chronischen Schmerzen stehen sie gleich an zweiter Stelle; mehr als ein Drittel aller Amerikaner kennt Knieschmerzen, also über 100 Millionen Menschen. In den USA werden jährlich rund 700 000 Knieprothesen eingesetzt, in Deutschland zwischen 160 000 und 170 000. Angesichts eines späteren Renteneintritts und steigendem Übergewicht sind in den kommenden 15 Jahren weiter steigende Zahlen und Kosten zu erwarten. Eine Knieprothese ist mitunter unumgänglich, aber häufig bereuen die Patienten ihren Entschluss hinterher. Die Indikation sollte zurückhaltend gestellt werden, nur für diejenigen, die wirklich davon profitieren. Den meisten Menschen täte es besser, die Operation mit allen damit verbundenen Risiken zu vermeiden und stattdessen lieber die Knie und die sie umgebende Muskulatur zu stärken.

Sportler leiden häufig am patellofemoralen Schmerzsyndrom. Typische Symptome sind Schmerzen im vorderen Kniebereich beim Sitzen, Springen, Hocken oder Treppengehen, und zwar besonders abwärts. Häufig knicken die Knie auch unvermittelt weg und können das Körpergewicht nicht mehr tragen. Manchmal bemerkt man beim Gehen oder Bewegen auch ein knackendes oder mahlendes Geräusch. Die Ursachen sind in der Regel übermäßige Beanspruchung, Verletzungen, Übergewicht, eine verschobene Kniescheibe oder strukturelle Veränderungen unterhalb der Kniescheibe.

Im Studio beobachte ich vielfach, dass die Besucher unterschiedlichste Kniestützen tragen, die ihre Kniescheibe am richtigen Ort halten und die Symptome lindern sollen. Dummerweise macht diese Strategie das Problem eher schlimmer. Übungen zur Stärkung der vorderen und rückwärtigen Beinmuskulatur halten die Kniescheibe dort, wo sie hingehört, solange keine signifikante Fehlstellung der Beine vorliegt. Individuell angepasste orthopädische Einlagen für die Schuhe können eine gute Entlastung bringen.

Ich kenne das patellofemorale Schmerzsyndrom an beiden Beinen und weiß, wie weh es tun kann. Eines Tages kam ich nicht einmal mehr die Treppe zum Schlafzimmer hoch. Mein Orthopäde wollte Kortison spritzen, doch ich ließ mich lieber erst einmal physiotherapeutisch behandeln, wo wir mit Übungen zur Stärkung des Quadriceps die Heilung einleiten konnten. Vier Monate nachdem ich nicht mal mehr eine Treppe bewältigt hatte, bezwang ich auf einer Neuseelandreise fast 1000 Meter Steigung in nicht einmal dreieinhalb Stunden.

Wenn Sie irgendwo Schmerzen haben, sollten Sie diese ernst nehmen. Es ist ein Warnsignal, dass etwas nicht stimmt. Manchmal ist es ein Hinweis auf eine Überanstrengung beim Sport – ob Ausdauer- oder Krafttraining – und unzureichende Erholungspausen zwischendurch. Manchmal hat man vor einer Übung auch nicht ausreichend gedehnt und sich eine Muskel-, Sehnen- oder Bänderzerrung zugezogen. Mitunter liegt auch eine

Fehlstellung vor, die mit Einlagen behandelt werden muss. Wer beim Sport plötzlich Schmerzen verspürt, muss eine Pause machen und den Symptomen nachgehen. Viele Übungen kann man so anpassen, dass sie schmerzfrei möglich sind. Überanstrengte Muskulatur braucht aber auf jeden Fall eine Pause. Setzen Sie beim Training regelmäßig wechselnde Schwerpunkte, damit nicht immer dieselben Muskeln gefordert sind.

Bei unklaren Schmerzen sollten Sie einen Orthopäden, einen Arzt für Physikalische Medizin oder Physiotherapeuten zu Rate ziehen. Ärzte für Physikalische Medizin behandeln diverse Krankheiten, die Gehirn, Rückenmark und Nerven sowie Knochen, Gelenke, Bänder, Muskeln und Sehnen betreffen. Erkundigen Sie sich nach einem passenden Arzt in Ihrer Nähe.

Ausreichend Schlaf

Wann haben Sie zum letzten Mal eine Nacht erholsam durchgeschlafen? Wenn es nicht die Nacht auf heute war, sind Sie in guter Gesellschaft, denn jedem Fünften geht es ebenso. Ich habe schon wiederholt über den Wert des Schlafes geschrieben, weil Schlafstörungen sich unmittelbar auf das Gehirn, die Entzündungsbereitschaft und das Risiko für Hirnerkrankungen auswirken. Schlafqualität und Schlafmenge haben eine erstaunliche Rückwirkung auf praktisch jedes System im Körper. Noch vor einer Generation haben wir nicht viel darüber nachgedacht. Man glaubte, durch den Schlaf einfach wieder frisch zu werden, als würde man seine Batterien neu aufladen. Inzwischen gibt es eine eigenständige Schlafmedizin, deren Forschungsprojekte beeindruckend belegen, wie wichtig Schlafen für unsere Gesundheit ist.

Schlaf lässt sich als »Diät für Geist und Seele« beschreiben. Auf vielen Ebenen laufen im Schlaf Reparatur- und Korrekturarbeiten in Gehirn und Körper ab – kein Wunder, dass wir etwa ein Drittel unseres Lebens verschlafen. Erst im Schlaf kann beispielsweise die Hirnanhangsdrüse das Wachstumshormon ausschütten. Dieses natürliche Anti-Aging-Mittel stimuliert nicht nur Zellwachstum und Zellvermehrung, sondern reguliert auch das Immunsystem und lässt Risikofaktoren für Herzinfarkt, Schlaganfall und Osteoporose zurückgehen. Außerdem unterstützt es unsere Fähigkeit, ein ideales Gewicht zu halten, indem es den Zugriff auf Fett als Energiequelle erleichtert.

Guter Schlaf ist für das Wohlbefinden unerlässlich. Je besser man auf die Dauer schläft, desto geringer ist das Risiko für zahllose Gesundheitsprobleme. Umgekehrt hat schlechter Schlaf weitreichende negative Auswirkungen auf den Körper und seine Funktionen. Studien konnten überzeugend darlegen, dass unsere Schlafgewohnheiten beeinflussen, wie viel wir essen, wie dick (oder dünn) wir sind, wie gut das Immunsystem funktioniert (und ob wir unangefochten durch die Grippesaison kommen), wie kreativ, logisch und schnell wir denken, wie gut wir mit Stress fertigwerden und wie sehr wir uns auf unser Gedächtnis verlassen können. Langfristig können schlechte Schlafgewohnheiten zu Konzentrations- und Gedächtnisstörungen beitragen, aber auch zu Diabetes und starkem Übergewicht, zu Herz-Kreislauf-Erkrankungen, Krebs, Depressionen und der Alzheimer-Krankheit.

Über das Auftreten von Schlafstörungen bei Alzheimer-Patienten wurde schon viel geschrieben, doch man ging immer davon aus, dass die Schlafprobleme eine Folge der Erkrankung seien. Neuere Arbeiten deuten jedoch darauf hin, dass es auch andersherum sein könnte: Schlafstörungen scheinen im Gehirn die Bildung des Proteins Beta-Amyloid zu beeinflussen, eines zentralen Bestandteils der Alzheimer-Krankheit. Laut der Autoren einer Studie von 2015 könnte eine Möglichkeit zur Behandlung sein, Schlafstörungen zu erfragen und angemessen zu behandeln, um einen Risikofaktor für das Auftreten dieser Erkrankung gezielt zu beeinflussen.

Wer besser schlafen möchte, kann sich zunächst an folgenden Tipps orientieren:

Ihre Schlafzeit wertschätzen und schützen. Ihre Schlafenszeit sollte denselben Stellenwert genießen wie eine wichtige Verabredung oder Besprechung. Reservieren Sie diese Zeitspanne ausdrücklich fürs Schlafen. Ab 22 Uhr verarbeitet der Stoffwechsel viele Abfallprodukte, und zwischen 23 Uhr und zwei Uhr morgens regeneriert sich das Immunsystem. In diesen Stunden sollten Sie unbedingt schlafen. Überlegen Sie also, wann Sie zu Bett gehen und aufstehen sollten (zum Beispiel 22 Uhr und sechs Uhr früh), und wehren Sie jeden Zugriff auf dieses Zeitfenster energisch ab. (Auf Seite 202 erfahren Sie mehr über die angemessene Schlafdauer.)

365 Tage im Jahr. Behalten Sie Ihren Schlafrhythmus auch an Wochenenden und Feiertagen bei. Streben Sie einen stabilen, immer gleichen Rhythmus an. Ihr Körper und Ihr Gehirn werden es Ihnen danken.

Ein Schlaflabor aufsuchen. Dort wird eine schmerzlose, nicht invasive »Polysomnografie« durchgeführt, für die Sie normalerweise eine oder zwei Nächte im Schlaflabor übernachten müssen. Im Schlaf werden dann diverse biologische Funktionen aufgezeichnet, um herauszufinden, ob bei Ihnen beispielsweise eine Schlafapnoe (siehe Folgeseite) oder »unruhige Beine« (Restless Legs Syndrom) vorliegen. Lassen Sie sich vom Hausarzt beraten. Adressen von Schlaflaboren finden Sie beispielsweise über die Kartenübersicht der Deutschen Gesellschaft für Schlafmedizin (DGSM): http://www.dgsm.de/schlaflabore.php

Genussmittel und legale Drogen. Spät am Tag sollten Sie keine koffeinhaltigen Getränke mehr zu sich nehmen. Auch manche Medikamente können den Schlaf beeinträchtigen. Hierzu zählen Pseudoephedrin, koffeinhaltige Kopfschmerzmittel, Nikotin, Mittel gegen Bluthochdruck und Herzschwäche, bestimmte Antidepressiva (SSRI), Kortikosteroide und Statine. Sprechen Sie gegebenenfalls mit Ihrem Arzt.

Eine friedliche, ruhige Schlafumgebung herstellen. Ins Schlafzimmer gehören keine elektronischen Geräte. Das Zimmer sollte aufgeräumt sein und eine angenehme Schlaftemperatur haben (zwischen 18 und 21 °C).

Einschlafrituale. Vor dem Schlafengehen benötigen Sie Zeit zum »Runterkommen«, in der keine anregenden Aktivitäten mehr stattfinden und der Körper zur Ruhe kommt. Mindestens eine Stunde vor der Schlafenszeit sollte man alle Bildschirme abschalten, ob Fernseher, Computer, Tablets oder andere. Gönnen Sie sich ein warmes Bad oder leichte Lektüre, hören Sie beruhigende Musik oder widmen Sie sich meditativem Ausmalen. Auch Übungen zur Tiefenatmung bieten sich an (siehe Seite 184). Manche Menschen schlafen nach Sport am Abend tief und fest, viele jedoch werden davon unnötig aufgeputscht und finden dann nicht zur Ruhe. Stellen Sie fest, zu welchem Typ Sie gehören, und verlegen Sie regelmäßigen Sport gegebenenfalls auf den frühen Abend (mindestens vier Stunden vor dem Schlafengehen).

Passende Schlafkleidung. Die Schlafbekleidung sollte nicht einengen und zur Zimmertemperatur passen, damit Sie weder schwitzen noch frösteln.

Melatonin. Wenn der Tag-Nacht-Rhythmus durcheinanderkommt, zum Beispiel bei Reisen über mehrere Zeitzonen, wegen einer Veranstaltung oder eines überzogenen Mittagsschlafs, kann ein Melatonin-Präparat hilfreich sein. Das ist auch einen Versuch wert, wenn man unerklärlicherweise viele Tage nacheinander nicht in den Schlaf findet – auch das kann auf einen veränderten zirkadianen Rhythmus hindeuten. Melatonin ist unser Schlafhormon und trägt außerdem zu einem stabilen 24-Stunden-Rhythmus bei. Die Ausschüttung beginnt mit Sonnenuntergang. Dann fährt es Körperfunktionen, Blutdruck und Körpertemperatur allmählich herunter, um uns auf den Schlaf vorzubereiten. Melatonin ist rezeptfrei erhältlich. Eine übliche Dosis sind ein bis drei Milligramm zur Schlafenszeit, aber besprechen Sie die Einnahme vorher mit Ihrem Arzt oder Apotheker.

Schlafapnoe ausschließen oder behandeln. Unter Schlafapnoe leiden Millionen Menschen. Ob man selbst davon betroffen ist, kann ein Schlaflabor feststellen (siehe oben). Sie ist weniger harmlos, als man früher dachte, denn dabei fällt im Schlaf ein Teil der Luftröhre in sich zusammen. Dadurch wird die Atmung immer wieder unterbrochen, und man schreckt aus dem Schlaf. Mögliche Hinweise auf eine Schlafapnoe sind lautes Schnarchen und traumloser Schlaf. Einer alarmierenden Studie zufolge, die 2015 in *Neurology* erschien, könnte Schlafapnoe mit einem früheren Beginn leichter kognitiver Störungen und der Alzheimer-Krankheit zusammenhängen. Die Autoren dieser Studie stellten fest, dass Menschen mit

Schlafapnoe knapp zehn Jahre früher leichte kognitive Einschränkungen entwickelten als die Vergleichsgruppe, deren Atmung im Schlaf unbeeinträchtigt war. Auch die Zeitspanne für die Entwicklung der Alzheimer-Krankheit schien sich zu verkürzen: Teilnehmer mit Schlafapnoe erkrankten im Durchschnitt fünf Jahre früher als Teilnehmer mit ungestörtem Schlaf. Dieser Zusammenhang könnte mit der gestörten Sauerstoffversorgung im Gehirn zu tun haben, aber auch damit, dass im Schlaf eine Vielzahl physiologischer Reaktionen ablaufen, die das Gehirn »erfrischen«, gründlich durchputzen und Proteine abbauen, die andernfalls die Nervenfunktion behindern.

Hinweise auf eine Schlafapnoe:

- häufige Tagesmüdigkeit und Energiemangel
- übermäßiger Schlafbedarf bei Tag
- häufiges nächtliches Wasserlassen
- Luftschnappen, Keuchen oder Husten bei Nacht
- unregelmäßige Atmung im Schlaf (zum Beispiel Schnarchen)
- morgendliche Kopfschmerzen
- gastroösophagealer Reflux
- Depressionen

Bei Menschen mit Schlafapnoe wurden ungewöhnliche Hirnveränderungen nachgewiesen, die durch die passende Behandlung glücklicherweise rückgängig gemacht werden können. Studien zufolge können Schäden an der weißen Masse beispielsweise deutlich zurückgehen, sobald die Schlafapnoe behandelt wird.

Das geschieht normalerweise durch eine Schlafmaske, welche durch permanenten, leichten Druck die Atemwege offen hält. Die Vorteile zeigen sich prompt. Untersuchungen zufolge gehen Veränderungen im Gehirn innerhalb weniger Monate zurück, und kognitive Funktion, Stimmung, Aufmerksamkeit und Lebensqualität bessern sich deutlich. Durch das zusätzliche Gewicht und Fetteinlagerungen rund um den Hals kann Schlafapnoe auch durch Adipositas ausgelöst werden. Sobald das Übergewicht abgebaut wird, kann auf die Schlafmaske in vielen Fällen wieder verzichtet werden.

Wie wertvoll guter Schlaf ist, wird leicht unterschätzt. Er ist möglicherweise noch wichtiger als das, was wir tagsüber tun. Arianna Huffington hat dazu das Buch *Die Schlafrevolution* geschrieben, das ich jedem empfehlen kann, der sich umfassend über guten Schlaf informieren will. In ihrem Vorwort schreibt sie: »Schlaf hat einen verbindenden Charakter. Er verbindet uns untereinander, mit unseren Vorfahren, mit unserer Vergangenheit und mit unserer Zukunft. Egal, wer wir sind und wo wir uns in der Welt und in unserem Leben befinden, wir brauchen alle Schlaf.«

Das Ernährungskonzept von *Dumm wie Brot* unterstützt gesündere Schlafgewohnheiten. Je besser Sie sich ernähren und je mehr die Entzündungsreaktionen zurückgehen, desto besser stehen Ihre Chancen auf einen tiefen, erholsamen Schlaf. Hierzu verweise ich auf die Geschichte von A. K.:

Nachdem ich mitansehen musste, wie meine Mutter zum Pflegefall wurde und an der Alzheimer-Krankheit starb, wollte ich mich und meine Familie aus zutiefst persönlichen Gründen vor dieser Krankheit schützen. Ich achte daher ständig auf aktuelle Informationen, wie man dieser schrecklichen Erkrankung vorbeugen kann.

Vor meiner Ernährungsumstellung habe ich viel industriell erzeugte Nahrung zu mir genommen, auch Diät-Cola, Cracker und Chips sowie die tägliche Portion Haferflocken, die der Arzt mir empfohlen hatte. Das war ein Irrweg. Als ich auf die kohlenhydratarme, fettreiche und glutenfreie Ernährung stieß, war mir sofort klar, dass das die Informationen waren, auf die ich gewartet hatte.

Ich kaufte eine gute Flasche Olivenöl, aß nur noch Fleisch von Weiderindern ohne Kraftfutter, verzichtete auf Getreide, trank Grüntee und süßte – wenn überhaupt – mit Stevia. Außerdem esse ich inzwischen mehr grünes Gemüse aus Bioanbau, und zwar jeden Tag.

Bis dahin litt ich unter Gelenkschmerzen, von denen ich auch nachts immer wieder aufwachte. Wenn ein veränderter Schlafrhythmus ein Zeichen dafür ist, dass die Diät hilft, habe ich allein deshalb profitiert. Die Umstellung ist erst sechs Wochen her, und die Veränderung ist schon jetzt verblüffend!

Stressabbau und innere Ruhe

In *Das erleuchtete Gehirn* erzählen Dr. Alberto Villoldo und ich, wie es dazu kam, dass die Wissenschaft das Geschenk der Neurogenese beim Menschen begriffen hat. Bei verschiedenen Tierarten war das Geheimnis der Nervenneubildung bereits enträtselt, doch erst Ende des 20. Jahrhunderts wandte man sich dem menschlichen Gehirn zu. 1998 veröffentlichte das Journal *Nature Medicine* einen Artikel des schwedischen Neurologen Peter Eriksson, in dem dieser erklärt, dass es im Gehirn neuronale Stammzellen gibt, die sich ständig erneuern und sich auch zu Nervenzellen ausdifferenzieren können. Eriksson sollte recht behalten. In jedem Augenblick unseres Lebens läuft eine hirninterne »Stammzellentherapie« ab. Die Anzahl unserer Hirnzellen ist nicht festgeschrieben, sondern das Gehirn ist formbar und kann ständig neue Zellen und Verbindungen erzeugen. Diesen Vorgang bezeichnet man als Neuroplastizität, und er erklärt beispielsweise, wie Schlaganfallpatienten wieder sprechen lernen können.

Im September 2014 hatte ich das Glück, ein internationales Symposium zu neuesten Forschungsergebnissen zur Hirngesundheit leiten zu dürfen. Bei dieser Gelegenheit erläuterte Dr. Michael Merzenich, emeritierter Professor für Neurowissenschaften der kalifornischen Universität San Francisco (UCSF) und einer der Vorreiter auf dem Gebiet der Gehirnplastizität, dass bestimmte Faktoren unserer Lebensweise tatsächlich die Fähigkeit des Gehirns, neue Verbindungen herzustellen, beeinflussen können.

Verschiedene positive Einflüsse auf das Gehirn habe ich bereits vorgestellt: körperliche Betätigung, erholsamer Schlaf, ketogene Ernährungsformen und bestimmte Ergänzungsmittel wie Curcumin und die Omega-3-Fettsäure DHA. Diese Maßnahmen reduzieren nebenbei auch die Stressbelastung von Gehirn und Körper. Stress gehört zum Leben. Es kommt nur darauf an, unnötigen Stress im Zaum zu halten, damit wir unsere Nervenverbindungen erhalten und fördern können. Gehirn und Neurogenese profitieren jedoch nicht nur davon, was wir essen, wie viel wir uns bewegen und wie gut wir schlafen. Wenn man sich die Zeit nimmt, die Welt mit anderen Augen zu betrachten und körperliche Anspannung abzubauen, verändern sich die physische und funktionale Struktur des Gehirns zum Besseren. Daher möchte ich hier vier zusätzliche Möglichkeiten vorstellen, die dieses Ziel unterstützen:

- Dankbarkeit nähren,
- starke soziale Netzwerke pflegen, besonders offline,
- Zeit für uns selbst einplanen,
- möglichst oft in die Natur hinausgehen.

Dankbarkeit nähren

Es ist wissenschaftlich erwiesen: Je dankbarer man sich fühlt, desto widerstandsfähiger ist das Gehirn – physisch, emotional und spirituell.

Ich möchte Ihnen anhand eines Beispiels erklären, wie ich selbst bewusste Dankbarkeit in mein Leben habe einfließen lassen – trotz widriger Umstände. Vor einigen Monaten erhielt ich eine E-Mail, die auf einen Artikel über mich verwies. Dieser Artikel war ausgesprochen negativ. Der Autor hatte seine Litanei anklagender und abfälliger Aussagen über mich passenderweise zu dem Zeitpunkt veröffentlicht, zu dem er selbst ein neues Buch herausbrachte. Er heischte also nach Aufmerksamkeit für sich und sein Buch. Meine spontane Reaktion – direkt aus den primitiveren Hirnzentren – war Ärger, Wut und das entschiedene Bedürfnis zurückzuschlagen.

In den folgenden Stunden trafen weitere E-Mails von besorgten Freunden ein, die wissen wollten, wie ich »reagieren« würde. Ich erinnere mich lebhaft an das Telefonat mit meiner Agentur und mit dem Verlag, die mich fragten: »Was haben Sie jetzt vor?« Meine Antwort lautete: »Gott segne ihn.« Trotz meines anfänglichen Ärgers, weil jemand mich in dieser Form angriff, war mir klar geworden, dass ich dem Autor dieses überaus verächtlichen Artikels großen Dank schuldete. Dadurch hatte ich die Gelegenheit erhalten, ernsthaft zu begreifen, dass ich mich nicht von anderen definieren lasse. Es war eine sehr positive Erfahrung, weil sie letztlich nur mein Selbstwertgefühl gestärkt hat.

Dankbarkeit wurde auch unter Laborbedingungen näher beleuchtet. 2015 untersuchten Wissenschaftler der Universität Indiana zwei Teilnehmergruppen, die wegen Depressionen, Angst oder beidem in Behandlung waren. Die eine Gruppe wurde gebeten, an einer Dankbarkeitsschreibübung teilzunehmen. Die Kontrollgruppe erhielt keine entsprechenden Anweisungen. Die Teilnehmer aus der Schreibgruppe sollten in den ersten drei Sitzungen ihrer wöchentlichen Therapiestunden jeweils 20 Minuten lang Dankesbriefe an Menschen aus ihrem Leben schreiben. Drei Monate nach Abschluss der Therapie wurden alle Teilnehmer aus beiden Gruppen einem gezielten Experiment mit gleichzeitigem Hirnscan unterzogen.

Dabei legte man die Teilnehmer in ein spezielles Gerät für funktionelle Magnetresonanztomografie (MRT). Sie erhielten dann angeblich unterschiedliche Geldbeträge von imaginären Wohltätern. Um die Situation realistischer zu gestalten, wurden ihnen auf einem Bildschirm Namen und Fotos ihrer Wohltäter eingeblendet, und sie erhielten folgendes Angebot: Falls sie zeigen wollten, wie dankbar sie für das Geld wären, könnten sie den Gesamtbetrag oder eine Teilsumme an eine namentlich genannte dritte Partei oder eine Wohltätigkeitsorganisation spenden. Auf den ersten Blick erscheint dieses Experiment merkwürdig und konstruiert, doch das Forscherteam konnte belastbare Daten sammeln, indem sie den Teilnehmern erklärten, dass jemand echtes Geld erhalten würde – abzüglich eventueller Beträge für einen Dritten oder einen guten Zweck.

Im Durchschnitt zeigte sich dabei, dass die Gehirne im Scan umso aktiver waren, je mehr Dankbarkeit eine Person ihren Angaben nach empfand und je mehr Geld sie weitergab. Und diese Aktivität spielte sich vor allem in Bereichen ab, die normalerweise nicht mit Emotionen assoziiert werden. Das bedeutet, dass Dankbarkeit eine ganz spezielle Emotion ist, die das Gehirn auf einzigartige Weise anspricht. Hinzu kam die Entdeckung, dass die Dankbarkeitsübung kurzfristige und langfristige Wirkungen hatte. Im Vergleich zur Kontrollgruppe verspürten die Teilnehmer der Schreibübungen nicht nur zwei Wochen später mehr Dankbarkeit, sondern ihre Gehirnscans wiesen auch Monate später noch eine stärkere Aktivität in Bezug auf Dankbarkeit auf. Sie waren nach wie vor auf erhöhte Dankbarkeit eingestimmt.

Dieser Studie zufolge funktioniert Dankbarkeit vor allem, weil sie die weitere Bereitschaft zu Dankbarkeit erhöht. Sie setzt eine Aufwärtsspirale in Gang: Je häufiger wir uns dankbar zeigen, desto eher sind wir dazu bereit und desto mehr profitieren wir psychisch davon. Um die Worte der Autoren zu zitieren: »... das Gehirn hat sozusagen einen Dankbarkeits-›Muskel‹, der sich trainieren und kräftigen lässt (was sich natürlich gar nicht so sehr von diversen anderen Qualitäten unterscheidet, die sich durch Übung kultivieren lassen). Wenn das stimmt, bedeutet es, dass verstärkte Bemühungen um Dankbarkeit in der Gegenwart das spontane Auftreten dieses Gefühls in der Zukunft begünstigen.«

Zu den einfachsten Methoden, Dankbarkeit zu kultivieren, gehört ein spezielles Notizbuch nur für diesen Zweck. Nehmen Sie sich täglich zwei Minuten Zeit – zum Beispiel vor dem Schlafengehen –, um ein paar Dinge einzutragen, für die Sie dankbar sind. Das können Kleinigkeiten sein, die an diesem Tag geschehen sind, aber auch größere Erfahrungen oder ein Dank an bestimmte Menschen, die einen positiven Einfluss auf Sie hatten. Versuchen Sie auch, einen Brief an eine bestimmte Person zu schreiben, in dem Sie ihm oder ihr danken, dass sie zu Ihrem Leben gehört. Und schicken Sie ihn ab!

Starke soziale Netzwerke pflegen, besonders offline

Eines meiner Lieblingszitate stammt aus dem Song *Nature Boy* (1948) von Nat King Cole. Er singt darüber, dass Lieben das Wichtigste ist, was man im Leben lernen kann – selbst zu lieben und geliebt zu werden. Ich habe mal gelesen, dass Menschen, die im Hospiz mit Sterbenden arbeiten, immer wieder ähnliche Fragen hören: Werde ich geliebt? Und habe ich gut geliebt? Sterbende sind an einem Punkt angelangt, wo alle trivialen Stressquellen verblassen und sich nur noch die Frage stellt, wie viel Liebe zurückbleibt. Schließlich ist Liebe *alles*. Ich werde ständig an die Macht des Mitgefühls und der Liebe erinnert – an die sozialen Bindungen, die wir knüpfen, ob lebenslang oder für kurze Zeit, aber dennoch nachhaltig. Eine wahre Geschichte kann das am besten verdeutlichen.

Als ich vor 30 Jahren meine Facharztausbildung abgeschlossen hatte, bot man mir eine Stelle bei etablierten Neurologen in Naples, Florida, an. Schon bald nach Arbeitsantritt lernte ich Mike McDonnell kennen, einen Anwalt, der ein Stockwerk über uns arbeitete. Mike war in Südflorida eine bekannte Persönlichkeit, und bald waren wir sehr gute Freunde. Wir verbrachten ganze Abende miteinander, spielten Gitarre und sangen mit anderen Freunden zusammen. Mike wurde ein so wichtiger Bestandteil unseres Lebens, dass meine Frau und ich ihn baten, uns zu trauen, und dann begleiteten er und seine Frau Nina uns auch in die Flitterwochen. Später übernahm Mike die Patenschaft für unsere Tochter Reisha.

Bei allen medizinischen Fragen wandte Mike sich an mich, und ich wiederum verließ mich stets auf seine unglaubliche Expertise in Rechtsfragen. Anfang Februar 2016 überrumpelte mich dann eine SMS seiner Frau: »Ich brauche dich. Mike stirbt.« Sofort eilte ich ins Krankenhaus, wo mein Freund beatmet wurde. Seine Frau und drei ihrer fünf Kinder saßen um das Bett. In diesem Moment wusste ich, dass ich hier als Neurologe gefragt war und ihn sofort untersuchen musste. Nachdem ich seine Hirnscans begutachtet hatte, wusste ich, dass Mike einen massiven Schlaganfall erlitten hatte. Sein Gehirn war praktisch funktionslos.

Ich erklärte Mikes Familie und seinen Freunden, wie ernst die Lage war, und wir trafen die nötigen Vorbereitungen für seine Verlegung auf die Intensivstation. Dort konnten die Geräte ihn glücklicherweise einigermaßen stabilisieren, bis schließlich alle seine Kinder in der Klinik eingetroffen und in seinen letzten Momenten bei ihm waren.

Um 11.14 Uhr ging Mike von uns.

Am nächsten Tag dachte ich bis in den Abend sehr viel an Mike. Wie das Schicksal es will, spielte ein enger Freund von Mike und uns in einem Restaurant in der Nähe auf dem Klavier. In einer Pause erwähnte er, dass wir am Vortag einen guten Freund verloren hätten, und nach dem Essen saßen wir noch mit Freunden zusammen und redeten von Mike und seinem Tod. Auf dem Heimweg ging es mir plötzlich sehr schlecht. Ich entwickelte Schüttelfrost, und mir wurde übel. Gegen zwei Uhr schlief ich schließlich ein, doch als ich anderntags erwachte, wusste ich, dass etwas nicht stimmte.

Es sollte noch eine Trauerfeier geben, um Mike zu würdigen, und wir suchten an diesem Tag Fotos für eine Rückschau auf sein Leben zusammen. Dabei stellte sich heraus, dass wir nicht nur jede Menge Fotos hatten, sondern auch eine DVD von einem Auftritt, den unsere Musikgruppe vor vielen Jahren bei einer Spendenaktion beigesteuert hatte. Nachdem ich mit meiner Frau und meiner Tochter dieses Video angesehen hatte, hatte ich das Bedürfnis, mich auf der Couch auszustrecken. Ich wusste nicht, was mit mir los war, aber mir war auf alle Fälle schwindelig, und mein Herz raste. Dann ließ mein Sehvermögen nach. Ich rief meine Frau, sagte ihr, wie es mir ging, und sie wählte sofort die Notrufnummer. Noch vor dem Krankenwagen traf die Feuerwehr bei uns ein. Ein junger Mann fragte mich nach meinem Befinden, und ich erzählte ihm von meinem Herzrasen. Dann fragte er, ob ich unter Stress stünde oder ein stressiges Ereignis hinter mir hätte. Ich brach in Tränen aus und erzählte vom Tod meines Freundes. Der Feuerwehrmann ging davon aus, dass meine Symptome auf Angst beruhten, und wies mich an, tief durchzuatmen und mich zu entspannen. Mein Medizinergehirn konnte durchaus akzeptieren, dass ich wahrscheinlich Angst hatte, war aber trotzdem der Meinung, dass hier mehr vor sich ging, besonders als ich meinen Puls prüfte, der nicht nur raste, sondern auch unregelmäßig war.

Als der Krankenwagen kam, zeigte sich, dass ich Herzrhythmusstörungen und einen Puls von 170 hatte. Ich wurde ins Krankenhaus gebracht, wo man mir intravenös ein Mittel verabreichte, um das Herz zur Ruhe zu bringen, was jedoch zwei Mal fehlschlug. Daraufhin brachte man mich auf die Intensivstation. Das Mittel zur Verlangsamung meines Herzschlags wurde allmählich erhöht, aber dennoch hämmerte mein Herz in gefährlichem Tempo weiter. Schließlich teilte Bob, der Intensivpfleger, mir mit, dass ich die Maximaldosis des ersten Medikaments erhalten hätte und ein zweites Mittel erforderlich wäre. Wenn beides versagte, wäre die nächste Stufe eine Kardioversion – bei der das Herz durch einen Elektroschock wieder in den normalen Rhythmus zurückgezwungen wird –, so viel wusste ich.

Gegen Abend konnte ich mich mit Bob unterhalten. Er erzählte, dass er früher im Schockraum einer Notaufnahme gearbeitet hatte, und berichtete mir von einigen Erlebnissen dort. Während ich ihm zuhörte, war ich von seinem Einfühlungsvermögen mir gegenüber fasziniert. Er wünschte sich einfach, dass es mir bald besser ging. Als er sorgfältig meine Medikamente anpasste, redete er weiter über bestimmte prägende Ereignisse aus seinem Leben. Irgendwann schloss ich die Augen und verspürte plötzlich eine unglaubliche Dankbarkeit – nicht nur für meine Freundschaft mit Mike, sondern auch für diese neue Verbindung zu Bob, der sich hier um mich kümmerte und mir seine Lebensgeschichte anvertraute. Ich kann dieses Gefühl nur als eine Form der Liebe bezeichnen. Und in dem Moment, wo diese Emotion meinen Körper durchzog, normalisierte sich plötzlich mein Herzrhythmus.

Man kann sicher gut nachvollziehen, dass es gar nicht so leicht ist, auf der Intensivstation zu schlafen. Die ganze Nacht wachte ich immer wieder auf, und jedes Mal prüfte ich den Monitor hinter meinem Bett, ob er noch einen normalen Herzrhythmus anzeigte. Kurz nach vier Uhr wachte ich wieder auf. Diesmal war dort kein Puls zu sehen. Es war eine flache Linie. Ich glaubte zu träumen, aber ich war wach. Da griff ich nach unten und stellte fest, dass eines der Kabel zum Herzmonitor sich gelöst hatte. Ich steckte es rasch zurück, worauf mein normaler Herzschlag gleich wieder zu sehen war.

Als am anderen Morgen der Kardiologe kam, war ich bereits aufgestanden und hatte meine Yogaübungen gemacht. Herz und Vitalzeichen waren wieder normal, und ich wurde ohne Medikation entlassen, sollte aber sicherheitshalber Acetylsalicylsäure nehmen.

Viele Jahre lang hat man mir die Frage gestellt: »Wie sind Sie zur ganzheitlichen Medizin gekommen?« Meine Antwort war immer gewesen, dass es keinen Aha-Moment gegeben hat. Dennoch kann ich sagen, dass diese Klinikerfahrung – erst mit Mike, dann mit Bob – ein wichtiger Wendepunkt in meinem Leben war. Als ich das Krankenhaus verließ, war ich nicht mehr derselbe. Jahrelang hatte ich über die schädlichen Auswirkungen von Stress gelehrt und geschrieben, doch nach diesem Erlebnis war ich auch persönlich davon überzeugt. Was aber weit wichtiger ist: Ich habe dadurch die vollständige Bedeutung der Liebe erfassen können. Natürlich lieben wir unsere Familie und unsere Freunde, doch Liebe und Dankbarkeit gegenüber anderen – sogar Fremden – war etwas, das für mich unerwartet kam, in meinem Leben aber heute hochwillkommen ist. Das war Mikes Abschiedsgeschenk für mich. Er starb im selben Jahr wie mein Vater, der als engagierter Arzt sein Leben lang immer wieder betont hatte, wie wichtig echtes Mitgefühl gegenüber anderen sei.

Wenn man geliebt wird und auf gute Weise selber liebt, kann jede Zelle im Körper optimal arbeiten. Wenn die Liebe der wichtigste Baustein für Gesundheit und Wohlbefinden ist, kenne ich keinen besseren Weg zu dauerhafter Heilung, als so viel wie möglich zu lieben und sich an dem zu erfreuen, was zurückkommt. Und dazu benötigt der Mensch starke soziale Netzwerke. Bleiben Sie offen für unerwartete Begegnungen wie die mit Bob, und pflegen Sie die Bindungen zu denen, die Sie schon lange begleiten. Man weiß nie, wann man selbst diese Menschen braucht, weil plötzlich eine große Herausforderung oder eine Tragödie zu bewältigen ist.

Beziehungen zu anderen verändern zweifellos auch unsere Physiologie und unser Wohlbefinden. Es ist erstaunlich, wie eng unser Gesundheitszustand mit dem Zustand unserer Beziehungen verknüpft ist, nicht nur den Beziehungen zu anderen, sondern auch der Beziehung zu uns selbst. Immerhin sind Menschen sehr soziale Wesen. Studien ergaben sogar, dass unsere Bindungen zu anderen das Leben verlängern können. 2015 wollte ein Forscherteam der Universität North Carolina in Chapel Hill herausfinden, wie soziale Beziehungen die Gesundheit beeinflussen. Dabei interessierten sie sich besonders dafür, wie soziale Beziehungen »unter die Haut« gehen und sich beim Älterwerden auf das körperliche Wohlbefinden auswirken. Es ging um verschiedene Fragen wie: Zu welchem Zeitpunkt im Leben werden diese Wirkungen spürbar? Was gehört alles dazu? Verändern sie sich mit zunehmendem Alter? Wie lange halten sie an?

Nach einer Zusammenführung von Daten aus vier großen amerikanischen Untersuchungen, die vom zarten Alter von zwölf Jahren bis hin zu 85-Jährigen insgesamt 14 600 Teilnehmer umfassten, sah man sich diverse Parameter näher an. Bezüglich der Bindungen wurden die soziale Integration, soziale Unterstützung und soziale Spannungen als Faktoren berücksichtigt. Für die biologische Komponente bezog man vier regelmäßig erhobene Gesundheitsmesswerte ein: Body-Mass-Index (das Körpergewicht im Vergleich zur Körpergröße), Taillenumfang, Blutdruck und C-reaktives Protein zur Einschätzung der systemischen Entzündungsneigung. Diese Biomarker stehen im Zusammenhang mit dem Risiko für diverse Erkrankungen, darunter Herzinfarkt,

Schlaganfall, Demenz und Krebs. Manche Ergebnisse bestätigten Bekanntes, andere hingegen waren erstaunlich. Aus früheren Arbeiten ist bereits bekannt, dass ältere Menschen mit einem großen sozialen Netzwerk oft länger leben als solche, die für sich bleiben. Diese Studie aber zeigte erstmals, dass soziale Bindungen *altersunabhängig* das Krankheitsrisiko sinken lassen. Zu den überraschenden Erkenntnissen gehörte:

- Soziale Isolation bei Jugendlichen trägt im gleichen Maß zu einer hohen Entzündungsbereitschaft bei wie körperliche Inaktivität.
- Ein starkes soziales Netzwerk kann vor Adipositas bewahren.
- Soziale Isolation kann bei Senioren für das Entstehen und die Behandlung von Bluthochdruck gefährlicher sein als Diabetes.
- Und im mittleren Alter ist die Qualität sozialer Bindungen wichtiger als die Quantität.

Dieser umfassenden, innovativen Studie lässt sich für jedes Lebensstadium Wichtiges entnehmen. Unsere Beziehungen zu anderen beeinflussen die Gesundheit, und gute Beziehungen sind wichtiger als die schiere Menge. Wie stabil und gut sind Ihre Verbindungen zu Ihrem Umfeld? Haben Sie einen Freundeskreis, dem Sie voll vertrauen? Beeinträchtigen schlechte Nachrichten oder Schikanen aus dem Kreis der Freunde, Kollegen oder Bekannten Sie in einer Form, die Ihre Lebensqualität deutlich einschränkt? Mögen Sie *sich selbst?*

Die Pflege gesunder Beziehungen beginnt mit einer gesunden Beziehung zu uns selbst. Erst danach können wir diese innere Liebe auf andere und auf unsere Umgebung ausweiten. Je glücklicher wir mit unseren Beziehungen sind, desto leichter treffen wir in jeder Hinsicht ausgereifte Entscheidungen.

Es gibt heute mehr technische Geräte und Apps denn je, um mit anderen Verbindung aufzunehmen. Zugleich steigt die Anzahl derer, die sich einsam und abgeschnitten fühlen. Offenbar verbringen wir weniger Zeit persönlich miteinander, je mehr künstliche Verbindungen wir über die sozialen Medien aufbauen. Versuchen Sie daher, Ihre Beziehungen auf authentische, persönliche Weise zu pflegen. Planen Sie mehr Zeit für Kontakte ein, die Sie inspirieren, ermutigen und Stress abbauen, anstatt auf die sozialen Medien zu setzen. Diese Plattformen sind hilfreich, ersetzen aber keine realen Begegnungen. Gehen Sie los und unternehmen Sie etwas mit anderen, oder widmen Sie sich einem neuen Hobby, zum Beispiel:

- Reservieren Sie mindestens ein Mal pro Woche oder zwei Mal im Monat einen Abend für den Partner oder die beste Freundin. Sie können ins Kino gehen oder einfach gemeinsam kochen und einen Film ansehen.
- Laden Sie jede Woche Freunde zum Essen ein. Jeder kann einen Teil dazu beisteuern.
- Verabreden Sie sich mit anderen zum wöchentlichen Wandern oder Power-Walking an einem bestimmten Termin.
- Rufen Sie jedes Wochenende mindestens einen guten Freund an, der weiter weg lebt. Bleiben Sie in Kontakt!
- Achten Sie auf tägliche Rituale mit Ihren Nächsten, also dem Ehepartner oder besten Freund oder auch einem Kind, das dafür alt genug ist. Das Ritual kann alles Mögliche beinhalten. Sie können einfach darüber sprechen, wie der Tag war und was Sie beschäftigt, ein Stück aus einem Buch vorlesen oder

sich über Sprichworte amüsieren. Meine Frau und ich reden jeden Morgen über ein Zitat oder ein paar Zeilen aus einem Buch. So erinnern wir uns daran, was uns im Leben wichtig ist. Gleichzeitig stärkt es unsere Bindung. Oft begleiten uns diese Worte den ganzen Tag. Ich merke, dass ich tagsüber regelmäßig darauf zurückkomme.

- Gönnen Sie sich Gewohnheiten, beispielsweise Feierabend um halb sechs, damit Sie mit den Kindern zu Abend essen können. Sonntags profitiert die Familie davon, wenn man alle elektronischen Geräte abschaltet und sich ganz auf die persönliche Begegnung konzentriert. Es sollte jede Woche mindestens einen gerätefreien Tag geben.

Die Bindungen im Leben zu stärken, kann für Gesundheit und Wohlbefinden ebenso wichtig sein wie jede andere Maßnahme.

Zeit für uns selbst

Neigen Sie dazu, Unwohlsein, Schmerzen, Ärger, Frust, Erschöpfung, Überforderung und die Sehnsucht nach einer Pause einfach zu ignorieren? Nehmen Sie sich regelmäßig Zeit zum Abschalten? Es klingt altbacken, wenn man sagt, »entspann dich«, weil das »Stress abbaut«, doch es ist wirklich wichtig, seit wir praktisch ständig unter Strom stehen. Neue technische Möglichkeiten führen dazu, dass wir uns unablässig unterhalten lassen und immer erreichbar sind. Zugleich sind wir zunehmend abgelenkt und erschöpft. Erste neurowissenschaftliche Studien belegen bereits, dass die Fähigkeit zum Nachdenken darunter leiden kann, wenn man sich zu sehr auf elektronische Geräte verlässt. Wir nutzen unsere Smartphones häufiger, als wir glauben. 2015 kam eine Studie aus dem Journal *PLOS One* zu dem Ergebnis, dass Menschen ihren Smartphone-Gebrauch erheblich unterschätzen. Die Teilnehmer dieser Untersuchung glaubten, sie würden im Durchschnitt 37-mal pro Tag zum Smartphone greifen. In Wahrheit waren es fast 85-mal und insgesamt etwas mehr als fünf Stunden pro Tag.

Mehr als ein Viertel des Tages werden wir heute von Informationen überflutet. Manches davon ist wichtig, aber das meiste ist wie Junkfood fürs Gehirn. Dieser starke digitale Input kann uns am Lernen hindern und Gedächtnis und Kreativität beeinträchtigen. Manche Menschen verzichten sogar auf die ihnen zustehenden Urlaubstage. Es ist jedoch wichtig, private Auszeiten einzuplanen, an denen der Körper sich vom Stress erholen und regenerieren kann, damit wir neue Kraft und Energie tanken. Gewöhnen Sie sich an, solche freien Momente für eine ernsthafte, ablenkungsfreie Auseinandersetzung mit sich selbst zu nutzen, damit dieser innere Dialog Ihnen zu einem positiven, optimistischen Blick auf die Gegenwart verhelfen kann.

Wissenschaftler der Universität Kalifornien in San Francisco (UCSF) konnten im Gehirn von Ratten neue Aktivitätsmuster dokumentieren, wenn die Ratten etwas Neues erlebten, beispielsweise einen fremden Lebensraum erkunden mussten. Diese frische Erfahrung können Ratten sich jedoch nicht dauerhaft einprägen, wenn sie zwischendurch keine Pause bekommen. Man geht davon aus, dass diese Befunde auch auf das menschliche Lernverhalten zutreffen. Abschalten ermöglicht dem Gehirn eine Pause, in der sich Erinnerungen festigen und ins Langzeitgedächtnis übergehen können. Bei einem unablässig stimulierten Gehirn kommt dieser Prozess leicht ins Stocken.

Selbstfürsorge beginnt mit Selbsterkenntnis. Es ist wichtig, regelmäßig seine Gedanken zu sortieren und die eigenen Ziele zu überprüfen, und zwar täglich, wöchentlich, monatlich und jährlich. Probieren Sie Folgendes:

- Schalten Sie jeden Tag zu einer bestimmten Zeit das Smartphone ab, um Tiefenatmung zu üben. Dann sind Sie nur im absoluten Notfall erreichbar und gehen ansonsten weder ans Telefon, noch lesen Sie E-Mails oder SMS. Mit Tiefenatmung kommen Körper und Geist zur Ruhe, und man bekommt Kontakt zu den eigenen Gefühlen und Gedanken. Der Ablauf ist folgendermaßen: Setzen Sie sich bequem auf einen Stuhl oder auf den Boden. Schließen Sie die Augen. Der Körper darf sich entspannen. Lassen Sie alle Spannung in Nacken, Armen, Beinen und Rücken los. Atmen Sie nun so lange wie möglich durch die Nase ein und spüren Sie, wie Zwerchfell und Bauch sich ausdehnen. Wenn Sie glauben, Ihre Lunge sei zum Bersten voll, lassen Sie noch ein klein wenig Luft hinein. Anschließend atmen Sie langsam aus, bis die Lunge absolut leer ist. Atmen Sie auf diese Weise mindestens fünf Mal tief aus und ein. Dann öffnen Sie die Augen und fragen sich, ob Ihr Körper sich jetzt gut und voller Energie anfühlt oder nicht. Der ideale Zeitpunkt für diese Übung kann am frühen Morgen sein, gleich nach dem Aufstehen (noch vor dem Blick auf jegliches digitales Gerät). Oder Sie lassen sich immer nachmittags um drei daran erinnern. Hauptsache, Sie kommen jeden Tag dazu. Wer mag, kann die Tiefenatmung mit einem inspirierenden Zitat abschließen (Beispiele finden Sie im Kasten auf den Seiten 185–188).
- Jede Woche oder jeden Monat können Sie sich größeren Fragen zu sich selbst widmen, zum Beispiel, ob Sie zufrieden sind oder nicht, wie es Ihnen körperlich geht oder wie es um Ihre

Beziehungen bestellt ist. Gibt es jemanden, mit dem Sie mehr Zeit verbringen sollten? Gibt es Menschen, ohne die es Ihnen besser ginge? Was bringt viel Stress und Angst in Ihr Leben? Was können Sie dagegen tun?

- Einmal im Jahr lohnt es sich, neue Ziele und Herausforderungen anzupeilen. Hier geht es um die großen Dinge, alles, was Sie langfristig anstreben. Was möchten Sie im kommenden Jahr oder in den nächsten zehn Jahren gern erreichen? Einen neuen Arbeitsplatz? In etwas besser werden? Ein neues Hobby anfangen? Sich selbstständig machen? Den Kilimandscharo bezwingen? Nach Australien reisen? Mehr ehrenamtliches Engagement? Ein Malkurs? Ein Meditationswochenende? Ihre Lebensgeschichte aufschreiben?

Wie bereits erwähnt, kann es hilfreich sein, die eigenen Gedanken, Ziele, Gefühle, Ängste und die wichtigsten Ereignisse, die uns beschäftigen, in einem Tagebuch aufzuzeichnen. Man kann später darin blättern und seine Sorgen im Nachhinein betrachten. Vieles wird dadurch auch verbindlicher (mehr zu den verschiedenen Tagebuchformen ab Seite 203).

Mit einem kurzen, bedeutenden Zitat lässt sich die Tiefenatmung gut abschließen. Mit diesen 30 Vorschlägen könnten Sie anfangen:

1. Wer immer in dieselbe Richtung geht, könnte dort ankommen, wo er hinwill. (Lao Tse)
2. Wenn nicht jetzt, wann dann? (Rabbi Hillel)

3. Die besten und schönsten Dinge auf der Welt sind nicht sichtbar oder fassbar – man muss sie mit dem Herzen spüren. (Helen Keller)
4. Wir müssen das Leben loslassen, das wir geplant haben, um das Leben zu akzeptieren, das uns erwartet. (Joseph Campbell)
5. Unsere größte Schwäche liegt im Aufgeben. Der sicherste Weg zum Erfolg ist immer, es noch ein weiteres Mal zu versuchen. (Thomas A. Edison)
6. Orientiert euch nicht an euren Ängsten, sondern an euren Hoffnungen und Träumen. Denkt nicht über das nach, was euch frustriert, sondern über euer unausgeschöpftes Potenzial. Beschäftigt euch nicht mit dem, woran ihr gescheitert seid, sondern mit dem, was ihr immer noch tun könnt. (Papst Johannes XXIII.)
7. Wenn du andere glücklich machen willst, übe dich in Mitgefühl. Wenn du glücklich sein willst, übe dich in Mitgefühl. (Dalai Lama)
8. Ausdauer ist kein Dauerlauf. Es sind viele kleine Rennen, immer eins nach dem anderen. (Walter Elliot)
9. Geduld und Ausdauer haben eine magische Wirkung, angesichts derer Schwierigkeiten und Hindernisse sich auflösen. (John Quincy Adams)
10. Um unsere Dankbarkeit zu zeigen, sollten wir nie vergessen, dass die höchste Wertschätzung nicht in Worten liegt, sondern darin, sie in die Tat umzusetzen. (John F. Kennedy)
11. Wahrer Erfolg ist, die Furcht vor dem Misserfolg zu überwinden. (Paul Sweeney)
12. Frieden ist nicht das Fehlen von Konflikten. Es ist die Fähigkeit, mit Konflikten friedlich umzugehen. (Ronald Reagan)

13. Wenn wir unsere Grenzen erst einmal akzeptieren, können wir sie überschreiten. (Albert Einstein)
14. Gott schenke mir die Gelassenheit, die Dinge anzunehmen, die ich nicht ändern kann, den Mut, die Dinge zu verändern, die ich verändern kann, und die Weisheit, zwischen beidem zu unterscheiden. (Gebet um Gelassenheit)
15. Die einzige wahre Sicherheit liegt darin, nichts zu besitzen, nichts zu fordern oder zu erwarten, ja, nicht einmal zu hoffen. Sicherheit in einer Beziehung liegt weder darin, auf das zurückzublicken, was war, noch auf den Blick auf das, was kommen mag, sondern darin, in der Gegenwart zu leben und sie so zu akzeptieren, wie sie jetzt ist. (Anne Morrow Lindbergh)
16. Gib niemals auf und handle voller Zuversicht. Es können harte Zeiten kommen, aber die Schwierigkeiten, vor denen du stehst, machen dich entschlossener, deine Ziele zu erreichen und trotz aller Widrigkeiten zu siegen. (Marta Vieira da Silva)
17. Den Freund, der in schweren Zeiten zu mir stand, werde ich stets am meisten schätzen. Denen, die mir durch meine schwarzen Zeiten halfen, kann ich mehr vertrauen als denen, die bereitwillig den Glanz meines Wohlstands mit mir teilen. (Ulysses S. Grant)
18. Glaube ist der Vogel, der das Licht fühlt, obwohl der Morgen noch dunkel ist. (Rabindranath Tagore)
19. Im Leben eines Menschen gibt es zwei große Tage: den Tag, an dem wir geboren werden, und den Tag, an dem wir den Grund dafür erkennen. (William Barclay)
20. Bildung ist nie zu Ende. Bildung heißt nicht, dass man ein Buch liest, eine Prüfung ablegt und damit fertig ist. Das gan-

ze Leben ist ein Lernprozess, vom Augenblick deiner Geburt bis zum Augenblick deines Todes. (Jiddu Krishnamurti)

21. Eure Aufgabe ist nicht die Suche nach Liebe, sondern nur, alle Schranken in euch selbst zu suchen und zu finden, die ihr dagegen errichtet habt. (Jalal Al-Din Rumi)
22. Derjenige unter euch, der ohne Sünde ist, werfe den ersten Stein. (Jesus Christus)
23. Du kannst das gesamte Universum nach jemandem absuchen, der deine Liebe und Zuneigung mehr verdient hat als du selbst, und du wirst diesen Menschen nirgendwo finden. Du verdienst deine Liebe und Zuneigung genauso sehr wie jeder andere im ganzen Universum. (Buddha)
24. Wir selber glauben, dass das, was wir tun, nur ein Tropfen im Ozean ist. Aber ohne diesen einen Tropfen wäre der Ozean kleiner. (Mutter Teresa)
25. Wir müssen die Zukunft willkommen heißen, weil wir uns daran erinnern, dass sie bald schon Vergangenheit sein wird, und wir müssen die Vergangenheit achten, weil wir uns daran erinnern, dass sie einst alles war, was menschenmöglich war. (George Santayana)
26. Trotz allem glaube ich immer noch, dass die Menschen tief in ihrem Herzen gut sind. (Anne Frank)
27. Das Einzige, was schlimmer ist, als blind zu sein, ist sehen zu können, ohne eine Vision zu haben. (Helen Keller)
28. Am Ende sind es nicht die Jahre in deinem Leben, die zählen. Es ist das Leben in deinen Jahren. (Abraham Lincoln)
29. Es spielt keine Rolle, wie langsam du gehst, solange du nicht stehen bleibst. (Konfuzius)
30. Nimm die Herausforderungen an, damit du die Begeisterung des Sieges fühlen kannst. (George S. Patton)

Möglichst oft in die Natur hinausgehen

Unsere Vorfahren lebten und arbeiteten die meiste Zeit im Freien. Heute macht das kaum noch jemand. Wir leben und arbeiten in geschlossenen Räumen und sind dabei an Elektronik, Stuhl, Couch, Besprechungen und Aufgaben gebunden. Es gibt biologische Gründe, weshalb ein Spaziergang, eine Wanderung oder jegliche Aktivität an der frischen Luft uns so guttut. Im Freien zu sein, umgeben von Pflanzen und anderen Lebewesen, erhöht über eine Vielzahl biochemischer Reaktionen das Wohlbefinden. Davon profitieren Geist und Nervensystem ganz besonders.

Gehen Sie im Laufe des Tages sooft wie möglich in die Natur hinaus, ob in der Großstadt oder auf dem Land. In der Stadt können Sie beispielsweise in der Mittagspause in den Park gehen. Bemühen Sie sich am Arbeitsplatz um einen Fensterplatz, und stellen Sie zu Hause einen Sessel an das Fenster mit der schönsten Aussicht, damit Sie sehen, wie sich die Bäume im Wind wiegen, und Vögel und andere Tiere aus der Umgebung beobachten können. Verlegen Sie Ihr Training ins Freie, sobald das Wetter es zulässt. In den Bergen oder am Wasser sollten Sie die gute Luft und den schönen Anblick bewusst genießen. Nehmen Sie sich Zeit für das Farbenspiel bei Sonnenaufgang oder Sonnenuntergang. Werfen Sie in klaren Nächten einen Blick zu den Sternen. Innenräume und Büros profitieren von lebenden Zimmerpflanzen (mehr dazu im folgenden Abschnitt). Sie reinigen die Luft, verbessern den Kontakt zur Natur und können sogar Ihre unmittelbare Umgebung entgiften.

Das persönliche Umfeld entgiften

Eines ist offensichtlich: Wir leben in einem Chemikalienmeer. Die Ermittlung der sogenannten Körperlast – der Menge an Giftstoffen in verschiedenen Geweben des menschlichen Körpers – zeigt, dass unabhängig von Aufenthaltsort oder Alter praktisch jeder Mensch messbare Mengen synthetischer Chemikalien in sich trägt. Viele davon sind fettlöslich und werden daher dauerhaft im Fettgewebe gespeichert. Ich wünschte, die Regulierung solcher Substanzen wäre heutzutage wichtiger als ihre Beobachtung. Doch leider dauert es Jahre bis Jahrzehnte, bis Studien genug Daten zusammengetragen haben, damit die Regierung neue Regulierungen erlassen oder gefährliche Produkte gar ganz vom Markt nehmen kann. Eine Metaanalyse, die 2014 in einer Fachzeitschrift für Gefahrgut, dem *Journal of Hazardous Materials*, erschien, wertete 143 000 geprüfte Fachartikel aus, um Aufkommen und Niedergang giftiger Chemikalien nachzuvollziehen. Dabei ergab sich ein bedrückendes Muster: Bis die passenden Maßnahmen ergriffen werden, verstreichen durchschnittlich 14 Jahre. Also müssen wir die Sache selbst in die Hand nehmen.

Die gute Nachricht ist, dass *Nie wieder Dumm wie Brot* Sie genau dabei unterstützt. Warten Sie nicht, bis etwas offiziell für gefährlich erklärt wird, ehe Sie es aus Ihrem Leben verbannen. Im Zweifelsfall können Sie sofort darauf verzichten.

Zu Glyphosat, dem Hauptbestandteil von Monsantos Roundup, habe ich mich bereits geäußert. Zusätzlich können Sie nachfolgende Anregungen umsetzen:

- Die Innenbeschichtung von Konserven, Getränkedosen oder Kunststoffflaschen sollten kein Bisphenol A (BPA) enthalten. Achten Sie auf den Aufdruck »BPA-frei«.
- Verwenden Sie keine Pfannen oder Töpfe mit Antihaft-Beschichtung. Teflonbeschichtungen enthalten Perfluoroctansäure (PFOA), die von der amerikanischen Umweltschutzbehörde EPA als wahrscheinlich krebserregend eingestuft wurde. Kochgeschirr aus Gusseisen, Keramik, unbeschichtetem, rostfreiem Stahl oder Glas ist die bessere Wahl.
- Kochen Sie möglichst wenig mit der Mikrowelle. Kunststoffe (und Kunststofffolien) sollten nie in die Mikrowelle. Auch heiße Speisen gehören nicht in Kunststoffgeschirr, weil dadurch unerwünschte Substanzen in die Nahrung übergehen können.
- Kunststoffflaschen sollten nicht den Aufdruck PC (Polycarbonat) oder die Recycling-Nummern 3, 6 oder 7 in dem kleinen Dreieck tragen. Empfehlenswert sind wiederverwendbare Flaschen aus lebensmittelechtem, rostfreiem Stahl oder Glas.
- Bei Hygieneartikeln, Kosmetik, Seifen oder Deodorants sollten Sie beim nächsten Kauf die Marke prüfen. Über die Haut können wir vieles aufnehmen, was dem Körper schadet. Achten Sie auf ein Biosiegel und wählen Sie im Zweifelsfall die unbedenklichere Alternative. Die App *ToxFox* des BUND (Bund für Umwelt- und Naturschutz), die auf den Angaben der Seite *www.codecheck.info* beruht, gestattet anhand des Strichcodes eine Überprüfung von Kosmetika auf ihre hormonelle Wirksamkeit.
- Manche Substanzen können unser Hormonsystem und den Stoffwechsel stören und sogar eine Gewichtszunahme auslösen. Als besonders tückisch gelten:

- Aluminiumchlorhydrat (in Deodorants)
- Diethylphthalat (in Parfüms, Lotionen und anderen Pflegeprodukten)
- Formaldehyd und Formalin (in Nagelprodukten)
- »Duftstoffe« und »Parfüm« (in Parfüm, Lotionen und anderen Pflegeprodukten)
- Parabene (Methyl-, Propyl-, Isopropyl-, Butyl- und Isobutyl-Parabene), (in Kosmetika, Lotionen und anderen Pflegeprodukten)
- PEG/Ceteareth/Polyethylenglykol (in Hautpflegeprodukten)
- Natriumlaurylsulfat (SLS), Natriumdodecylpolysulfat (SLES) und Ammoniumlaurylsulfat (ALS), (in diversen Produkten wie Shampoos, Wasch- und Reinigungslotionen, Haarfärbe-, Wasch- und Bleichmitteln, Flüssigseife, Zahnpasta, Make-up-Grundierung sowie Badeölen und Badesalzen)
- TEA (Triethanolamin), (in Hautpflegeprodukten)
- Toluen und Dibutylphthalat (DBP), (in Nagellack)
- Triclosan und Triclocarban (in antibakteriellen Handseifen und manchen Zahnpastas)

- Wählen Sie Haushaltsreiniger, Spülmittel, Desinfektionsmittel, Bleichmittel, Fleckentferner und ähnliche Produkte ohne synthetische Chemikalien. Es gibt Marken mit ungiftigen Inhaltsstoffen; achten Sie auf Veröffentlichungen von Ökotest und ähnlichen Verbraucherschutzmagazinen. Aus Borax, Natron, Essig und Wasser kann man problemlos und preiswert wirkungsvolle Reiniger selbst herstellen (siehe Kasten unten).
- Innenluft ist normalerweise stärker mit Giften belastet als fri-

sche Luft. Das liegt an all den Ausdünstungen aus Möbeln, Elektronik und Haushaltswaren. Lüften Sie immer gründlich und installieren Sie möglichst HEPA-Luftreinigungsfilter. Die Filter müssen alle drei bis sechs Monate gewechselt werden; die Luftschächte einmal im Jahr. Auf Duftsprays oder elektrische Raumlufterfrischer mit chemischen Duftstoffen sollten Sie verzichten. Giftigen Staub und Ablagerungen entfernen Sie mit einem Staubsauger mit HEPA-Filter. Am besten jedoch belüften Sie Ihr Haus, indem Sie die Fenster weit aufmachen.

- Besucher sollten am Eingang die Schuhe ausziehen.
- Bestimmte Pflanzen, darunter Grünlilien, Aloe vera, Chrysanthemen, Gerbera, der Zimmerfarn *Nephrolepis exaltata,* Efeu und Philodendron entgiften die Umgebung auf natürliche Weise. Davon sollten Sie so viele wie möglich im Haus haben.
- Wählen Sie beim Kauf von Kleidung, Vorhängen, Polstermöbeln oder Matratzen immer natürliche Stoffe ohne Flammschutzmittel, fleckabweisende oder wasserabweisende Beschichtung. (Im Einzelfall können bestimmte Mengen Flammschutzmittel vorgeschrieben sein, aber versuchen Sie stets, ein möglichst natürliches Produkt zu finden.)
- Böden und Fensterbretter wöchentlich feucht wischen.
- Lassen Sie sich im Gartenfachmarkt beraten, wie Sie giftfrei gegen Unkraut und Ungeziefer vorgehen können. Wer Kinder hat, sollte sich mit anderen Eltern und mit Erziehern und Lehrern zu dem Thema austauschen.

Wissen, was drin ist: drei Reiniger

Allzweckreiniger und Geruchsbindung:
125 Milliliter Natron (Natriumhydrogencarbonat)
2 Liter warmes Wasser

Verrühren und in einer Sprühflasche aufbewahren.

Glas- und Fensterreiniger:
1 Liter Wasser
250 Milliliter Weißweinessig
125 Milliliter 70-prozentiger Alkohol (zur äußeren Anwendung)
2 bis 4 Tropfen essentielles Öl (auf Wunsch, nur für den Duft)

Alle Zutaten verrühren und in einer Sprühflasche aufbewahren.

Desinfektionsmittel:
2 Teelöffel Borax
60 Milliliter Weißweinessig
750 Milliliter heißes Wasser

Alle Zutaten verrühren und in einer Sprühflasche aufbewahren.

Alle fragwürdigen Produkte aus dem Haus zu verbannen und durch Alternativen zu ersetzen, mag überwältigend erscheinen. Machen Sie sich keinen Stress; Sie müssen nicht alles auf einmal erledigen. Gehen Sie Zimmer für Zimmer durch oder nehmen Sie sich jeden Tag nur ein Produkt vor. Es geht darum, im Rahmen Ihrer finanziellen und praktischen Möglichkeiten Ihr

Bestes zu tun. Während des 14-Tage-Ernährungsplans steht jeden Tag genau eine Aufgabe an, die zur Entgiftung Ihres Umfelds beiträgt.

Bevor wir dazu kommen, fehlt jedoch noch ein Schritt, um all diese Ideen zusammenzufügen, nämlich die nötige Planung.

KAPITEL 7

Punkt 3 – Gut geplant ist halb gewonnen

Der Körper liebt Beständigkeit und Vorhersehbarkeit. Er verlangt so sehr danach, dass er auf subtile Weise rebelliert, wenn wir ihn zwingen, von seinen natürlichen Rhythmen abzuweichen. Das ist einer der Gründe, warum es so unangenehm sein kann, mehrere Zeitzonen zu überqueren und vorübergehend vom normalen Tagesrhythmus abzuweichen. Ihr Körper wird tun, was in seiner Macht steht, um Sie schnell wieder auf Kurs zu bringen. Um ihm unnötigen Stress zu ersparen und stets ein gesundes Gleichgewicht zu erhalten, tut man daher gut daran, das ganze Jahr tagaus, tagein denselben Tagesrhythmus beizubehalten – auch am Wochenende und in den Ferien. Rechtzeitige, kluge Planung kann viel dazu beitragen.

Viel Arbeit, soziale Verpflichtungen und unerwartete Ereignisse führen natürlich immer einmal dazu, dass wir von der Regel abweichen. Dennoch sollte man versuchen, wenigstens die drei Aspekte im Blick zu behalten, die für die Gesundheit am wichtigsten sind, und das sind die Zeiträume für Essen, Sport und Schlafen. Allein das kann einen erheblichen Unterschied machen! Ein fester Zeitplan ist eine große Hilfe, um bei unvorhergesehenen Herausforderungen trotzdem bei Ihren guten Vorsätzen zu bleiben.

In diesem Sinne möchte ich Ihnen einige Tipps mitgeben.

Zeit zum Essen

Kalorien sind zeitunabhängig, der Körper hingegen nicht. Je nach Tageszeit (und anderen Faktoren) geht er unterschiedlich mit Kalorien um.

Jeder Mensch hat diverse innere Uhren, die seinem Körper helfen, den zirkadianen Rhythmus auszutarieren, der sich am Tag-und-Nacht-Rhythmus orientiert. Er zeichnet sich durch sich wiederholende Tätigkeiten aus, die zum 24-Stunden-Lauf der Sonne passen, und umfasst beispielsweise den Schlaf-wach-Rhythmus, den Anstieg und Abfall bestimmter Hormone sowie Schwankungen der Körpertemperatur. Inzwischen hat sich herausgestellt, dass eine innere Zeitverschiebung – bei der diese inneren Uhren nicht richtig laufen – Essstörungen und Gewichtsprobleme hervorrufen kann. So gibt es beispielsweise klare Belege dafür, dass fettleibige Menschen häufig einen gestörten zirkadianen Rhythmus haben, der dazu führt, dass sie oft und unregelmäßig essen, insbesondere am späten Abend. Stark übergewichtige Menschen leiden nicht selten unter Schlafapnoe, was ihren Schlafrhythmus zusätzlich durcheinanderbringt. Wie wir wissen, kann Schlafmangel wiederum die Appetithormone Leptin und Ghrelin aus dem Gleichgewicht bringen, was die Probleme weiter verschärft.

In Kapitel 4 habe ich verschiedene Eckpunkte für gelegentliches Fasten vorgestellt, zum Beispiel ein bis zwei Mal pro Woche auf das Frühstück zu verzichten und vier Mal im Jahr 72 Stunden zu fasten. Ergänzend empfehle ich Ihnen, *den Großteil der Tageskalorien möglichst bis 15 Uhr* zu verzehren und abends nur noch bescheiden zu essen. Am besten *essen Sie innerhalb von vier Stunden vor dem Schlafen gar nichts mehr.* (Wasser und koffeinfreier Tee sind erlaubt, doch spätestens eine halbe Stunde vor dem Schlafen sollten Sie nichts mehr trinken, damit Sie nicht mitten in der Nacht aufstehen müssen.)

Wie wertvoll es ist, das Mittagessen vor 15 Uhr zu beenden, unterstreicht eine Studie verschiedener Universitäten aus Amerika und der Universität Murcia an der spanischen Mittelmeerküste. Für die Spanier ist das Mittagessen die wichtigste Mahlzeit des Tages. Zur Überraschung der Forschergruppe, die davon ausging, dass dieselbe Kalorienanzahl pro Tag bei gleicher Aktivität und gleicher Schlafdauer auch dieselbe Wirkung haben müsste, hatten diejenigen, die später zu Mittag aßen, größere Probleme mit dem Abnehmen. Alle 420 Teilnehmer der Studie waren übergewichtig oder stark übergewichtig, und alle sollten mit dem gleichen, fünfmonatigen Ernährungsprogramm abnehmen. Der einzige Unterschied waren die Essenszeiten: Die eine Hälfte aß ihr Mittagessen vor 15 Uhr, die andere nach 15 Uhr. Im Verlauf der 20 Wochen der Studie nahmen die frühen Esser durchschnittlich zehn Kilo ab, während die späten Esser lediglich acht Kilo abbauten, was auch zögerlicher verlief.

Intuitiv wissen wir durchaus, dass Überessen gegen Ende des Tages keine gute Idee ist. Um diese Zeit sind wir wahrscheinlich schon müde. Auch das Gehirn möchte keine weiteren Entscheidungen mehr treffen. Deshalb schlagen wir uns beim Abendessen leicht mit mehreren Portionen ungesundem Essen (samt Dessert) den Bauch voll – ganz besonders nach hektischen Tagen, wo das Mittagessen ausfallen musste und wir uns mit nährstoffarmen Snacks und Fertigprodukten über Wasser gehalten haben. Wenn das letzte Essen sehr lange her ist und die Kalorienbilanz noch unzureichend, isst man abends schnell deutlich zu viel, weil der Körper diese fehlenden Kalorien aufholen will. Biologie und Stoffwechsel reagieren einfach überwältigt. Zur Vorbeugung und optimalen Energieversorgung empfehle ich folgendes Vorgehen:

- Legen Sie schon freitags oder Samstagmorgen fest, was es in der kommenden Woche wann zu essen gibt. Dabei sollten Sie berufliche und private Verpflichtungen von vornherein berücksichtigen. Schreiben Sie Ihre Planung auf (siehe Seite 203) und wählen Sie den Tag oder die zwei Tage, an denen Sie das Frühstück überspringen. An diesen Tagen brauchen Sie unbedingt zwischen 11.30 Uhr und 13.30 Uhr ein nahrhaftes Mittagessen.
- Schreiben Sie anschließend den Einkaufszettel für alle Hauptmahlzeiten und denken Sie an zusätzliche Snacks. Diese Einkäufe sollten Sie spätestens Samstag erledigen, damit Sie nicht Montag früh aufwachen und nichts zum Frühstück haben oder nicht wissen, was Sie fürs Mittagessen einpacken sollen.
- Überlegen Sie vorab, welche Mahlzeiten und Snacks sich zum Mitnehmen eignen, wenn Sie mittags unterwegs sind.

Je genauer Sie Ihre Ernährung planen – *wann* gibt es *was* zu essen? –, desto leichter können Sie sich an Ihr Vorhaben halten und profitieren gesundheitlich davon. Für Sport gilt das ebenso.

Zeit für Sport

Am späten Nachmittag steigen die Körpertemperatur und auch bestimmte Hormone wie Testosteron an, sodass wir körperlich kräftiger sind. Das bedeutet jedoch nicht, dass sportliche Aktivitäten zwingend am frühen Abend stattfinden müssen. Legen Sie Ihre Trainingszeiten so, wie es Ihnen am besten passt. Das Wichtigste ist nicht der Zeitpunkt der optimalen Leistungsfähigkeit, sondern dass der Körper überhaupt aktiv wird. Manche Menschen gehen gern frühmorgens joggen, andere absolvieren ihr Training lieber am Ende des Tages.

Denken Sie daran, dass eine Stunde hartes Training nicht ausgleichen kann, dass wir den Rest des Tages sitzend verbringen. Immer mehr Belege zeigen, dass auch sportlich aktive Menschen ein erhöhtes Krankheits- und Sterberisiko aufweisen können – so wie Rauchen immer schadet, auch wenn man ansonsten sehr gesund lebt. Viele Menschen bewegen sich so kräftesparend wie möglich vom Haus zum Auto ins Büro und zurück, um anschließend gemütlich fernzusehen. Mehr Bewegung in den Alltag einzubauen, tut unabhängig vom Beruf jedem gut. Überlegen Sie, wie Sie ohne großen Aufwand aktiver werden können – ob Sie die Treppe nehmen oder auf dem hintersten Parkplatz parken. Verwenden Sie zum Telefonieren ein Headset, damit Sie dabei aufstehen können. In der Mittagspause können Sie vielleicht 20 Minuten spazieren gehen. Weitere Anregungen für einen aktiven Alltag:

- Nehmen Sie bei der Wochenplanung der Mahlzeiten auch gleich die Sportzeiten mit auf. Schreiben Sie auch auf, welchen Sport Sie machen wollen (siehe Seite 145). Die Mindestzeit sind dabei 20 Minuten Ausdauertraining an sechs Tagen pro Woche sowie drei bis vier Mal Krafttraining. Planen Sie zusätzlich Zeit zum Dehnen ein. Auch die Tage mit intensiverem Training und die Tage, an denen man es lockerer angeht, sollten von vornherein feststehen (siehe nachfolgenden

Beispielplan). Am Ruhetag (der nicht zwingend der Sonntag sein muss) können Sie immer noch gemütlich mit Freunden spazieren gehen oder einen meditativen Yogakurs besuchen. Ruhetag bedeutet also nicht, dass Sie an diesem Tag völlig passiv bleiben.

- Bei Schlaf- oder Einschlafstörungen hilft schweißtreibender Sport am frühen Morgen. Bewegung bei Tageslicht, zum Beispiel eine Radtour, Joggen oder der Weg zum Sport kurz nach dem Aufstehen, normalisiert effektiv den zirkadianen Rhythmus. Frühsport senkt nachweislich den ganzen Tag den Blutdruck und sorgt auch nachts dafür, dass er um 25 Prozent zurückgeht, was wiederum den Schlaf fördert.

Weiter unten finden Sie einen Trainingsplan für jemanden, der bereits über eine gewisse Grundfitness verfügt und durch intensiveres Training (HIT-Training) und längere mäßige Aktivität im Verlauf der Woche kräftiger und fitter werden möchte. In diesem Fall ist übrigens der Mittwoch der Ruhetag. Planen Sie längere Workouts für die Tage ein, an denen Sie mehr Zeit haben – das ist meistens das Wochenende.

Montag: mittags schneller Spaziergang (20 bis 30 Minuten); nach der Arbeit 20 Minuten Krafttraining und Dehnen im Studio

Dienstag: morgens 50 Minuten Ergometertraining plus zehn Minuten Dehnen

Mittwoch: beruflich sehr anspruchsvoll. Irgendwann am Tag 30 Minuten schnell spazieren gehen plus 15 Minuten Krafttraining und leichtes Dehnen, während das Essen auf dem Herd steht.

Donnerstag: morgens 30 Minuten auf den Crosstrainer plus zehn Minuten Dehnen
Freitag: abends um 18 Uhr Yogakurs
Samstag: um 9.30 Uhr 90 Minuten Power-Walking mit der Walking-Gruppe
Sonntag: 40 Minuten Crosstrainer plus 20 Minuten Krafttraining und Dehnen

Je exakter Sie Ihren Trainingsplan unter der Woche formulieren, desto eher halten Sie sich auch daran.

Zeit zum Schlafen

Denken Sie daran, dass der Körper – und ganz besonders das Gehirn – durch Schlafen neue Energie schöpft. Früher ging man davon aus, dass der Körper eine bestimmte Anzahl Schlafstunden bräuchte. Diese Überlegung ist wissenschaftlich nicht haltbar, denn der Schlafbedarf ist individuell unterschiedlich. Wie viel Schlaf brauchen Sie, um optimal zu funktionieren? Finden Sie es heraus:

- Legen Sie die ideale Aufwachzeit fest, die Ihnen erlaubt, alle morgendlichen Aufgaben zu erledigen.
- Stellen Sie den Wecker jeden Tag auf diese Zeit ein.
- Gehen Sie acht bis neun Stunden vor dieser Aufwachzeit ins Bett. Sie sollten *vor* dem Wecksignal erwachen. Die Anzahl der Schlafstunden, die Sie in dieser Nacht bekommen, entspricht Ihrer idealen Schlafdauer.

Was können Sie noch tun?

- Nutzen Sie die Strategien, die in Kapitel 6 zum Thema Schlaf vorgestellt werden, und machen Sie das Beste daraus.
- Halten Sie Ihre Schlafens- und Aufstehzeiten streng ein. 365 Tage im Jahr, ohne Ausnahme, auch am Wochenende oder im Urlaub.

Grundsätzlich sollte man vor 23 Uhr zu Bett gehen. Die Stunden zwischen 23 Uhr und 2 Uhr früh sind für die Gesundheit von größter Bedeutung, weil zu dieser Zeit die zentralen Verjüngungsprozesse ablaufen.

Tagesablauf: Ein Beispiel

Ich habe in diesem Buch immer wieder schriftliche Aufzeichnungen erwähnt. Meiner Erfahrung nach lohnt es sich, den Alltag anhand von klaren Plänen nachvollziehbar zu strukturieren. Man bleibt seinen Absichten und Zielen eher treu, wenn man sich selbst Rechenschaft darüber ablegt. Ich empfehle drei separate Tagebücher:

- Ernährungstagebuch: Hier tragen Sie alles ein, was Sie essen, aber auch das, was Sie essen *wollen,* also geplante Mahlzeiten und Snacks für die ganze Woche. Am Wochenende wird die kommende Woche vorab festgelegt: Was soll es jeden Tag wann geben? Lassen sich diese Pläne tatsächlich einhalten? Schreiben Sie auf, was Ihnen schmeckt und was nicht, inklusive Ihre Lieblingsgerichte und Rezepte. Hier passen auch

Einzelheiten hin: Nach welchem Essen ging es Ihnen besonders gut? Was war für Sie persönlich eher problematisch? Wie haben Sie Rezepte erfolgreich abgeändert?

- Sporttagebuch: Hier gehören Ihre sportlichen Pläne hinein. Was haben Sie jeden Tag vor? Was haben Sie tatsächlich an diesem Tag umgesetzt? Notieren Sie die Minuten für Kardiotraining, Krafttraining und Dehnen. Welche Muskelgruppen standen dabei im Vordergrund? Welchen Ausdauersport haben Sie gewählt? Hatten Sie Muskelkater oder Schmerzen? Prüfen Sie, wie Sie auf unterschiedliche Belastungen reagieren, um so ein maßgeschneidertes Training für Ihren Körper zu entwickeln. Achten Sie darauf, im Wochenverlauf zwischen härterem und leichterem Training abzuwechseln.
- Allgemeines Tagebuch: Hier ist Raum für Gedanken, Gefühle, Ideen, Wünsche, Ziele und den Ausdruck von Dankbarkeit. Auch Ängste und Sorgen haben hier Platz, denn wenn man etwas niederschreibt, kann dies psychisch entlastend wirken.

Die Form dieser Bücher bleibt ganz Ihnen überlassen. Für Ernährungs- und Sporttagebuch können einfache Notizblöcke mit Spiralbindung völlig ausreichend sein. Für das »richtige« Tagebuch wird oft eines mit Ledereinband gewählt. Legen Sie eine Ausgabe ans Bett, um morgens und abends hineinschreiben zu können. Tagsüber können Sie kleine, handliche Notizbücher für schnelle Eintragungen mitführen. Organisieren Sie sich so, wie es Ihnen am besten hilft.

Die nachfolgende Checkliste unterstützt die Planung des Tagesablaufs.

Checkliste für den Alltag

- ❒ Jeden Tag zur gleichen Zeit aufstehen und schlafen gehen.
- ❒ Ergänzungsmittel einnehmen, auch Präbiotika und Probiotika. Art, Menge und Einnahmezeit der Präparate gemäß der Übersichts-Tabelle auf Seite 135 festlegen.
- ❒ Wenn Sie nicht das Frühstück überspringen (mindestens einmal pro Woche), sollten Sie morgens Proteine zu sich nehmen. Eier sind eine perfekte Grundlage für den Tag.
- ❒ Mindestens 20 Minuten Ausdauertraining. Vorher und nachher dehnen. Jeden zweiten Tag Krafttraining. Mehr zur Zeitplanung finden Sie zu Beginn dieses Kapitels (siehe Seite 197).
- ❒ Eine Maßnahme zur Entgiftung Ihres persönlichen Umfelds umsetzen (siehe Seite 190).
- ❒ Mittagessen vor 15 Uhr einnehmen.
- ❒ Den ganzen Tag Wasser trinken.
- ❒ Morgens und abends zehn Minuten ablenkungsfreie Auszeit einplanen, zum Beispiel mit Tiefenatmung (siehe Seite 184), Tagebuch schreiben, Nachdenken über ein inspirierendes Zitat oder eine Passage aus einem Buch, oder eine Kurzmeditation einlegen.
- ❒ Zwischen Abendessen und Bettzeit sollten vier Stunden liegen.
- ❒ Vor 23 Uhr ins Bett gehen und das Licht ausmachen.

Beispieltag

6.30	Weckzeit
6.30 bis 6.45	Tiefenatmung und Tagebuch schreiben
7.00 bis 7.45	Frühsport (zum Beispiel Ergometer, Krafttraining, Dehnen)
7.45 bis 8.15	Körperpflege
8.15	frühstücken und Lunchbox vorbereiten
8.45	zur Arbeit gehen oder fahren
12.30	Mittagessen und 20 Minuten Spaziergang
16.00 bis 16.15	Snack und kurze Selbstreflexion
17.30	Feierabend
18.30	Abendessen mit der Familie
19.30 bis 20.00	Zeit zum Abschalten
21.30	Elektronik ausschalten, bettfertig machen
22.30	Licht aus!

Es gibt unzählige Apps, die uns bei der Tagesplanung mit Erinnerungen unterstützen können. Doch auch ein klassischer Tagesplaner hat seinen Wert. Wählen Sie die Methode, die Sie am meisten anspricht. Unabhängig von der Detailplanung kommt es darauf an, dass Ihr Leben sich um Ihre Ess-, Bewegungs- und Schlafgewohnheiten herum abspielt. Seien Sie diesbezüglich bitte beständig und notfalls selbstsüchtig. Ihre Gesundheit wird es Ihnen danken! Ich mag keine Klischees, aber hier stimmt es: Gutes Timing ist alles.

KAPITEL 8

Probleme erkennen und lösen

Wir können immer wählen, jeden Tag, jede Minute. Das Leben ist eine endlose Abfolge von Entscheidungen. Rechts oder links? Ja oder nein? Fisch oder Pommes frites? Ich will Ihnen zeigen, wie Sie bessere Entscheidungen treffen können, die Ihnen langfristig gestatten, Ihr Leben voll auszukosten. Manche Entscheidungen fallen schwer, aber ich weiß, dass Sie dazu in der Lage sind. Sie kennen den Wert Ihrer Gesundheit und eines scharfen Verstands. Sie wissen auch, was eine plötzliche oder chronische Erkrankung bedeuten kann. Ihre Gesundheit sollte in Ihrem Leben stets das Wichtigste sein, denn was würden Sie sonst tun?

Auf meiner Website steuerte Christopher E. die folgende Geschichte bei:

Anfangs war ich zwar nicht krank, aber beruflicher Stress, körperliche Belastung und falsche Ernährung hatten mir doch ziemlich zugesetzt. Ich bin kein alter Mann und war immer in der Lage, all meine Ideen umzusetzen – 80 Stunden pro Woche arbeiten, für die Ersteigung eines Gipfels zu trainieren und den Bataan Death March zu bewältigen, alles in nur sechs Monaten bei vier Stunden Schlaf pro Nacht und literweise Kaffee! Schockiert musste ich feststellen, dass ich einige Zeit nach dem Gipfelsturm wochenlang Tag für Tag hundemüde war und plötzlich auch noch Haarausfall entwickelte, durch den ich stellenweise kahl wurde. Als Offizier der Army hatte ich kurze Haare, doch eines Tages sagte ein Sergeant zu mir: »Sir, was ist denn an Ihrem Hinterkopf los?« Ich sah nach und entdeckte tatsächlich eine kahle Stelle.

Im Laufe der Monate wurde es schlimmer. Der Dermatologe sprach von Alopecia, also kreisrundem Haarausfall, und schlug lokale Steroidinjektionen vor. Unbehandelt könnte der Haarausfall schlimmer oder besser werden, meinte der Arzt und riet mir unbedingt zu weniger Stress. Leichter gesagt als getan. Damals wurde ich versetzt, und im selben Monat teilte meine Frau mir mit, dass sie schwanger sei. Die kahlen Stellen wurden immer schlimmer, und da ich im Militär ausgerechnet im Gesundheitsbereich tätig war, trugen die Flecken auf dem Kopf natürlich weder zu meinem Ansehen als Führungskraft noch zum Vertrauen der Patienten bei.

Etwa acht Monate nach meinem Umzug mit meiner Frau fiel mir Dumm wie Brot *in die Hände. Ich war fasziniert, dass hier ein Neurologe sagte, bestimmte Nahrungsergänzungsmittel (!) würden die Nerven schützen und wiederherstellen und dass das Darmmikrobiom nicht nur das Gehirn, sondern praktisch jedes System im Körper beeinflusst. Also las ich das Buch zügig durch.*

Da es mir nach wie vor furchtbar ging und ich auch dementsprechend aussah, beschloss ich, es mit der ketogenen Diät zu versuchen, und nahm auch sechs der sieben im Buch empfohlenen Ergänzungsmittel ein (außer Resveratrol). Im Folgemonat (September 2015) kam unser Baby auf die Welt, sodass Stress und Schlafmangel noch schlimmer wurden. Trotzdem begannen meine kahlen Stellen wie durch Zauberhand wieder zuzuwachsen. Im Januar waren sie vollständig verschwunden, und ich habe nicht mehr jeden Morgen das Gefühl, ich müsste ein ganzes Klavier hochhieven. Nebenbei habe ich neun Kilo abgenommen.

Dieser Erfolg hat mich inspiriert und beflügelt. Jetzt gehe ich auch Stress und Schlafmangel gezielt an. Seit Kurzem meditiere ich täglich (keine Ahnung, ob das hilft, aber ich hoffe es), schreibe auf, wofür ich dankbar bin, und versuche, jede Nacht sieben Stunden Schlaf zu bekommen. Früher hielt ich es für lachhaft, Gesundheitsprobleme so anzugehen (ich hatte gelernt, das wäre alles Humbug), doch nach meiner persönlichen Fallgeschichte denke ich anders darüber.

Natürlich wird es Herausforderungen geben. Und es wird Zeiten geben, in denen Sie diese Herausforderungen eine nach der anderen angehen müssen. So ist das Leben. Die nachfolgenden Tipps sollen Ihnen helfen, wenn es kritisch wird. Die Liste ist bei Weitem nicht vollständig, gibt Ihnen jedoch etwas an die Hand, woran Sie sich halten können, wenn eine schwierige Entscheidung ansteht.

»Was mache ich, wenn ich auswärts essen muss?«

In den ersten Wochen sollten Sie zum Essen möglichst nicht ausgehen. So können Sie sich anhand meines 14-Tage-Plans an die neue Ernährungsweise gewöhnen. Damit sind Sie gut auf Tag X vorbereitet, an dem Sie sich in ein Restaurant wagen. Dann können Sie sich leichter vorstellen, was Sie aus einer fremden Küche bestellen sollten.

Viele Menschen essen mehrmals die Woche außer Haus, ob in einer Mensa oder in der Kantine. Kaum jemand kann jede Mahlzeit und jeden Snack immer planen und selbst zubereiten.

Deshalb müssen Sie lernen, Speisekarten richtig zu lesen. Vielleicht hat Ihr Lieblingslokal passende Gerichte. Scheuen Sie sich nicht, das zu bestellen, was Sie brauchen, zum Beispiel eine Extraportion gedünstetes Gemüse anstelle von Kartoffeln oder Essig und Öl statt handelsüblicher Vinaigrette. Wenn Ihnen das zu kompliziert erscheint, können Sie vielleicht neue Restaurants ausprobieren, die Ihren Bedürfnissen besser gerecht werden. Es ist gar nicht so schwer, etwas Gesundes zu bestellen, solange die Richtung feststeht. Im Zentrum steht gesundes Biogemüse ohne Gentechnik, hinzu kommt etwas Fett – Olivenöl oder eine halbe Avocado – und eine kleine Menge Protein, und schon sind Sie auf der sicheren Seite. Komplexe Gerichte mit diversen Zutaten sind eher ungünstig. Erkundigen Sie sich im Zweifelsfall beim Servicepersonal oder beim Koch nach den Zutaten.

In die Arbeit sollten Sie möglichst selbstabgepackte Mahlzeiten mitbringen. Es hat sich bewährt, vorbereitete Speisen im Kühlschrank bereitzuhalten, zum Beispiel gegartes Huhn, hartgekochte Eier, pochierten Lachs oder einige Streifen gegrilltes Steak oder Rinderbraten. Nehmen Sie eine Schüssel frischen Salat und rohes Gemüse mit und geben Sie die Proteinbeilage und die Sauce unmittelbar vor dem Verzehr dazu. Auf Reisen habe ich gern Avocados und Lachs in der Dose dabei. Konserven können ein guter Beitrag sein, sich unterwegs gesund zu ernähren. Achten Sie nur auf die Herkunft der Produkte und darauf, dass die Dosen BPA-frei sind.

Auch Snacks sollten Sie stets zur Hand haben. Das gilt besonders in der Übergangszeit zur kohlenhydratarmen Lebensweise. In Teil III sind jede Menge Ideen für Snacks aufgelistet. Vieles davon eignet sich zum Mitnehmen und verdirbt nicht so leicht.

Wenn die Versuchung groß ist (weil die Kollegen Muffins

mitbringen oder der Geburtstagskuchen der Freundin auf dem Tisch steht), müssen Sie sich daran erinnern, dass Sie in irgendeiner Form für diesen »Genuss« bezahlen werden. Diese Folgen müssen Sie akzeptieren, wenn Sie nicht Nein sagen. Allerdings zahlt sich ein getreidefreies Leben meiner Ansicht nach in puncto Lebensqualität am meisten aus. Profitieren Sie davon!

»Oh nein! Ich habe etwas Falsches gegessen. Was jetzt?«

Die Geschichte von Maari C. ist sehr bezeichnend für das, was passieren kann, wenn man in alte Ernährungsgewohnheiten zurückfällt oder nach längerer Karenz plötzlich wieder Weizen isst. Maari ist bewusst einige Tage von ihren guten Vorsätzen abgewichen, doch die Auswirkungen waren so massiv, dass man aus ihrer Erfahrung viel lernen kann.

Vor einigen Jahren hatte ich mit Panikattacken und Ängsten zu kämpfen. Damals sah ich mich ziemlich bald nach ganzheitlichen Alternativen zu den Psychopharmaka um, die meine Ärzte empfahlen. Nach drei Monaten dieser Attacken war meine Gesundheit innerhalb eines Monats wiederhergestellt.

Sieben Jahre später bekam ich nach der zweiten Schwangerschaft immer wieder am ganzen Körper Nesselsucht und hatte obendrein eine Schilddrüsenunterfunktion (erstaunlich, weil ich eigentlich eine überaktive Schilddrüse hatte). Notgedrungen musste ich ein Schilddrüsenpräparat einnehmen.

Die Ausschläge kehrten vor ein paar Monaten zurück, und ich war außerdem erschöpft und depressiv. Nach einigem Suchen und

Lesen ging ich zu einer weizenfreien Ernährung über. Bald ging es mir blendend. Schon nach zwei Wochen ohne Weizen erholte sich meine Haut von einer Rötung, die mich schon sieben Jahre plagte. Ich hatte unglaublich viel Energie und war weder hungrig noch schlecht gelaunt (erstaunlich, denn während der Entgiftungsphase aß ich nur 1200 Kalorien pro Tag). Ich freute mich unglaublich auf den grünen Saft am Mittag, weil es mir damit so phantastisch ging.

Verblüffend war auch, dass der Schwindel verschwand. Nach zwei Wochen ohne Weizen saß ich mit meiner Tochter auf der Schaukel, und mir wurde zum ersten Mal weder schwindelig noch übel. Das war ein Wunder!

Gestaunt habe ich auch darüber, wie sich mein Gehirn danach anfühlte. Es war irgendwie klarer, und ich kann mich seitdem besser ausdrücken. Trotzdem habe ich dann wieder zwei Tage Weizen gegessen, nur um zu sehen, was passiert. Schon eine halbe Stunde nach einer Scheibe Brot war ich etwas benommen. Später aß ich Pizza, und an diesem Abend ging es mir richtig dreckig. Anderntags bekam ich Herpes und eine Augenentzündung – so etwas hatte ich seit dem College nicht mehr gehabt.

Eine Lebensumstellung ist ein Tanz auf dem Drahtseil. Wer durch eine neue Ernährungsweise und neue Bewegungsformen gesünder leben will und deshalb anders einkauft, kocht und bestellt, rutscht trotzdem leicht in alte Gewohnheiten zurück. (Und ich rate natürlich niemandem, dies wie Maari absichtlich zu tun, weil es Sie körperlich und emotional teuer zu stehen kommt.) Niemand erwartet, dass Sie nie wieder ein knuspriges Stück Pizza oder ein Glas Bier trinken. Dennoch hoffe ich, dass Sie stets die wahren Bedürfnisse des Körpers im Blick behalten und sich nach besten Kräften an diese Prinzipien halten.

Peilen Sie ein 90:10-Verhältnis an: Halten Sie sich 90 Prozent der Zeit an diese Vorgaben, und gestehen Sie sich zehn Prozent Freiraum zu. Es gibt immer eine Ausrede, nicht besser auf sich selbst zu achten. Wir sind zu Festen und Hochzeiten eingeladen. Unsere Arbeit ist stressig, und wir haben wenig Zeit und Energie, um uns ausführlicher mit Ernährung, Bewegung und Schlaf zu befassen. Stopp! Sobald Sie das Gefühl haben, zu weit von Ihren Vorsätzen abzuweichen, brauchen Sie einen Neustart. Fasten Sie einen Tag und halten Sie sich dann wieder strenger an die Vorgaben. Nehmen Sie sich einen Freitag oder Montag frei, und gönnen Sie sich ein langes Wochenende außerhalb oder zu Hause, an dem Sie sich ganz um sich kümmern. Vielleicht können Sie ein Yogawochenende buchen oder alte Freunde besuchen. Hauptsache, Sie brechen aus dem Alltagstrott aus, lösen sich aus all dem, was der Gesundheit zusetzt, und tanken neue Entschlossenheit.

»Ich bekomme bei dieser Ernährungsform schlimme Kopfschmerzen und andere Nebenwirkungen«

Sobald man zur getreidefreien, kohlenhydratarmen Ernährung übergeht, läuft der Körper zu Hochform auf, um zu entgiften und Übergewicht abzubauen. Auf eine plötzliche Ernährungsumstellung reagieren viele Menschen aber zunächst mit Kopfschmerzen, besonders wenn man sich vorher nicht gut ernährt hat. In Wahrheit ist das ein Zeichen, dass die Diät anschlägt. Die Kopfschmerzen werden bald verschwinden. Wenn Sie ein Schmerzmittel benötigen, sollten Sie am ehesten Acetylsalicylsäure verwenden. Sie dämmt neben den Schmerzen auch Entzündungen ein – im Gegensatz zu vergleichbaren, frei verkäuflichen Schmerzmitteln irritiert sie aber weder das Mikrobiom, noch lässt sie die Emotionen abstumpfen. Wie in Kapitel 4 erwähnt, könnte anfangs ein erhöhtes Verlangen nach Kohlenhydraten vorliegen, und manch einer reagiert auf den Entzug launisch und reizbar. Machen Sie sich bitte bewusst, dass Gluten und Zucker eine ähnliche Wirkung entfalten wie Drogen. Wer sie absetzt, leidet vorübergehend unter Entzugssymptomen. Das ist ganz normal, solange der Körper sich anpasst. Schließlich bleiben abrupt die vorgefertigten, abgepackten (oder anderweitig minderwertigen) Speisen aus, die er vielleicht bisher bekommen hat. Die Stimmung bessert sich bald wieder, aber wie geht man mit dem Heißhunger um? Was können Sie konkret dagegen tun?

Prägen Sie sich ein, dass Heißhunger nie lange dauert. Viele Leser von *Dumm wie Brot* haben mir mitgeteilt, dass sie nach dem kalten Entzug und der vollständigen Umstellung auf meinen Ernährungsansatz nie dieses Verlangen nach bestimmten Speisen entwickelten, das sie vorher kannten. In der ersten Woche kostet das Widerstehen noch Willenskraft, aber danach wird es einfacher. Wie eine Zuschrift besagt: »Das ist, als ob man bei Tisch den Hund füttert. Solange man auch nur ein klein wenig von dem ungesunden Zeug isst, bettelt der Körper weiter danach.«

Wenn Brotkorb, Schokokekse oder ein Teller frische Pasta gar zu verlockend sind, sollten Sie sich mit einer Aktivität ablenken. Schalten Sie um. Gehen Sie 20 Minuten ins Freie. Wenn es nicht zu spät ist, können Sie Sport treiben (mit einem passenden Video geht das sogar zu Hause). Gönnen Sie sich eine Viertelstunde mit Ihrem Tagebuch oder schieben Sie eine Runde Tiefenatmung ein. Hören Sie Musik, die Ihnen neuen Schwung gibt, nehmen Sie sich etwas vor, was Sie schon lange mal tun wollten, zum Beispiel eine Schublade oder einen Schrank aufräumen. Oder essen Sie notfalls etwas anderes. Am besten haben Sie immer kleine Snacks bereitliegen, um den Körper zu beruhigen: eine Handvoll Nüsse oder eine halbe Avocado mit Olivenöl und Balsamico-Essig. Im Kühlschrank sollte auch stets eine vollständige Mahlzeit bereitstehen, damit man gar nicht in Versuchung kommt, von unterwegs etwas mitzubringen, wenn der Hunger groß oder die Energie gering ist. Nicht vergessen: Kohlenhydrate und zuckerhaltige Speisen sind nur Füllmaterial, das den Körper langfristig mit Entzündungen und Schmerzen anfüllt. Nähren Sie Körper und Geist lieber mit hochwertigen Lebensmitteln, und erinnern Sie sich daran, dass Sie das verdient haben.

»Hilfe, ich muss hungrig ins Bett«

Wenn es Ihnen schwerfällt, die vier Stunden nach dem Abendessen durchzuhalten, in denen es nichts mehr gibt, können Sie aktiv etwas dagegen tun. Zunächst einmal kommt es darauf an, abends ausreichend sättigendes Fett zu essen. Reichern Sie das Gemüse mit mehr Olivenöl an. Auch eine kleine Portion (eine Handvoll) glutenfreies Getreide wie zum Beispiel Quinoa mit etwas Olivenöl kann eine Lösung sein.

Anstatt kurz vor der Bettzeit mit leerem Magen vor dem Kühlschrank zu landen, sollten Sie sich ablenken. Trinken Sie Kamillentee oder anderen warmen Kräutertee und lesen Sie ein gutes Buch oder eine Zeitschrift. Rufen Sie Freunde an (zu passenden

Wegstreitern siehe Seite 174). Ein Spaziergang durch die Nachbarschaft wirkt entspannend. Sie können Tagebuch schreiben, mit den Kindern spielen oder ihnen etwas vorlesen – Hauptsache, Sie denken nicht an Essen. Und bei Einschlafstörungen können Sie sich auf Ihre Atmung konzentrieren und sich all die gesunden Prozesse ausmalen, die gerade in Ihrem Körper ablaufen.

»Ich bin Veganer. Was kann ich tun?«

Vegane Ernährung kann ausgesprochen gesund sein, solange man genug Vitamin D, B-Vitamine und die Omega-3-Säure DHA zu sich nimmt. Auch eine ausreichende Zufuhr an Mineralien wie Zink, Kupfer und Magnesium muss sichergestellt sein. DHA gibt es für Veganer und Vegetarier als Ergänzungsmittel aus Meeresalgen. Bei Veganern wird die Proteinzufuhr mitunter kritisch betrachtet, doch sie können viel Protein über Gemüse, Hülsenfrüchte und glutenfreies Getreide aufnehmen. Schwierig ist aus meiner Sicht eher die Fettversorgung, weil Veganer auch auf Eier und Fisch verzichten. Deshalb sollte man bei dieser Ernährungsform unbedingt mehr Oliven- und Kokosöl zu sich nehmen.

Schwangerschaft und Stillzeit

Die in diesem Buch vorgestellten Punkte tragen tatsächlich zu einem gesunden Baby bei. Wenn Schwangere und frischgebackene Mütter mich um Rat fragen, gebe ich vier wichtige Tipps:

1. Nehmen Sie in der Schwangerschaft die für Schwangere empfohlenen Vitamine und Probiotika.
2. Nehmen Sie 900 bis 1000 Milligramm DHA als Ergänzungsmittel. DHA ist eine der wichtigsten Fettsäuren für die Hirnentwicklung.
3. Essen Sie nur ein bis zwei Mal pro Woche Fisch. Werdende Mütter hören oft, dass sie viel Fisch essen sollen, weil er so viele Fettsäuren liefert. Allerdings weiß man heute nur selten, woher der Fisch stammt, und er könnte stark mit Quecksilber, PCB und anderen Toxinen belastet sein.
4. Wenn es geht, sollten Sie das Kind stillen. Muttermilch liefert alle nötigen Nährstoffe, auch Substanzen, die das Baby vor Krankheiten und Infekten schützen und es gut gedeihen lassen. Damit kann keine industriell erzeugte Säuglingsnahrung mithalten, denn diese Stoffe lassen sich nicht synthetisch herstellen. Außerdem fördert Stillen durch den engen Körperkontakt die Mutter-Kind-Bindung.

Ein Hinweis zu Kaiserschnitten: Kaiserschnitte retten Leben und sind in bestimmten Situationen medizinisch notwendig. Allerdings muss nur ein Bruchteil aller Entbindungen chirurgisch erfolgen. Für das Kind ist es erstaunlich vorteilhaft, beim Passieren des Geburtskanals rundum mit lebenserhaltenden Mikroben »getauft« zu werden, anstatt dass man es möglichst steril aus dem Bauch holt. Kaiserschnittkinder neigen später verstärkt zu Allergien, ADHS, Autismus, starkem Übergewicht, Typ-1-Diabetes und Demenz. Sollte bei Ihnen – aus welchem Grund auch immer – ein Kaiserschnitt erforderlich sein, so sollten Sie das mit dem Arzt die Gazetechnik besprechen. Dr. Maria Gloria Dominguez-Bello von der Universität New York hat überzeugende Daten vorgelegt, denen zufolge es dem Baby hilft, ein gesundes Mikrobiom zu entwickeln, wenn man aus dem Geburtskanal der Mutter mit etwas Mull Bakterien entnimmt und dem Neugeborenen damit Mund und Nase einreibt. Das ist nicht ganz so gut wie eine vaginale Entbindung, aber besser als ein steriler Kaiserschnitt.

Außerdem empfiehlt Dr. Dominguez-Bello Probiotikagabe und Stillen. Sie schreibt: »Das Zusammenspiel von probiotischen und präbiotischen Komponenten in der Muttermilch lässt Stillkinder im Vergleich zu Kindern, die Säuglingsnahrung erhalten, ein stabiles, relativ einheitliches Darmmikrobiom ausbilden.«

»Ich soll Antibiotika nehmen. Ist das gut?«

Fast jeder Mensch nimmt irgendwann einmal Antibiotika gegen eine Infektion. Nehmen Sie Antibiotika nur im Notfall und natürlich auf ärztliche Verordnung hin. Gegen Virusinfekte helfen sie ohnehin nicht. Erkältungen, Grippe und ein rauer Hals werden normalerweise von Viren hervorgerufen; dann sind Antibiotika sinnlos.

Sollten Sie jedoch ein Antibiotikum benötigen, dann bitten Sie Ihren Arzt darum, kein Breitspektrum-Antibiotikum zu wählen, das viele verschiedene Bakterienarten abtötet, sondern eines, das gezielt den Erreger Ihrer Infektion bekämpft. Auch bei Kindern hinterfragen Sie den Einsatz von Antibiotika bitte kritisch und drängen Sie Ihrerseits nicht auf die Verordnung. Antibiotika machen in den USA ein Viertel aller Verordnungen für Kinder aus, doch ein Drittel davon ist eigentlich nicht erforderlich. Auch in Deutschland sind die Verschreibungsraten hoch. Zusätzliches Problem: In jedem vierten Fall, in dem einem Kind in Deutschland ein Antibiotikum verschrieben wird, handelt es sich um ein sogenanntes Reserveantibiotikum. Diese sind eigentlich für den Fall vorgesehen, dass andere Mittel nicht wirken. Sie haben zum Teil auch stärkere Nebenwirkungen.

Wichtig ist, die ärztliche Verordnung genau zu befolgen. Setzen Sie ein Antibiotikum nicht ab, nur weil es Ihnen schon besser geht. So können neue Bakterienstämme entstehen, welche die Situation verschlimmern könnten. Nehmen Sie Ihre Probiotika weiter, allerdings »zur Halbzeit« – also zeitlich in der Mitte zwischen zwei Antibiotikagaben. Wenn Sie Ihre Antibiotika also zwei Mal täglich einnehmen sollen, morgens und abends, können Sie mittags Ihre Probiotika nehmen. Ihr Probiotika sollte *L. brevis* enthalten, der während einer Antibiotikabehandlung besonders gut zum Erhalt eines gesunden Mikrobioms beiträgt.

»Es geht mir schon viel besser. Kann ich meine Medikamente absetzen?«

Immer wieder bekomme ich Nachrichten, in denen Menschen mir beglückt mitteilen, dass es ihnen mit meinem Konzept sehr viel besser geht. Nicht wenige überdenken dann ihre Medikation und fragen sich, ob sie überhaupt noch Medikamente brauchen. Das gilt besonders für psychiatrische Mittel zur Behandlung von Angst und Depressionen. Ein Beispiel dafür ist der Bericht Linda T.:

Ich bin 52 und nehme gegenwärtig 30 Milligramm Duloxetin gegen Depressionen. Ich habe schon viel zu lange schwere Depressio-

nen, gepaart mit starken Angstzuständen. Jetzt, einen Monat nach der Umstellung auf glutenfreie Ernährung und mit weniger Kohlenhydraten und Zucker, bin ich ein ganz anderer Mensch. Es ist wie Tag und Nacht, ehrlich! Die Angst ist weg. Ich bin ruhig. Ich bin nicht mehr traurig, sondern ich fühle mich gut und bin zufrieden. Ich dachte, ich müsse ewig Antidepressiva nehmen, aber jetzt habe ich die Hoffnung, dass ich sie eines Tages nicht mehr brauche.

Bevor Sie verordnete Medikamente absetzen, müssen Sie mit dem behandelnden Arzt sprechen. Vielleicht können Sie Ihre Medikation tatsächlich reduzieren, aber das sollte nur nach Rücksprache und unter Begleitung durch Ihren Arzt geschehen. Hoffen Sie wie Linda, dass Sie die Mittel eines Tages nicht mehr benötigen, aber setzen Sie nichts eigenmächtig ab, was Ihnen aus gutem Grund verschrieben wurde.

Abschließend ein Wort zu Kindern

Geschichten von Kindern, die wieder gesund werden und positiv in die Zukunft blicken, machen wirklich Mut, so auch die Geschichte von Jen W.:

Mein elfjähriger Sohn hat schrecklich gelitten. Es ist nicht übertrieben, wenn ich sage, dass er an manchen Tagen gar nicht aufwachen mochte. Die Diagnosen lauteten Depressionen, Angst, Zwangsstörung, tägliche Übelkeit, starkes Ekzem, Gelenkschmerzen, psychotische Episoden und unerklärliche Gewichtszunahme. Darüber hinaus hatte er starkes Übergewicht: Er war 29 Kilo schwerer als sein Bruder, der nur 13 Monate jünger ist als er. Diäten halfen nicht,

Antidepressiva halfen nicht und seine diversen Therapeuten ebenso wenig. Nichts hat geholfen, aber ich suchte weiter.

Der beste Tag für unsere Familie kam vor zwei Jahren, als ein neuer Arzt uns aufforderte, Zucker, Gluten, Milchprodukte, Fertigprodukte und Hülsenfrüchte von seinem Speisezettel zu streichen und nur noch Bioprodukte zu kaufen. Ab dem zweiten Tag waren all seine Symptome weg, wirklich weg!!! Es war unvorstellbar. Ich erzähle den Leuten und den Ärzten immer noch davon! Ich bin so unglaublich dankbar für Ihr neues Buch und dafür, dass es eine echte Bewegung und ein Konzept gibt, das ein Leben derart verwandeln kann.

Die Frage, ob diese Ernährungsweise für Kinder geeignet ist, höre ich regelmäßig, und ich sage: auf jeden Fall. Da Kinder noch in der Entwicklung sind, können sie im Zweifelsfall sogar ihr Leben lang davon profitieren. Ich habe unzählige Briefe erhalten, in denen Eltern mir schildern, dass ihr Kind anschließend wie ausgewechselt war. Manche davon hatten vorher mit massiven Erkrankungen mit Gehirnbeteiligung zu kämpfen, ob Epilepsie, Aufmerksamkeitsstörung mit Hyperaktivität (ADHS) oder Autismus.

Obwohl die Schulmedizin eine Ernährungsumstellung bisher nur sehr zurückhaltend als echte Therapie betrachtet, höre ich von Eltern immer wieder, dass ihre Kinder sich nach der Umstellung positiv verändern. Allen Eltern, deren Kinder Magen-Darm-Probleme oder Verhaltensstörungen (oder beides) aufweisen, möchte ich Mut machen, die Strategien aus diesem Buch auszuprobieren. Der Teller Ihres Kindes sollte genauso aussehen wie Ihr eigener: viel farbenfrohes, faserreiches Gemüse, etwas Obst und Protein und dazu gesunde Fette.

Die meisten Menschen profitieren von den Hinweisen aus diesem Buch. Ich gehe davon aus, dass sich Beschwerden bei mindestens 80 Prozent aller Leser dadurch lindern lassen und dass jeder einzelne damit in seine persönliche Zukunft investiert. Wenn nach drei Monaten die erhofften Ergebnisse weiterhin auf sich warten lassen, sollten Sie einen Arzt aufsuchen, der auf funktionelle oder integrative Medizin spezialisiert ist. Dann muss gegebenenfalls ein tiefer liegendes gesundheitliches Ungleichgewicht behoben werden, für das Sie einen ganzheitlich orientierten Mediziner brauchen. Scheuen Sie sich nicht, um Hilfe zu bitten.

Der Körper möchte instinktiv gesund sein und reagiert daher zumeist sehr bereitwillig auf entsprechende Impulse. Der Mensch ist ein Wunderwerk in puncto Selbstregulation. Nehmen Sie sich also einen Augenblick Zeit, um diese wundersame Realität anzuerkennen oder gar zu bestaunen. Und dann tun Sie das, was möglich ist.

Teil III

Essen mit Sinn und Verstand

Ich bin 30 Jahre alt, und ich bin Epileptikerin. Ich habe fokale motorische Anfälle, die einer Dystonie gleichen. Die Anfälle kommen vor allem nachts, teilweise auch tagsüber. Dann verkrampfen sich mein rechter Arm und das rechte Bein für eine bis zehn Sekunden. Ich dachte lange, das wäre eben Teil meines Lebens. Seit ich mich glutenfrei ernähre, habe ich jedoch kaum noch Anfälle und nehme seit Jahren nicht mehr täglich Medikamente. Nur wenn ich einen Anfall habe, nehme ich Muskelrelaxanzien, die die Muskeln entspannen. Hinzu kommt, dass ich in den letzten Jahren zwar kaum noch Anfälle hatte, aber trotzdem sehr unruhig schlief und viel aufwachte. Meine neue Ernährung und die Ergänzungsmittel haben mir da wirklich geholfen. Ich habe noch nie so gut geschlafen! Ich schlafe die ganze Nacht und bin morgens wunderbar ausgeruht.

Anonym, aus Wicklow (Irland)

KAPITEL 9

Zusammenfassung und Snackvorschläge

Herzlichen Glückwunsch. Sie sind auf dem Weg zu einem besseren, gesünderen Körper. Es begeistert mich, dass Sie dieses neue Kapitel aufschlagen, das lebendiger sein wird, als Sie je für möglich gehalten hätten. Mit jeder Mahlzeit, jeder Minute Bewegung, jeder erholsamen Nacht, jedem tiefen Atemzug und jedem Moment, in dem Sie sich auf sich selbst konzentrieren, verändert sich Ihr Körper immer weiter in die gewünschte Richtung. Alle Strategien, die Sie bisher gelernt haben und bald im Schlaf beherrschen, werden Ihre Biologie langfristig sehr positiv beeinflussen.

Ich gehe davon aus, dass sich bereits in der ersten Woche positive Effekte zeigen. Falls eine chronische Krankheit vorliegt, lassen bestimmte Symptome rasch nach. Man denkt klarer, schläft besser und hat mehr Energie. Vielleicht spüren Sie es nicht, doch Sie sind auch besser vor künftigen Erkrankungen geschützt. Sie werden bald kräftiger und belastbarer. Mit der Zeit sitzt die Kleidung lockerer, weil das Übergewicht zurückgeht, und die Laborwerte werden in vielen Bereichen Ihrer Biochemie erhebliche Verbesserungen anzeigen. Noch mehr Schwung dürfte der Bericht von Gabrielle H. verleihen:

Ich bin 2015 zu einer glutenfreien, kohlenhydratarmen Ernährung übergegangen. Seit ich sechs war, hatte ich ständig Angst, und zwischen 30 und 40 kam chronischer Stress dazu. Später folgten viele weitere Probleme, darunter seit 2005 ein Reizdarmsyndrom, dazu starke Gelenk- und Muskelschmerzen, Schlafmangel, Konzentrationsmangel, Depressionen und schließlich 2009 ein Zusammenbruch. Die herkömmliche Medizin kratzte nur an der Oberfläche. Letztes Jahr griff ich nach jedem Strohhalm, indem ich versuchte, unterschiedliche Lebensmittel wegzulassen. Dabei hatte ich die ganze Zeit sauren Reflux. Wenn ich schlief, wachte ich manchmal mit einem tauben Arm auf und versuchte verzweifelt, die Durchblutung wieder in Gang zu setzen.

Die neue Ernährung hat mir das Leben gerettet. Nach nur fünf Tagen konnte ich wieder richtig schlafen. Nach zwölf Tagen waren die depressiven Stimmungen verflogen. Heute habe ich weder Gelenkschmerzen noch Muskelschmerzen und auch keinen Reflux mehr. Mein Magen fühlt sich an wie neu. Ich esse keinerlei Kohlenhydrate mehr, dafür viel Fett wie natives Olivenöl, Kokosnuss, Butter und so weiter. Ich stecke voller Energie und habe das Gefühl, dass mein Gehirn wieder richtig funktioniert. Inzwischen bin ich 63 und glaube, dass es mir sogar noch besser gehen kann. Seit letzter Woche esse ich nun auch fermentierte Speisen wie Kimchi, Rotkohl oder Blumenkohl. In gut einer Woche werde ich also voraussichtlich noch mehr gesundheitliche Verbesserungen feststellen können.

In diesem Kapitel möchte ich Sie mit ein paar abschließenden Hinweisen, einem Einkaufszettel für Grundnahrungsmittel und ein paar Snackideen noch mehr auf Ihr neues Leben einschwören. In Kapitel 10 folgt dann der 14-Tage-Ernährungsplan, und Kapitel 11 liefert die Rezepte dazu.

Abschließende Hinweise

Den ganzen Tag Wasser trinken

Trinken Sie tagsüber etwa ein Dreißigstel Ihres Körpergewichts in Litern Wasser. Wer also 60 Kilo wiegt, braucht mindestens zwei Liter, bei 90 Kilo wären es drei Liter. Am besten haben Sie den ganzen Tag eine Wasserflasche aus rostfreiem Edelstahl dabei. Zusätzlich können Sie Tee oder Kaffee trinken und abends auch ein Glas Wein zum Essen. Koffein im späteren Tagesverlauf oder ein zweites Glas Wein können sich allerdings negativ auf den Schlaf auswirken.

Vor Säften möchte ich warnen. Mir ist bewusst, dass Saftbars gerade sehr angesagt sind, doch beim Entsaften von Gemüse und Früchten wird deren Fasergehalt stark verringert. Am Ende hat man ein Getränk, dessen Zuckergehalt mit dem von Limonade vergleichbar ist. Lassen Sie sich nicht von Aussagen wie »Detoxmix« irreführen. Ob Smoothies, zuckerreiches Kokoswasser oder 100 Prozent reiner Wassermelonensaft zur »natürlichen Rehydrierung«: Auch ohne jegliche Zuckerzusätze liefert ein Glas Wassermelonensaft volle zwölf Gramm Zucker ohne Fasern. Wenn Sie sich durch Trinken innerlich reinigen möchten, sollten Sie gefiltertes Wasser zu sich nehmen.

Großzügiger Umgang mit Olivenöl

Mit Olivenöl (extra vergine, aus Bioanbau) dürfen Sie freigiebig sein, wobei ich davon ausgehe, dass Sie nicht gleich die halbe Flasche für eine Mahlzeit verwenden. Wenn in den Rezepten Olivenöl angegeben ist, eignet sich ersatzweise meist auch Kokosöl.

Neue Gewohnheiten ausbilden

Diejenigen, die sich gern an das Motto »Alles in Maßen« halten, sollten noch einmal nachdenken. In Bezug auf Ernährung kann der Rat »Alles in Maßen« den Stoffwechsel irritieren. Dabei geht es nicht etwa um das richtige Maß, sondern um das »Alles«, dass man nämlich einfach von allem isst, was verfügbar ist, anstatt sich an gewisse ausgewählte, gesunde Grundnahrungsmittel zu halten.

In einer multiethnischen Studie zum Thema Arteriosklerose von 2015 wurden die Daten von 6814 weißen, schwarzen, hispanoamerikanischen und chinesisch-amerikanischen Teilnehmern näher untersucht. Dazu wurde die Vielfalt der Ernährung analysiert und dann festgestellt, wie sich die Ernährungsqualität auf den Stoffwechsel auswirkt. Es stellte sich heraus, dass eine besonders abwechslungsreiche Ernährung (bei der man eine breite Vielzahl an Lebensmitteln einbezieht) verstärkt mit Ernährungsfehlern und Stoffwechselproblemen zusammenfällt. Bei der Vorstellung der Ergebnisse sagte der federführende Arzt, Dariush Mozaffarian, MD, DrPH (Doctor of Public Health): »Amerikaner mit der gesündesten Ernährung essen eine relativ schmale Auswahl gesunder Lebensmittel. (...) Diese Ergebnisse legen nahe, dass der Leitsatz ›Alles in Maßen‹ in der modernen Ernährung schlimmer ist, als eine kleinere Anzahl gesunder Lebensmittel zu essen.«

Meiner Erfahrung nach essen die gesündesten Menschen, die ich kenne, an den meisten Tagen in der Woche immer das Gleiche. Sie haben ihr übliches Frühstück, Mittag- und Abendessen, von dem sie nicht abweichen. Wenn Sie sich also erst einmal auf bestimmte Zusammenstellungen für Frühstück, Mittag- und Abendessen eingestellt haben, werden Sie dabei bleiben wollen.

Kein Selbstbetrug

Niemand möchte ein Betrüger sein, doch in der Welt von heute ist Betrug beim Thema Ernährung praktisch die Regel. Überall werden wir mit Angeboten und verführerischer Werbung konfrontiert. Nicht einmal Ministerien sind noch auf dem Laufenden, was beim Essen als »gesund« gilt. 2016 kündigte die amerikanische Gesundheitsbehörde FDA eine Überarbeitung ihrer Vorgaben, Empfehlungen und Definitionen an, doch bis es so weit ist, wird es noch lange dauern. Immerhin hat die FDA über Jahre zuckerreiche Cerealien als »gesund« eingestuft (solange sie mit Vitaminen und Mineralien angereichert waren), wohingegen Avocados, Lachs und Nüsse als »ungesund« galten.

Unser angeborener Überlebensinstinkt kennt keinen Unterschied zwischen einem Stück Pizza und einem Stück Frittata. Wir müssen sehr bewusst üben, bis uns ein Croissant nicht mehr als »gar nicht so schlimm« erscheint und wir den Teller Bionudeln mit Käsesauce für die Kinder nicht mehr als »ganz normal« betrachten. Dazu muss man eine spezielle Überlebensfähigkeit schärfen. Es geht darum zu erkennen, wann das Gehirn uns etwas zuraunt (»Iss das!«), obwohl der Körper eigentlich etwas anderes braucht (»Iss das nicht!«). Überlegen Sie genau, wie Sie mit Versuchungen und Hindernissen umgehen wollen. Wenn Sie also zum Essen eingeladen werden und schon vorher wissen, dass es auf der Karte nicht viel Geeignetes für Sie gibt, können Sie vielleicht höflich ein anderes Lokal vorschlagen, wo Sie erfahrungsgemäß die Prinzipien von *Nie wieder Dumm wie Brot* einhalten können. Lassen Sie sich nicht entmutigen oder überrumpeln. Je schneller Sie solche Hindernisse umschiffen, desto gesünder werden Sie sein.

Nach einigen Wochen bleiben mitunter die erwünschten Erfolge aus. Fragen Sie sich ehrlich: *Halte ich mich an die Regeln? Oder boykottiere ich die Sache, indem ich hirnlos vor mich hin knabbere? Bin ich unbewusst dem Druck meines Freundeskreises erlegen, die mir Dinge anbieten, die ich nicht essen sollte?* Solche Fragen klären Sie am besten mit einem gut geführten Ernährungstagebuch, in dem auch steht, was Sie am Ende tatsächlich gegessen haben. Besonders zu Beginn ist das wichtig. Außerdem sollten Sie stets die Liste der Inhaltsstoffe lesen. Oder von vornherein nur Lebensmittel kaufen, die keinerlei Listen benötigen.

Partner finden

Der Hauptbeweggrund, weshalb Menschen einen privaten Trainer engagieren, ist der Wunsch nach jemandem, dem man Rechenschaft schuldet. Ein Trainer zwingt einen sozusagen, wirklich aufzutauchen und mitzumachen, denn immerhin hat man ja dafür bezahlt, dass diese Person bereitsteht. Aus demselben Grund hilft es, sich bei der Umstellung mindestens zu zweit auf den Weg zu machen. Finden Sie einen Freund oder ein Familienmitglied, das selbst *nie mehr dumm wie Brot* sein will, und arbeiten Sie gemeinsam auf Ihre Ziele hin. Planung, Einkaufen, Kochen und Sport kann man auch gemeinsam machen. Vielleicht fallen Ihnen neue Rezepte und Mahlzeiten ein? Außerdem können Sie sich gegenseitig von den Erfolgen und auch Enttäuschungen erzählen. Der Mensch ist schließlich ein soziales Wesen.

Gemüse in den Mittelpunkt

Die Ernährungspyramide hat ausgedient. Man isst schließlich vom Teller. Drei Viertel von diesem Teller sollten mit faser- und nährstoffreichem, oberirdisch wachsendem Gemüse in allen Farben gefüllt sein. Das ist das Hauptgericht, nicht die Beilage. Der Proteinträger sollte nur 90 bis 120 Gramm umfassen, insgesamt nicht mehr als 240 Gramm pro Tag. Fett nehmen Sie teilweise mit den Proteinen auf (zum Beispiel aus Geflügel, Fisch oder Ei), ansonsten über die Butter, das Kokosöl oder das Olivenöl, das Sie für die Zubereitung verwenden, und aus Nüssen und Samen (siehe Seite 233, Snacks).

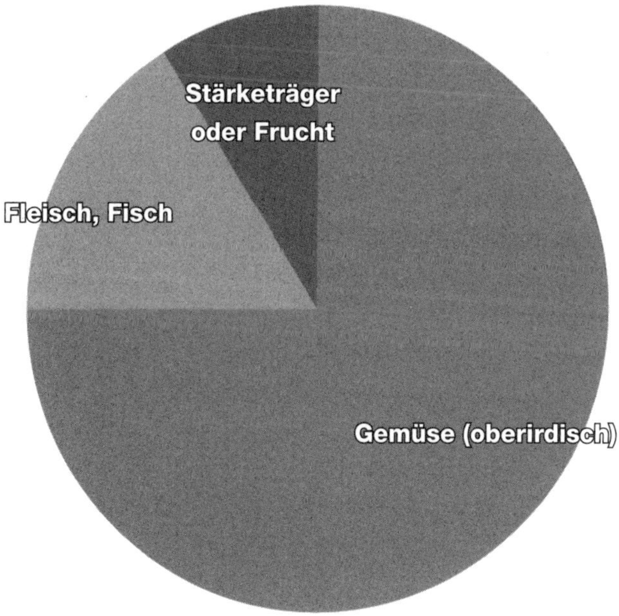

Einkaufsliste

Avocadoöl
Avocados
Balsamico-Essig
Brokkoli
Eier von frei laufenden Hühnern
Fleisch von frei laufenden Hühnern oder Puten
Fleisch vom Weiderind
Frisches Obst der Saison
Gemischter Salat
Gemüsepaprika
Grünes Blattgemüse (zum Beispiel Grünkohl und Spinat)
Guacamole (frisch)
Knoblauch
Kokosmilch
Kokosöl
Kokosraspel
Macadamia-Nüsse
Mandelmilch
Mandelmus
Mandeln
Meersalz
Mozzarella
Naturjoghurt (aus Milch oder Kokosmilch)
Oliven
Olivenöl
Pfeffer, schwarz
Pilze
Salsa (frisch)
Schafskäse (Feta)
Schokolade (dunkel)
Tomaten (am Stock gereift)
Walnüsse
Wildlachs
Ziegenfrischkäse
Zitronen
Zwiebeln

Snacks

Mit einem stabileren Blutzucker geht das Hungergefühl zwischen den Mahlzeiten zurück. Der Energieabfall eine Stunde nach dem Marmeladenbrötchen bleibt aus, weil es morgens kein Marmeladenbrötchen gibt. Stattdessen halten zwei Eier mit je 70 Kalorien den ganzen Vormittag satt. Sie brauchen bei dieser Ernährungsform also nicht unbedingt Zwischenmahlzeiten. Trotzdem ist es immer gut zu wissen, welche Kleinigkeiten sich zur Überbrückung eignen.

Ich empfehle, ein paar haltbare Snacks bereitzuhalten, falls man es mal eilig hat oder bei der Arbeit festsitzt. Stecken Sie eine Tüte Nüsse ein oder legen Sie eine Packung Trockenfleisch ins Auto. So bleiben Sie leichter konsequent, wenn die Mittagszeit naht und das nächste Fastfood-Restaurant oder der Imbisswagen lockt. Gesunde Snacks sind beispielsweise:

- eine Handvoll unbehandelte Nüsse (außer Erdnüssen), Kerne oder Oliven,
- einige Stücke dunkle Schokolade (mindestens 70 Prozent Kakaoanteil),
- rohe Gemüsestreifen (Paprika, Brokkoli, Gurken, Radieschen) zum Dippen und Guacamole, Tapenade, Hummus, Tahini, Auberginencreme, Ziegenfrischkäse oder Nussbutter,
- kalter Bratenaufschnitt (Pute, Roastbeef oder Huhn) mit Senf oder Grips-Mayonnaise (siehe Seite 270); (Achtung: Fertig abgepackter Aufschnitt kann je nach Verarbeitung mit Gluten kontaminiert sein; bitten Sie an der Wursttheke um frische Ware aus eigener Herstellung, die vor Ort aufgeschnitten wird),

- eine halbe Avocado mit etwas Olivenöl, Zitronensaft, Salz und Pfeffer,
- zwei hartgekochte Eier,
- Insalata Caprese (eine Tomate in Scheiben schneiden, mit frischen Mozzarella-Scheiben garnieren, mit Olivenöl beträufeln und mit Basilikum, Salz und Pfeffer würzen),
- Tomaten-Basilikum-Türmchen mit Kefir, Bacon und frischem Dill (siehe Seite 276),
- kalte, geschälte Shrimps mit Zitrone und Dill,
- Räucherlachs (Option: Tunken Sie den Räucherlachs in Grips-Mayonnaise oder bestreichen Sie ihn mit Ziegenfrischkäse.),
- ein Stück oder eine Portion frisches, zuckerarmes Obst (zum Beispiel Grapefruit, Orange, Apfel, Beeren, Melone, Birne, Kirschen, Trauben, Kiwi, Pflaume, Pfirsich, Nektarine),
- Trockenfleisch (Rind, Pute) oder getrocknete Lachsstreifen,
- Gemüse aus Milchsäuregärung (zum Beispiel mein Gemüsekraut, siehe Seite 292).

Denken Sie daran, dass sich der Körper bei dieser Ernährungsform selbst reguliert. Das Blutzuckerchaos durch zu viele Kohlenhydrate, die unersättlich machen, bleibt aus. Stattdessen halten das Fett und das Protein aus den Mahlzeiten viele Stunden satt. Konzentrationsstörungen, Trägheit, Hunger und Tagesmüdigkeit sind damit Schnee von gestern – es winkt ein neues Lebensgefühl voller Energie. Freuen Sie sich auf 14 genussvolle Tage.

KAPITEL 10

Das 14-Tage-Konzept

Willkommen beim Ernährungskonzept mit einem 14-Tage-Plan, der ein Modell für Ihre künftigen Ernährungspläne sein soll. Die zugehörigen Rezepte finden Sie in Kapitel 11. Informationshalber habe ich zwar Nährwertangaben dazugeschrieben, erwarte jedoch nicht, dass Sie Kalorien und Fett zählen sollen oder Tagesobergrenzen im Blick behalten. Ich gehe davon aus, dass Sie den Unterschied zwischen einer Megaportion und einer vernünftigen Portion gut selbst einschätzen können. Oberirdisch wachsendes Gemüse – wie Brokkoli, Spargel, grünes Blattgemüse (Grünkohl, Spinat, Rübenblätter, Blattsalat), Weißkohl, Rosenkohl, Löwenzahnblätter, Pilze, Lauch, Radieschen, Bohnensprossen und Blumenkohl – dürfen Sie praktisch unbegrenzt essen. Bei der Proteinmenge reicht die Größe eines Skatspiels oder einer Handfläche völlig aus.

Es kann hilfreich sein, von vornherein ein Ernährungstagebuch zu führen. Schreiben Sie auf, was Ihnen schmeckt und was nicht oder was möglicherweise kritisch für Sie ist (weil Sie beispielsweise nach dem Verzehr von Sesamsamen Magenschmerzen oder Kopfschmerzen entwickeln, oder weil Sie Ziegenkäse eklig finden). Es gibt immer Alternativen. Achten Sie auf Nahrung, die Ihren Körper zum Singen bringt. Sie brauchen sich nicht buchstabengetreu an meine Vorgaben zu halten. Wenn Ihnen das Frühstück an Tag 1 perfekt zusagt, dürfen Sie dauerhaft dabeibleiben. Alle Hauptmahlzeiten können miteinander getauscht werden.

Viele Gerichte erfordern eine gewisse Planung oder beruhen auf vorgekochten Zutaten. Daher ist es sinnvoll, den Plan gründlich durchzulesen und genau zu überlegen, welche Gerichte Sie davon zubereiten möchten. Alles, was eine gewisse Zeit fermentieren muss, zum Beispiel eingelegter Löwenzahn (siehe Seite 295) oder Gemüsekraut (siehe Seite 292), muss einige Tage im Voraus angesetzt werden. Aus diesem Grund wird es absichtlich nicht in der ersten Woche erwähnt. Bereiten Sie diese Dinge bitte gleich in den ersten Tagen vor.

Die meisten dieser Rezepte sind für mehrere Portionen gedacht. Bedenken Sie auch dies bei der Planung. Entweder kann die ganze Familie mitessen, oder Sie verwenden die Reste am nächsten Tag. Häufig dienen Reste vom Vortag als Grundlage für das Mittagessen am Folgetag. Je nach Personenzahl oder gewünschten Resten dürfen Sie die Rezepte daher ruhig verdoppeln.

Bevor Sie loslegen, brauchen Sie einen Tag, um in Ruhe nachzudenken, zum Markt zu gehen und in der Küche zu stehen. Vielleicht können Sie samstags einkaufen und sonntags ein bis zwei Stunden für die Vorbereitung der kommenden Woche reservieren. Es ist sinnvoll, am Sonntag gleich ein Dutzend Eier hart zu kochen, damit diese im Laufe der Woche für Mahlzeiten und als Snacks bereitliegen.

Natürlich kann man anhand der vorgestellten Grundsätze auch einfachere Mahlzeiten herstellen, zum Beispiel einen Schwung frisches Gemüse backen oder dämpfen, ein wenig hochwertiges Protein hinzufügen und dazu einen gemischten grünen Salat mit viel Olivenöl reichen. Wer mehr Kalorien braucht oder gern mehr Kohlenhydrate hätte, kann zunächst mehr Kokosöl oder Olivenöl verwenden. Wenn dann immer noch der Wunsch nach Kohlenhydraten bleibt, probieren Sie es mit einer kleinen Portion (acht Esslöffel) glutenfreiem Getreide wie Quinoa oder Wildreis. Oder Sie greifen zu meinen Topinamburpuffern (siehe Seite 280) – ein ausgezeichneter Ersatz für die Kohlenhydrate aus Kartoffeln, Brot oder Nudeln, die es für Sie nicht mehr gibt.

Bei der Zubereitung eines grünen Salats sollten Sie immer auch gegartes oder rohes Gemüse hinzufügen (siehe unten). Roher Spargel oder roher Brokkoli ist nicht jedermanns Sache, doch Sie können solches Gemüse kochen und anschließend mit Feldsalat, Salatgurke, Radieschen und anderem Gemüse mischen. Ich gebe auch oft kein Dressing vor. Mit Olivenöl und Balsamico-Essig machen Sie nie etwas falsch. Nur kommerzielle Fertigsaucen sollten Sie meiden, weil sie jede Menge Zucker, ungesunde Fette, Füllstoffe und künstliche Zutaten enthalten können. Lesen Sie immer die Liste der Inhaltsstoffe!

Töpfe, Schneidbretter und andere Küchenutensilien müssen Sie keineswegs entsorgen, nur weil Sie damit früher glutenhaltige Produkte zubereitet haben. Nutzen Sie das, was da ist. In jedem Fall lohnt es sich, die Küche so auszustatten, dass Ihnen das Kochen richtig Spaß macht.

Kennen Sie die Gemüsegärtner, Hofläden und Wochenmärkte im Umkreis? Dort können Sie sich erkundigen, was frisch eingetroffen ist und wo es herkommt. Wann immer möglich sollten Sie Produkte aus Bioanbau oder von Weidetieren (oder Wild) kaufen, am besten das Gemüse und Obst, das in Ihrer Gegend gerade reif ist. Probieren Sie auch einmal neue Sorten, die Sie bisher nicht kannten. Atmen Sie vorher mit geschlossenen Augen tief durch und danken Sie innerlich für diese Nahrung.

Die wichtigste Lektion für diese neue Ernährungs- und Lebensweise ist, wieder auf den eigenen Körper zu hören. Er weiß, was er braucht. Sobald die vorgefertigten und entzündungsfördernden Lebensmittel ausbleiben, machen wir uns auf den Weg zu unserem wahren Selbst.

14 genussreiche Tage

Fett gedruckte Rezepte finden Sie in Kapitel 11.

Tag 1:

Frühstück: zwei pochierte Eier mit Salsa, dazu eine halbe Avocado mit etwas Olivenöl und Meersalz
Mittagessen: **Gemüseschichtsalat** (siehe Seite 268) mit 90 Gramm gegrilltem Huhn, gewürfelt
Abendessen: grüner Salat mit gerösteten Walnüssen, dazu 90 Gramm gebackener oder gegrillter Fisch
Dessert: zwei Stückchen Bitterschokolade, in einen Esslöffel Mandelmus getunkt

Tag 2:

Frühstück: Überspringen!
Mittagessen: **Zwiebelsuppe** (siehe Seite 261), zwei gebratene Hähnchenschlegel (Drumsticks), dazu ein grüner Salat

Abendessen: **Toskanischer Schweinebraten** (siehe Seite 308), dazu sautierte Rübenblätter und acht Esslöffel Quinoa (auf Wunsch)

Dessert: **Kokospudding** (siehe Seite 312)

Tag 3:

Frühstück: **Frittata mit Brokkoli, Pilzen und Lauch** (siehe Seite 245), dazu ein Viertelliter Mandelmilch

Mittagessen: Rest vom Schweinebraten zu einem gemischten grünen Salat mit mindestens drei Sorten rohem Gemüse (zum Beispiels Brokkoli, Radieschen und grüne Bohnen), eine halbe Avocado und etwas Olivenöl

Abendessen: gegrilltes Steak, gebackenes Gemüse und ein Rest Zwiebelsuppe

Dessert: 75 Gramm frische Beeren mit etwas Kokosmilch

Tag 4:

Frühstück: Reste von der Frittata, dazu ein Viertelliter Mandelmilch (auf Wunsch)

Mittagessen: gemischter grüner Salat mit mindestens drei Sorten rohem oder gekochtem Gemüse, dazu gegrillter Fisch oder gegrilltes Huhn

Abendessen: **Gebratene Lammkeule vom Weidelamm** (siehe Seite 306), dazu gedämpftes Gemüse in unbegrenzter Menge und bis zu acht Esslöffel gekochter Wildreis (auf Wunsch)

Dessert: **Ricotta mit Beeren und gerösteten Mandeln** (siehe Seite 316)

Tag 5:

Frühstück: **Erdbeer-Power-Smoothie** (siehe Seite 254)
Mittagessen: Reste von der Lammkeule zu einem gemischten grünen Salat mit mindestens drei Sorten rohem Gemüse (zum Beispiels Brokkoli, Radieschen und grüne Bohnen), eine halbe Avocado und etwas Olivenöl
Abendessen: **Gedämpfter Wildlachs mit Lauch und Mangold** (siehe Seite 299), dazu bis zu acht Esslöffel Reis oder Quinoa (auf Wunsch)
Dessert: Heute nicht!

Tag 6:

Frühstück: Naturjoghurt mit Walnusskernen und frischen Beeren
Mittagessen: gemischter grüner Salat mit zwei hartgekochten Eiern, mindestens drei Sorten rohem Gemüse (zum Beispiel Sellerie, Frühlingszwiebeln, Wasserkastanien), einer halben Avocado, zerdrückten Walnusskernen und geraspeltem oder gewürfeltem Cheddar, dazu ein Stück Obst
Abendessen: Fisch, Huhn oder Steak vom Grill, gegrillte Zucchini und **Geschmorter Grünkohl** (siehe Seite 278)
Dessert: **Schokoladenmousse** (siehe Seite 314)

Tag 7:

Frühstück: **Gebackene Eier im Mangoldnest** (siehe Seite 247)
Mittagessen: Grünes Blattgemüse und anderes Gemüse in Knoblauchbutter gedünstet, dazu Huhn oder Fisch vom Grill

Abendessen: **Lammklößchensuppe** (siehe Seite 265)
Dessert: zwei bis drei Stücke Bitterschokolade

Tag 8:

Frühstück: zwei gebratene Eier, garniert mit gewürfelter Avocado, gewürfelten Rispentomaten und etwas Olivenöl, dazu sautiertes grünes Blattgemüse und anderes Gemüse nach Belieben
Mittagessen: Reste von der Lammklößchensuppe
Abendessen: **Brokkoli-Pilz-Pfanne mit Feta** (siehe Seite 290) und **Wildlachs mit Kräutern** (siehe Seite 297)
Dessert: ein Stück Obst

Tag 9:

Frühstück: drei Rühreier mit mindestens drei Sorten Gemüse (zum Beispiel Spinat, Pilze, Zwiebel) und Ziegenkäse, dazu ein Viertelliter Mandelmilch (auf Wunsch)
Mittagessen: **Yambohnensalat** (siehe Seite 274) mit etwas Putenbraten
Abendessen: **Thaicurry** (siehe Seite 286) mit 90 bis 120 Gramm Huhn oder Steak
Dessert: **Kokospudding** (siehe Seite 312)

Tag 10:

Frühstück: Kokosjoghurt oder Naturjoghurt mit Nüssen und Samen, dazu zwei harte oder weiche Eier
Mittagessen: **Gemüseschichtsalat** (siehe Seite 268); 90 Gramm gegrilltes Hühnerfleisch würfeln und unterziehen

Abendessen: **Gebratene Hähnchenschenkel mit Petersiliensauce** (siehe Seite 310), gedämpftes Gemüse in beliebiger Menge und acht Esslöffel gegarte Quinoa (auf Wunsch)
Dessert: Heute nicht!

Tag 11:

Frühstück: **Pochierte Eier auf Zucchinipuffern** (siehe Seite 249) oder **Körnerfrühstück** (siehe Seite 255)
Mittagessen: Reste von den Hähnchenschenkeln, dazu ein gemischter Blattsalat mit Gemüse
Abendessen: gegrillter oder gekochter Fisch nach Wahl, dazu gebratener Spargel und Rosenkohl sowie **Topinamburpuffer** (siehe Seite 280)
Dessert: 30 bis 60 Gramm Käse

Tag 12:

Frühstück: Überspringen!
Mittagessen: gemischter grüner Salat mit mindestens drei Sorten rohem oder gekochtem Gemüse, dazu gegrillter Fisch oder gegrilltes Huhn und **Topinamburgratin** (siehe Seite 282)
Abendessen: gegrilltes Huhn oder gegrillter Fisch mit **Gemüsekraut** (siehe Seite 292)
Dessert: **Schokoladenmousse** (siehe Seite 314)

Tag 13:

Frühstück: Kokosjoghurt mit Nüssen und Samen, dazu zwei harte oder weiche Eier

Mittagessen: Reste vom Gemüsekraut in gemischtem grünem Salat oder zu gegrilltem Fisch oder Huhn
Abendessen: **Burger vom Weiderind** (siehe Seite 304) und gemischter grüner Salat oder **Fischfilet mit schwarzen Oliven, Artischocken und Rosenkohlsalat** (siehe Seite 301)
Dessert: Heute nicht!

Tag 14:

Frühstück: **Erdbeer-Power-Smoothie** (siehe Seite 254) oder **Frühstücksbrei** (siehe Seite 256), dazu zwei Eier beliebiger Zubereitung
Mittagessen: **Blumenkohlcremesuppe** (siehe Seite 263), dazu ein gemischter grüner Salat mit Hähnchenresten
Abendessen: **Erbsensoufflé mit Ziegenkäse** (siehe Seite 259)
Dessert: ein Stück Obst

Glückwunsch! Sie haben sich zwei Wochen lang gehirnfreundlich ernährt – von gesunden Lebensmitteln, die Herz und Seele nähren. Hoffentlich konnten Sie dabei auch andere Elemente von der Checkliste einflechten (siehe Seite 204). Ich bin sicher, dass Sie jetzt wissen, worauf es ankommt. Wenn Sie nach diesen zwei Wochen noch unsicher sind, können Sie den 14-Tage-Plan einfach wiederholen, bis Sie sich an die beschriebene Zubereitungs- und Ernährungsweise so weit gewöhnt haben, dass Sie eigene Küchenexperimente wagen möchten. Ab hier folgen die Rezepte.

KAPITEL 11

Die Rezepte

Mit den Rezepten aus diesem Kapitel können Sie sich und andere verwöhnen. Wenn Sie beim Einkauf die Wahl haben, achten Sie bitte auf gentechnikfreie Produkte aus biologischem Anbau oder Biohaltung, tierische Produkte aus Weidehaltung (ohne Getreidefütterung) oder Wild sowie glutenfreie Produkte. Olivenöl sollte nativ und aus erster Pressung sein (extra vergine), Kokosöl ungehärtet. Prüfen Sie bei abgepackten Waren stets die Liste der Inhaltsstoffe: Ist etwas Verdächtiges dabei (siehe Seite 111)? Die meisten Zutaten gibt es mittlerweile auch im normalen Supermarkt. Einige Rezepte sind etwas zeitraubend und erfordern gute Planung. Sie dürfen gern tauschen, wenn die Zeit gerade knapp ist. Hauptsache, Sie haben Spaß am Kochen und können stressfrei genießen. Guten Appetit!

Eier und andere Frühstücksideen

Frittata mit Brokkoli, Pilzen und Lauch

Für 4 Portionen

Für eine Frittata kann man Gemüse, Fleisch und Reste fast beliebig kombinieren. Sehr delikat schmecken Kürbis mit Minze, Tomaten mit Basilikum, Spargel mit Lachs, Zwiebeln mit gehacktem Spinat, Zucchini mit Feta oder Hackfleisch mit Gruyère. Frittatas passen immer, ob zum Frühstück, Brunch, Mittag- oder Abendessen. Sie schmecken frisch aus dem Ofen oder abgekühlt.

- **1 EL ungesalzene Butter, am besten aus Weidehaltung**
- **1 EL Olivenöl, extra vergine**
- **120 g Lauch, gehackt, nur der weiße Anteil**
- **6 große Champignons, ohne Stängel, geputzt, in dünnen Scheiben**
- **1 TL Knoblauch, gehackt**
- **270 g Brokkoli, fein gehackt**
- **Meersalz und frisch gemahlener schwarzer Pfeffer**
- **5 große Eier**
- **4 EL geriebener Parmesan**
- **2 große Eiweiße**

Den Backofen auf 175 °C vorheizen.

Eine Backform oder Auflaufform von 20 Zentimeter Durchmesser mit Butter auspinseln.

Die Butter und das Olivenöl in einem großen Topf auf mittlerer Stufe erhitzen. Den gehackten Lauch hinzufügen und unter Rühren etwa vier Minuten andünsten, bis er zusammenfällt. Die Pilze und den Knoblauch hinzufügen und unter Rühren noch etwa zwölf Minuten garen, bis die Pilze ihren Saft ausgeschwitzt haben und zu bräunen beginnen. Den Brokkoli unterziehen und unter Rühren weitere drei bis vier Minuten mitgaren, bis er etwas nachgibt. Mit etwas Salz und Pfeffer abschmecken.

Während das Gemüse gart, die fünf Eier in eine Schüssel aufschlagen und kräftig verrühren. Zwei Esslöffel von dem Parmesan hinzufügen und mit Pfeffer und Salz würzen.

Die beiden Eiweiße in einer separaten Schüssel mit dem Handmixer aufschlagen, bis sie fest, aber nicht steif sind. Das geschlagene Eiweiß vorsichtig unter die Eier heben, sodass noch kleine Flocken Eiweiß sichtbar bleiben.

Die Brokkolimasse zu den Eiern geben und alles gründlich verrühren. In die vorbereitete Form füllen und die Oberfläche mit einem Spatel vorsichtig glatt streichen. Mit dem restlichen Parmesankäse bestreuen und in den Ofen schieben.

Etwa 20 Minuten backen, bis die Mitte fest ist, die Oberfläche goldbraun und der Rand schon fast knusprig.

Aus dem Ofen nehmen und einige Minuten ruhen lassen, dann in Stücke schneiden und servieren.

Nährwertanalyse pro Portion: 278 Kalorien, 15 g Fett, 18 g Protein, 20 g Kohlenhydrate, 6 g Zucker, 6 g Ballaststoffe, 286 mg Natrium

Gebackene Eier im Mangoldnest

Für 6 Portionen

Perfekt für den sonntäglichen Brunch. Dieses Rezept lässt sich leicht verdoppeln; Sie brauchen dafür lediglich eine zweite Backform. Achten Sie bitte darauf, das Gericht aus dem Ofen zu holen, bevor die Eier vollständig gegart sind. Das Eigelb soll beim Servieren noch etwas flüssig sein, damit es sich gut mit dem Mangold vermischt.

- **1 EL Olivenöl, extra vergine**
- **1 EL ungesalzene Butter, am besten aus Weidehaltung**
- **60 g Lauch, gehackt, nur der weiße Anteil**
- **1 EL Knoblauch, gehackt**
- **Meersalz und frisch gemahlener schwarzer Pfeffer**
- **2 Bund Mangold, nur das Grün, in großen Stücken**
- **4 EL sonnengetrocknete Tomaten, gehackt**
- **1 EL frisches Basilikum, gehackt**
- **75 g Schlagsahne, am besten aus Weidehaltung**
- **12 große Eier**
- **8 EL geriebener Fontina oder Gruyère**

Den Backofen auf 200 °C vorheizen.

Eine Backform von 22 x 32 x 5 Zentimeter mit Butter auspinseln.

Das Öl und die Butter in einer großen Pfanne auf mittlerer Stufe erhitzen. Den Lauch und den Knoblauch hinzufügen, mit Salz und Pfeffer würzen und unter gelegentlichem Umrühren etwa acht Minuten garen, bis der Lauch schön weich ist.

Den Mangold portionsweise hinzugeben und jeweils unterziehen und zusammenfallen lassen, bevor die nächste Handvoll folgt. Nach dem Mangold auch die Tomaten und das Basilikum hinzufügen. Mit Salz und Pfeffer würzen und unter regelmäßigem Wenden in etwa zehn Minuten sehr weich garen.

Die Sahne unterziehen und noch sechs Minuten mitkochen, bis sie weitgehend verdampft ist. Mit Pfeffer und Salz abschmecken.

Die Mangoldmischung in die vorbereitete Backform umfüllen und glatt streichen. Mit dem Rücken eines Suppenlöffels zwölf kleine Mulden in den Mangold drücken. In jede Mulde ein Ei aufschlagen. Zum Schluss alle Eier einzeln mit Salz und Pfeffer würzen und alles mit Käse bestreuen.

Im vorgeheizten Backofen 15 Minuten backen, bis das Eiweiß weitgehend geronnen, das Eigelb aber noch sehr flüssig ist.

Aus dem Ofen nehmen und fünf Minuten stehen lassen, damit das Eiweiß vor dem Servieren vollständig fest werden kann.

Nährwertanalyse pro Portion: 297 Kalorien, 21 g Fett, 17 g Protein, 10 g Kohlenhydrate, 3 g Zucker, 3 g Ballaststoffe, 585 mg Natrium

Pochierte Eier auf Zucchinipuffern

Für 4 Portionen

Kennen Sie »Eggs Benedict« auf dem traditionellen englischen Muffin? Setzen Sie pochierte Eier und Schinken stattdessen lieber auf einen knusprigen Zucchinipuffer. Das ist ein bisschen zusätzlicher Aufwand, schmeckt aber bestens. Ich mache grundsätzlich mehr Puffer, weil bei Tisch alle einen Nachschlag wünschen. Bei Zeitmangel können Sie die Eier und die Sauce natürlich auch auf grünem Salat anrichten.

Für perfekte Eggs Benedict soll das Eiweiß gerade eben gar und das Eigelb noch flüssig sein. Pochieren Sie die Eier nur in knapp siedendem Wasser. Wenn das Wasser zu heiß ist oder richtig kocht, wird das Eiweiß zäh und der Dotter hart. Wenn Sie die Eier nur ganz kurz pochieren und anschließend 15 Minuten in einem Topf mit heißem Wasser (55 °C) lassen, brauchen Sie vor Salmonellen keine Angst zu haben. In der Zwischenzeit können Sie in Ruhe den Rest des Frühstücks vorbereiten.

- **1 EL Weißweinessig**
- **4 extragroße zimmerwarme Eigelbe**
- **4 Scheiben gekochter Schinken**
- **4 Zucchinipuffer (siehe unten)**
- **180 ml Sauce Hollandaise (siehe Folgerezept)**
- **1 EL glatte Petersilie, frisch gehackt**

Den Ofen auf 140 °C vorheizen.

Einen großen, flachen Topf etwa fingerhoch mit Wasser füllen und auf mittlerer Stufe erhitzen, bis sich am Rand Blasen bilden. Den Essig hinzufügen.

Einen zweiten, gleich großen Topf mit der gleichen Menge Wasser füllen und auf 55 °C erhitzen (mit Thermometer prüfen). Vom Herd nehmen und Deckel aufsetzen, damit das Wasser heiß bleibt.

Zügig ein Ei nach dem anderen zubereiten: Jedes Ei einzeln in eine kleine Auflaufform aufschlagen und vorsichtig aus der Form in das gerade eben siedende Essigwasser gleiten lassen. Wenn alle Eier im Wasser sind, etwa zwei Minuten garen lassen, bis das Eiweiß gerade eben stockt, das Eigelb aber noch sehr flüssig ist.

Die Eier mit einer Schaumkelle einzeln herausheben und in den Topf mit dem 55 °C warmen Wasser setzen. Abdecken und 15 Minuten nachgaren lassen. Von Zeit zu Zeit die Wassertemperatur prüfen. Wenn sie unter 55 °C absinkt, langsam etwas kochendes Wasser nachgießen, um die Temperatur wieder anzuheben.

Den gekochten Schinken auf mittlerer bis hoher Stufe in einer großen, beschichteten Pfanne etwa vier Minuten anbraten, bis die Ränder leicht gebräunt sind. Herausnehmen und im vorgeheizten Ofen auf einem Backblech warm halten, falls die Eier oder die Puffer noch nicht fertig sind.

Auf vier Teller je einen warmen Zucchinipuffer setzen und je eine Scheibe Schinken darauflegen. Die pochierten Eier einzeln mit einem Schlitzlöffel aus dem Wasser heben und vorsichtig mit Küchenkrepp abtupfen. Je ein Ei auf den Schinken setzen. (Falls die Ränder zu zerrupft aussehen, mit einer Küchenschere oder mit einem scharfen Messer etwas glätten.)

Auf jedes Ei drei Esslöffel Sauce Hollandaise geben, mit Petersilie bestreuen und sofort servieren.

Anmerkung: Wer aus gesundheitlichen Gründen auf Salz verzichten muss, kann den Kochschinken weglassen.

Nährwertanalyse pro Portion: 485 Kalorien, 44 g Fett, 16 g Protein, 6 g Kohlenhydrate, 2 g Zucker, 1 g Ballaststoffe, 858 mg Natrium

Sauce Hollandaise

Ergibt etwa 180 ml
Hollandaise aus dem Mixer ist eine wunderbare Sache für alle, die Sauce Hollandaise mögen, denen die klassische Methode jedoch zu aufwändig und langwierig ist. Diese Sauce passt perfekt zu pochierten Eiern, macht aber auch gedämpftes Gemüse zum Hochgenuss und trägt zur Sättigung bei.

- **3 große zimmerwarme Eigelbe**
- **1 EL frischer Zitronensaft, durchgesiebt**
- **¾ TL Salz (oder nach Geschmack)**
- **½ TL Tabascosauce (oder nach Geschmack)**
- **125 ml geschmolzene Butter**

Einen kleinen Kochtopf etwa fünf Zentimeter hoch mit Wasser füllen und das Wasser stark erhitzen.

In der Zwischenzeit die Eigelbe mit Zitronensaft, Salz und Tabasco in den Mixer geben und 45 Sekunden auf mittlerer Stufe verrühren. Bei laufendem Motor die geschmolzene Butter ganz langsam und gleichmäßig durch die Öffnung im Deckel hinzugießen und weiterrühren, bis eine sehr glatte, leicht angedickte Masse entstanden ist.

Mit dem Teigschaber die Sauce herauslöffeln und über dem Wasserbad bis zur Verwendung warm halten.

Nährwertanalyse pro Portion: 95 Kalorien, 11 g Fett, 0 g Protein, 0 g Kohlenhydrate, 0 g Zucker, 0 g Ballaststoffe, 37 mg Natrium

Zucchinipuffer

Für 8 Puffer

- **3 große Zucchini**
- **1 extragroßes Eiweiß**
- **2 EL gemahlene Mandeln**
- **1 TL Paprikapulver**
- **Salz und Pfeffer**
- **3 EL Ghee oder geschmolzene Butter**

Die Zucchini auf der Gemüsereibe oder mit der Küchenmaschine raspeln.

Die Zucchiniraspel auf ein großes, sauberes Geschirrtuch geben. Die Ecken anheben und das Tuch kräftig drehen, um überschüssige Flüssigkeit zu entfernen. Je öfter Sie diesen Vorgang wiederholen, desto krosser werden die Puffer.

Die abgetropften Zucchiniraspel in eine große Rührschüssel geben. Eiweiß, gemahlene Mandeln und Gewürze hinzugeben und gut durchrühren.

Die Butter in einer großen Pfanne auf mittlerer Stufe erhitzen. Sie soll sehr heiß sein, aber nicht rauchen. Den Zucchiniteig zu acht handtellergroßen Puffern ausbacken, einmal wenden. Nach fünf Minuten müssten sie goldbraun und knusprig sein.

Mit einem Pfannenheber auf eine doppelte Lage Küchenkrepp setzen und abtropfen lassen. Wenn nötig, bis zum Anrichten im Ofen auf einem Backblech warm halten.

Nährwertanalyse pro Portion (1 Puffer): 76 Kalorien, 6 g Fett, 2 g Protein, 3 g Kohlenhydrate, 2 g Zucker 1 g Ballaststoffe, 90 mg Natrium

Erdbeer-Power-Smoothie

Für 1 Portion
Die meisten Smoothies und Shakes enthalten sehr viel Zucker. Dieser hier entspricht meinen Vorgaben und eignet sich für den Start in den Tag, wenn man mal keine Zeit zum Kochen hat. Man kann ihn gut mitnehmen, und er macht stundenlang satt.

- **60 ml ungesüßte Kokosmilch**
- **60 ml Wasser (je nach gewünschter Konsistenz auch mehr)**
- **40 g Tiefkühlerdbeeren**
- **¼ reife Avocado, geschält und entkernt**
- **1 EL ungesalzene, ungeröstete Sonnenblumenkerne oder Mandeln**
- **1 EL Hanfsamen**
- **1 EL Sonnenblumenkern- oder Mandelbutter**
- **1 TL frischer Ingwer, gehackt**
- **½ TL gemahlener Zimt**

Alle Zutaten in den Standmixer geben und gleichmäßig aufschlagen. Bei Bedarf zwischendurch die Seiten nach unten abschaben. Sofort genießen.

Nährwertanalyse pro Portion: 380 Kalorien, 32 g Fett, 10 g Protein, 17 g Kohlenhydrate, 7 g Zucker, 7 g Ballaststoffe, 23 mg Natrium

Körnerfrühstück

Für 1 Portion

Wer dieses Frühstück kennt, will nie wieder Haferflocken. Trinken Sie dazu eine Tasse Kaffee oder Kombucha-Tee oder aber Kefir, Mandelmilch oder Kokosmilch. So bleiben Sie den ganzen Morgen angenehm satt.

- **125 ml heißes Wasser (je nach gewünschter Konsistenz auch mehr)**
- **1 ½ EL Chiasamen**
- **1 ½ EL Hanfsamen**
- **1 bis 2 EL Sonnenblumenlecithin (auf Wunsch)**
- **1 EL Kokosöl**
- **1 EL Mandelbutter**
- **1 TL gemahlene Sesamsamen (auf Wunsch)**
- **1 TL gemahlener Zimt**
- **5 Tropfen Stevia (oder nach Geschmack)**
- **Meersalz**
- **80 g Heidelbeeren, Himbeeren oder Brombeeren**

Alle Zutaten bis auf die Beeren in eine Schüssel geben und gut verrühren. Die Beeren darüberstreuen. Guten Appetit!

Nährwertanalyse pro Portion: 460 Kalorien, 37 g Fett, 12 g Protein, 26 g Kohlenhydrate, 9 g Zucker, 11 g Ballaststoffe, 330 mg Natrium

Frühstücksbrei

Für 2 Portionen
Ein »Haferbrei« ganz ohne Getreide. Für alle, die morgens gern einen klassischen Frühstücksbrei löffeln wollen.

- **30 g Walnusskerne**
- **30 g Mandeln**
- **2 EL gemahlener Leinsamen**
- **1 TL gemahlener Pimentpfeffer**
- **3 Eier**
- **60 ml ungesüßte Mandelmilch**
- **½ Banane, zerdrückt**
- **1 EL Mandelbutter**
- **2 TL Kürbiskerne (auf Wunsch)**
- **1 Handvoll frische Beeren (auf Wunsch)**

Walnüsse, Mandeln, Leinsamen und Pimentpfeffer im Mixer grob zerkleinern (nicht pulverisieren!). Beiseitestellen.

Eier und Mandelmilch zu einer geschmeidigen Masse verschlagen. Die zerdrückte Banane mit der Mandelbutter verrühren, zu der Eimasse geben und gut unterrühren. Die Nussmischung unterziehen.

Alles in einem Topf auf kleiner Stufe erhitzen und dabei ständig umrühren, bis der Brei die gewünschte Konsistenz erreicht hat. Mit Kürbiskernen und Beeren anrichten, auf Wunsch noch etwas Mandelmilch hinzugeben und warm verzehren.

Nährwertanalyse pro Portion: 430 Kalorien, 31 g Fett, 16 g Protein, 18 g Kohlenhydrate, 15 g Zucker, 6 g Ballaststoffe, 0 mg Natrium

Kleine Gerichte und Vorspeisen

Wildlachs-Carpaccio mit Artischocken-Salat

Für 4 Portionen

Dieser leichte, appetitliche Artischockensalat ist die perfekte Ergänzung zum saftigen Lachs. Wenn Sie keine zarten jungen Artischocken auftreiben können, können Sie den Salat auch mit rohem grünem Spargel oder fein aufgeschnittenem Fenchel zubereiten. Sowohl der rohe Lachs als auch die rohen Artischocken sind äußerst gesund.

- **225 g Wildlachsfilet ohne Haut und Gräten**
- **80 ml Weißweinessig**
- **3 junge Artischocken**
- **4 EL Olivenöl, extra vergine (bei Bedarf auch mehr)**
- **2 TL frischer Zitronensaft**
- **2 EL frischer Schnittlauch, Estragon oder glatte Petersilie, gehackt**
- **Meersalz und frisch gemahlener schwarzer Pfeffer**
- **Zitronenschnitze zum Garnieren**

Den Lachs mit einem sehr scharfen Messer quer zur Faser in dünne Scheiben schneiden. Die Scheiben gleichmäßig in einer Lage auf vier vorgekühlten Tellern verteilen.

Jeden Teller mit Frischhaltefolie abdecken. Die Portionen nacheinander mit dem Boden einer kleinen Pfanne oder einem anderen flachen Objekt vorsichtig flach drücken, bis der Lachs den ganzen Teller bedeckt. Nicht zu fest drücken! Der Lachs soll nicht matschig werden. Die Teller in den Kühlschrank stellen, ohne die Folie zu entfernen.

Eine große Schüssel mit kaltem Wasser füllen. Den Essig hinzugeben und beiseitestellen.

Die Artischocken nacheinander bearbeiten: Erst die harten Außenblätter abzupfen. Dann mit der Küchenschere die spitzen Innenblätter abschneiden und die Herzen etwa einen halben Zentimeter kürzen. Falls die Artischocken Stängel haben, auch diese vollständig abschneiden.

Mit einem Gemüseschäler oder einem sehr scharfen Messer jede Artischocke quer in papierdünne Scheiben schneiden. Die Scheiben sofort in das kalte Essigwasser legen, damit das Fleisch nicht oxidiert.

Wenn alle Artischocken aufgeschnitten sind, die Scheiben aus dem Wasser nehmen und gründlich trocken tupfen. Die gut getrockneten Scheiben in eine mittelgroße Schüssel geben. Mit zwei Esslöffeln Olivenöl und dem Zitronensaft beträufeln. Die Kräuter hinzufügen, mit Salz und Pfeffer würzen und den Salat wenden.

Den Fisch aus dem Kühlschrank holen und die Folie abnehmen. Die restlichen zwei Esslöffel Olivenöl gleichmäßig über alle Teller verteilen. Leicht mit Salz und Pfeffer würzen. Den Artischockensalat zu gleichen Teilen auf alle Teller verteilen. Auf Wunsch mit einem Schnitz Zitrone garnieren und sofort servieren.

Nährwertanalyse pro Portion: 260 Kalorien, 17 g Fett, 17 g Protein, 13 g Kohlenhydrate, 2 g Zucker, 6 g Ballaststoffe, 260 mg Natrium

Erbsensoufflé mit Ziegenkäse

Für 4 Portionen
Dieses sehr elegante Gericht können Sie Gästen als Vorspeise servieren oder mit einem grünen Salat als leichtes Mittagessen ansetzen. Trotz des hohen Fettgehalts kommt es einem dank der frischen Erbsen und Kräuter ausgesprochen leicht vor.

- **Butter für die Formen**
- **160 g grüne Erbsen, tiefgekühlt**
- **90 g milder Ziegenfrischkäse**
- **4 extragroße Eier, zimmerwarm**
- **250 g Schlagsahne, am besten aus Weidehaltung**
- **2 EL geriebener Parmesan**
- **Meersalz und frisch gemahlener schwarzer Pfeffer**
- **2 EL Frühlingszwiebeln, nur das Weiße, gehackt**
- **2 EL frischer Dill, gehackt**
- **4 Zweige frischer Dill, zum Garnieren**

Den Backofen auf 175 °C vorheizen.

Vier Souffléförmchen oder vier große Muffinmulden großzügig mit Butter auspinseln. Beiseitestellen. Einen kleinen Topf mit Wasser zum Kochen bringen und die Erbsen darin eine Minute kochen lassen.

Gut abtropfen lassen und trocken tupfen. Beiseitestellen.

Den Ziegenkäse in die Küchenmaschine mit Messereinsatz geben. Die Eier, die Sahne und den Parmesan hinzufügen. Mit Salz und Pfeffer würzen und zu einem weichen Brei verarbeiten.

Die Käsemischung in eine Schüssel umfüllen. Die Frühlingszwiebeln und den gehackten Dill gut unterrühren.

Die Erbsen mit Salz und Pfeffer würzen und gleichmäßig in die gebutterten Formen löffeln. Anschließend die Käsemischung gleichmäßig auf den Erbsen verteilen.

Die Formen in eine große Backform oder auf ein Backblech mit hohem Rand stellen. So viel heißes Wasser hinzufügen, dass die Formen bis auf halber Höhe im Wasser stehen. Vorsichtig in den Ofen schieben.

Etwa 25 Minuten backen, bis die Soufflés in der Mitte fest und am Rand leicht gebräunt sind.

Aus dem Ofen holen und die Formen auf einem Drahtgitter zehn Minuten abkühlen lassen.

Auf Wunsch jeweils mit einem Zweig Dill garnieren und heiß servieren.

Nährwertanalyse pro Portion: 390 Kalorien, 34 g Fett, 14 g Protein, 8 g Kohlenhydrate, 1 g Zucker, 2 g Ballaststoffe, 370 mg Natrium

Suppen

Zwiebelsuppe

Für 6 Portionen

Diese Suppe kann sich auch ohne das geröstete Stückchen Baguette obenauf mit der klassischen französischen Zwiebelsuppe messen. Natürlich kann man dafür auch nur rote oder nur süße Zwiebeln verwenden, doch die Kombination ergibt eine satte Farbe mit einem leicht süßlichen Aroma.

- **125 g ungesalzene Butter, am besten vom Weiderind**
- **550 g rote Zwiebeln, in feinen Ringen**
- **550 g süße Zwiebeln, in feinen Ringen**
- **2 Lorbeerblätter**
- **1 Stück Sternanis**
- **125 ml Brandy**
- **2 l Rinderbrühe oder kochsalzreduzierte Rinderbrühe**
- **Meersalz und frisch gemahlener schwarzer Pfeffer**
- **170 g geriebener Gruyère**

Die Butter auf kleiner bis mittlerer Stufe in einem großen Topf zerlassen. Die Zwiebeln, die Lorbeerblätter und den Sternanis hinzufügen und unter regelmäßigem Umrühren etwa 20 Minuten anschwitzen, bis die Zwiebeln karamellisieren und einen satten goldbraunen Ton annehmen.

Den Brandy hinzufügen und alles erneut zum Kochen bringen. Drei bis vier Minuten sieden lassen, damit der Alkohol verdunsten kann. Die Brühe hinzufügen und mit Pfeffer und

Salz würzen. Alles aufkochen, dann die Hitzezufuhr herunterstellen und auf kleiner Stufe 30 Minuten köcheln lassen, bis die Zwiebeln butterweich sind und die Suppe kräftig aromatisch ist. Vom Herd nehmen und die Lorbeerblätter und den Sternanis herausfischen.

Abschmecken und eventuell nachwürzen. Zum Schluss in Suppenschalen anrichten und den Käse gleich auf den sechs Schalen verteilen, damit er von der Hitze anschmelzen kann.

Sofort genießen.

Nährwertanalyse pro Portion: 360 Kalorien, 24 g Fett, 14 g Protein, 15 g Kohlenhydrate, 9 g Zucker, 2 g Ballaststoffe, 370 mg Natrium

Blumenkohlcremesuppe

Für 4 Portionen
Trotz der Bezeichnung enthält diese Suppe keine Sahne. Ihr samtiges Aroma stammt ganz allein aus Gemüse und Butter. Die braune Butter sorgt bei dieser ansonsten sehr einfachen Suppe für den unnachahmlichen Geschmack und das nötige Fett.

Man kann die Suppe bis zu zwei Tage im Voraus kochen und luftdicht im Kühlschrank aufbewahren. Die Butter wird dann erst angeröstet, während die Suppe aufgewärmt wird.

- **1 Blumenkohl, geputzt und in Röschen, das zarte Herz mitverwenden**
- **60 g Lauch, gehackt, nur der weiße Anteil**
- **Meersalz**
- **125 g ungesalzene Butter, am besten vom Weiderind**
- **Weißer Pfeffer, frisch gemahlen**

Eine Handvoll Blumenkohlstücke zurückbehalten. Den Rest in einen mittelgroßen Topf geben. Den Lauch und einen Liter kaltes Wasser hinzufügen. Großzügig salzen und auf mittlerer bis hoher Stufe erhitzen.

Sobald die Suppe kocht, den Deckel aufsetzen und den Blumenkohl in rund zwölf Minuten sehr weich kochen.

In der Zwischenzeit die Butter in einer kleinen Pfanne auf kleiner bis mittlerer Stufe erhitzen. Den restlichen Blumenkohl hineingeben und unter häufigem Wenden etwa sieben Minuten nicht zu heiß anbraten. Die Butter soll dabei goldbraun werden und ein nussiges Aroma entwickeln. Der Blumenkohl soll leicht anbräunen und nur gerade eben gar sein. Vom Herd nehmen und warm halten.

Die Blumenkohl-Lauch-Suppe vom Herd nehmen und das Gemüse mit einem Schlitzlöffel in einen Standmixer oder in die Rührschüssel der Küchenmaschine mit Messereinsatz umfüllen. Einen Viertelliter von dem Kochwasser hinzufügen. Das restliche Kochwasser aufheben.

Den Blumenkohl pürieren und bei laufendem Motor langsam mehr Kochwasser hinzufügen, bis eine gebundene Suppe entsteht. Mit Salz und weißem Pfeffer abschmecken.

Die Suppe gleichmäßig auf vier Suppenteller verteilen. Je einen Klecks von dem in Butter gebratenen Blumenkohl hinzufügen und die braune Butter gleichmäßig über die Teller verteilen.

Sofort genießen.

Nährwertanalyse pro Portion: 240 Kalorien, 23 g Fett, 3 g Protein, 8 g Kohlenhydrate, 3 g Zucker, 3 g Ballaststoffe, 314 mg Natrium

Lammklößchensuppe

Für 8 Portionen

Dieses Gericht stammt von Seamus Mullen, Eigentümer und Chefkoch des Restaurants »Tertulia« in New York City. Es eignet sich wunderbar als Sonntagsessen oder um Gäste zu bewirten. Reste kann man dann in der Folgewoche mittags auf den Tisch bringen.

Für die Fleischklößchen:

- 2 große Eier
- 130 g Mandeln, 30 Minuten in Milch eingeweicht, abgetropft und fein gehackt
- 1 Handvoll frische, gemischte Kräuter, zum Beispiel Oregano, Rosmarin und Thymian
- 1 EL Rotwein (wahlweise)
- 2 Knoblauchzehen, gehackt
- 2 EL grobes Salz
- 1 TL Cayennepfeffer
- 1 TL gemahlener Koriander
- 1 TL gemahlener Kreuzkümmel
- 1 TL gemahlener Fenchel
- ½ TL schwarzer Pfeffer, frisch gemahlen
- 1,1 kg Lammhackfleisch

Für die Suppe:

- 2 EL Olivenöl, extra vergine (und etwas zum Anrichten)
- 4 bis 6 kleine Möhren, gehackt
- 4 Cipollini-Zwiebeln, geschält
- 2 Handvoll Austernpilze, gewürfelt

- 1 Fenchelknolle, geputzt und in fingerdicken Stücken
- 2 Knoblauchzehen, in Scheibchen
- 250 ml Weißwein
- 1,5 l Hühnerbrühe
- 2 Lorbeerblätter
- 2 Zweige frischer Thymian
- 1 Zweig frischer Rosmarin
- Meersalz und frisch gemahlener schwarzer Pfeffer
- 190 g rote Quinoa, gewaschen
- 1 Jalapeño-Chilischote, ohne Stängel, entkernt und in möglichst feinen Scheiben
- 4 Handvoll Zuckerschoten, diagonal halbiert
- 2 Handvoll Radicchio, grob gehackt
- Frisch gehackter Dill, Koriander, Basilikum, Fenchelgrün oder Minze zum Garnieren

Für die Fleischklößchen: Die Eier in einer großen Schüssel verrühren. Alle restlichen Zutaten für die Fleischklößchen, bis auf das Hackfleisch, hinzufügen und gut verrühren. Zuletzt das Hackfleisch hinzugeben und alles mit den Händen verkneten. Mit den Händen Fleischbällchen von drei bis vier Zentimeter Durchmesser rollen, bis alles Fleisch verarbeitet ist.

Für die Suppe: In einem großen Topf das Olivenöl auf hoher Stufe erhitzen und die Fleischklößchen schnell von allen Seiten anbraten. Herausnehmen und auf einem mit Küchenkrepp ausgelegten Teller abtropfen lassen. Die Möhren, die Zwiebeln, die Pilze und den Fenchel in den Topf geben. Drei Minuten anbraten, dann den Knoblauch hinzufügen und eine Minute mitgaren. Mit Weißwein ablöschen und den Alkohol etwa drei Minuten verdampfen lassen. Die Hühnerbrühe, die Lorbeerblätter,

Thymian und den Rosmarinzweig hinzugeben und einmal aufkochen. Auf kleine Stufe zurückschalten und mit Pfeffer und Salz würzen.

Die Quinoa hinzufügen und 15 Minuten leicht kochen lassen, bis die Quinoa gerade eben weich wird. Die Fleischbällchen hinzufügen und noch zwei Minuten sanft erhitzen. Achtung, die Fleischklößchen sollten eine Innentemperatur von etwa 49 °C haben. Wenn man sie an die Unterlippe hält, sollen sie warm sein, nicht superheiß. Sobald sie diese Temperatur in der Mitte erreicht haben (Bratenthermometer nutzen!), geben Sie die Chilischote, die Zuckerschoten und den Radicchio in die Suppe. Noch drei Minuten leicht kochen lassen, bis das Gemüse gerade eben zart ist. Es soll noch appetitlich leuchten.

Gleich auf acht Tellern anrichten und jeweils mit einem Schuss Olivenöl und reichlich frischen Kräutern garnieren.

Nährwertanalyse pro Portion: 650 Kalorien, 35 g Fett, 40 g Protein, 45 g Kohlenhydrate, 8 g Zucker, 13 g Ballaststoffe, 680 mg Natrium

Salate

Gemüseschichtsalat

Für 6 Portionen
Der perfekte Salat, wenn Sie Gäste erwarten. Man kann ihn gut vorbereiten und erst kurz vor dem Servieren wenden. Die roten Zwiebeln sind ein interessanter Farbtupfer. Wenn Sie keine zur Hand haben, schmecken weiße Zwiebeln genauso gut. Den weicheren Wirsing sollten Sie nicht durch normalen Weißkohl oder Rotkohl ersetzen, der ein wenig zu hart ist.

- **3 rote Zwiebeln, geschält**
- **550 g Wirsing, geputzt und geraspelt**
- **1 große Yambohne (Jicama), geschält und geraspelt (alternativ 2 Äpfel oder 1 Kohlrabi)**
- **2 Bund Radieschen, geputzt und in feinen Scheiben**
- **125 g Biovollmilchjoghurt, natur**
- **110 g Grips-Mayonnaise (siehe Seite 270)**
- **2 EL gehackte Sardellen aus nachhaltiger Fischerei, in Olivenöl**
- **2 TL frische, gemischte Kräuter, zum Beispiel Minze, Oregano, Petersilie und Thymian**
- **Meersalz und frisch gemahlener schwarzer Pfeffer**

Mit einem Gemüseschäler oder einem sehr scharfen Messer die Zwiebeln quer in papierdünne Scheiben schneiden. Die Scheiben in eine große Schüssel Eiswasser legen und zehn Minuten einweichen. Das Wasser abgießen und die Zwiebeln trocken tupfen.

Den Boden einer großen Salatschüssel mit einer dünnen Lage Wirsing bedecken. Eine dünne Lage Zwiebelringe darauflegen, dann die Yambohne, dann die Radieschen. In dieser Reihenfolge weiter Schichten daraufsetzen, bis alles Gemüse verbraucht ist. Die oberste Lage sollen Radieschen sein.

In einer Extraschüssel den Joghurt gründlich mit der Mayonnaise, den Sardellen und den Kräutern verrühren. Das Dressing über den Salat gießen und gleichmäßig darauf verstreichen. Zugedeckt mindestens sechs Stunden oder bis zu 24 Stunden kalt stellen.

Vor dem Servieren den Salat wenden, abschmecken und auf Wunsch mit Pfeffer und Salz nachwürzen.

Nährwertanalyse pro Portion: 232 Kalorien, 16 g Fett, 5 g Protein, 17 g Kohlenhydrate, 7 g Zucker, 6 g Ballaststoffe, 390 mg Natrium

Grips-Mayonnaise

Ergibt etwa 500 ml
Das Geheimnis dieser Mayonnaise liegt im Öl. Im Gegensatz zu klassischer Mayonnaise, die meist aus Rapsöl hergestellt wird, nehmen wir hier Avocadoöl, mit dem man ein ebenso delikates wie nahrhaftes Ergebnis erzielt. Verwendet wird diese Mayonnaise ganz herkömmlich – zum Bestreichen, als Dip oder für Dressings. Achten Sie auf Avocadoöl in Bioqualität.

- **3 große Eigelbe, zimmerwarm**
- **½ TL Meersalz**
- **¼ TL Senfpulver**
- **1 EL Champagneressig oder frischer Zitronensaft**
- **375 bis 500 ml Avocadoöl**
- **1 EL heißes Wasser**

Den Glasbehälter des Standmixers mit kochendem Wasser füllen und einige Minuten so stehen lassen (das Glas muss vorgewärmt sein, damit die Eier besser andicken). Das Wasser ausgießen und den Behälter rasch von innen abtrocknen. Den Behälter auf den Motorblock setzen. Die Eigelbe hineingeben und auf mittlerer Stufe dick und cremig schlagen. Das Salz und das Senfpulver hinzufügen und schnell unterziehen. Den Essig hinzufügen und einarbeiten.

Bei laufendem Motor das Öl tropfenweise und sehr langsam hinzugießen. Je langsamer das Öl hinzugefügt wird, desto gleichmäßiger wird die Emulsion. Nach etwa der Hälfte des Öls müsste die Konsistenz dick und gleichmäßig sein. Jetzt dürfen Sie das Öl etwas rascher nachlaufen lassen, weil die Masse nicht mehr gerinnen wird. Wenn die Mayonnaise zu dick gerät – erwünscht ist eine weiche Creme –, noch etwas Essig hinzugeben. Weiter Öl hinzufügen, bis die Eier alles gebunden haben. Zum Schluss so viel heißes Wasser hinzufügen, dass die Masse schön weich wird (nicht mehr als einen Esslöffel). Mit dem Teigschaber in einen sauberen, verschließbaren Behälter umfüllen. Hält sich im Kühlschrank bis zu fünf Tage.

Nährwertanalyse pro Portion (1 Esslöffel): 105 Kalorien, 11 g Fett, 0 g Protein, 0 g Kohlenhydrate, 0 g Zucker, 0 g Ballaststoffe, 34 mg Natrium

Grüner Salat mit gerösteten Walnüssen

Für 4 Portionen

Die Zusammenstellung von karamellisiertem Zwiebeldressing, knusprigen Walnüssen und leicht bitterem Blattsalat schmeckt sehr aromatisch. Der Salat ergibt ein gutes Mittagessen, passt aber auch zu gegrilltem Fisch und Geflügel.

- **1 große rote Zwiebel, geschält und längs in Achtel geschnitten**
- **125 ml und 1 EL Walnussöl**
- **1 EL Balsamico-Essig**
- **60 ml Hühnerbrühe**
- **3 EL weißer Balsamico-Essig**
- **Meersalz und frisch gemahlener schwarzer Pfeffer**
- **1 großer Beutel (14 Handvoll) gemischter, bitterer Blattsalat, fein gehackt (zum Beispiel Endivie, Radicchio, Löwenzahn, Senf- oder Grünkohl)**
- **130 g geröstete Walnüsse, gehackt**
- **1 kleine rote Schalotte, geschält, längs halbiert und in dünnen Scheiben**
- **Pfeffer und Salz**

Den Backofen auf 200 °C vorheizen.

Die Zwiebelachtel mit den Schnittseiten nach unten auf ein beschichtetes Backblech legen. Einen Esslöffel Walnussöl mit dem Balsamico-Essig verrühren und über die Zwiebeln träufeln. In den Ofen schieben und unter gelegentlichem Wenden in etwa 30 Minuten goldbraun karamellisieren lassen.

Aus dem Ofen nehmen und etwas abkühlen lassen. Das Dressing wird zubereitet, solange die Zwiebeln noch schön warm sind.

Die noch warmen Zwiebeln in die Rührschüssel einer Küchenmaschine mit Messereinsatz geben. Das restliche Walnussöl, die Brühe und den weißen Balsamico-Essig hinzufügen. Alles zu einer glatten, dicken Sauce verarbeiten und mit Salz und Pfeffer abschmecken. (Das Dressing lässt sich gut vorab zubereiten, sollte dann jedoch etwas angewärmt werden, bevor es über den Salat gegeben wird.)

Den Salat in eine große Salatschüssel füllen. Gerade so viel Dressing über den Salat gießen, dass die Blätter davon überzogen sind und etwas zusammenfallen. Sie brauchen möglicherweise nicht die volle Menge. Gut unterheben.

Die gerösteten Walnüsse und die Schalotten hinzufügen und erneut wenden.

Mit Pfeffer und Salz abschmecken. Sofort genießen.

Nährwertanalyse pro Portion (wenn das gesamte Dressing verwendet wird): 600 Kalorien, 53 g Fett, 14 g Protein, 30 g Kohlenhydrate, 5 g Zucker, 17 g Ballaststoffe, 140 mg Natrium

Yambohnensalat

Für 4 Portionen
Das säuerliche Dressing passt sehr gut zu den süßlich-knackigen Yambohnen. In Kombination mit dem bitteren Radicchio ergibt sich ein Salat mit einer ausgewogenen Vielfalt an Geschmacksnoten.

- **4 EL sonnengetrocknete Tomaten, fein gehackt**
- **1 EL frischer Koriander, gehackt**
- **1 EL frischer Schnittlauch, gehackt**
- **3 EL Champagneressig**
- **2 TL frischer Limettensaft**
- **1 TL frischer Zitronensaft**
- **2 TL Olivenöl, extra vergine**
- **Schwarzer Pfeffer, frisch gemahlen**
- **6 Handvoll Yambohnen (Jicama), gestiftelt (alternativ 6 Handvoll gestiftelter Apfel oder Kohlrabi)**
- **2 Handvoll Radicchio, grob gehackt**
- **Parmesan oder anderer fester Hartkäse zum Reiben**

Die Tomaten mit dem Koriander und dem Schnittlauch in eine kleine, säurebeständige Schüssel legen. Den Essig, den Limettensaft, den Zitronensaft und das Olivenöl unterrühren. Großzügig mit Pfeffer würzen und gut verrühren. Zugedeckt mindestens eine Stunde oder bis zu vier Stunden kalt stellen.

Die Yambohnenstifte in eine große Schüssel Eiswasser legen und eine Stunde in den Kühlschrank stellen.

Kurz vor dem Servieren die Yambohnenstifte gut abtropfen

lassen und trocken tupfen. In eine Salatschüssel füllen und das Tomatendressing darübergießen. Alles gründlich vermengen.

Vier Teller mit je einer Lage Radicchio belegen. Den angemachten Salat gleichmäßig obenauf setzen. Über alle Portionen etwas Käse raspeln und gleich verzehren.

Nährwertanalyse pro Portion: 180 Kalorien, 9 g Fett, 10 g Protein, 12 g Kohlenhydrate, 3 g Zucker, 5 g Ballaststoffe, 350 mg Natrium

Tomaten-Basilikum-Türmchen mit Kefir, Bacon und frischem Dill

Für 1 Portion

Dieses Rezept stammt von meinem Freund Fabrizio Aielli, dem Koch des Restaurants »Sea Salt« in meiner Heimatstadt Naples, Florida. Das Tomaten-Basilikum-Türmchen schmeckt als Vorspeise oder als Beilage und ist am Wochenende ein erfrischender Snack, sobald Sie eine perfekt reife Tomate in die Finger bekommen.

- **1 sonnengereifte Rispentomate in drei Scheiben, ohne Blütenansatz und unteres Ende**
- **2 frische Basilikumblätter**
- **2 EL Kefirdressing (Rezept siehe Seite 277)**
- **2 Scheiben Bacon, knusprig gebraten und fein gehackt**
- **1 EL Olivenöl, extra vergine**
- **Meersalz**

Die Tomatenscheiben abwechselnd mit den Basilikumblättern auf einem Teller auftürmen. Mit dem Dressing beträufeln, mit Bacon bestreuen und mit Olivenöl und Salz abrunden.

Nährwertanalyse pro Portion: 273 Kalorien, 24 g Fett, 9 g Protein, 9 g Kohlenhydrate, 6 g Zucker, 2 g Ballaststoffe, 480 mg Natrium

Kefirdressing

Ergibt etwa 500 ml
Kefir hat einen erfrischenden, säuerlichen Geschmack. Die Konsistenz erinnert an Trinkjoghurt, darum eignet er sich gut für ein Dressing.

- **500 g Kefir**
- **2 EL Rotweinessig**
- **1 Zweig frischer Dill, gehackt**
- **2 EL Olivenöl, extra vergine**
- **Meersalz und frisch gemahlener schwarzer Pfeffer**

Den Kefir in einer Schüssel mit dem Essig und dem Dill verrühren. Das Olivenöl in kleinen Portionen unterrühren, bis es ganz in der Sauce aufgeht, und alles mit Salz und Pfeffer abschmecken.

Luftdicht verschlossen hält sich das Dressing im Kühlschrank maximal eine Woche.

Nährwertanalyse pro Portion (2 Esslöffel): 34 Kalorien, 3 g Fett, 1 g Protein, 1 g Kohlenhydrate, 1 g Zucker, 0 g Ballaststoffe, 50 mg Natrium

Gemüse

Geschmorter Grünkohl

Für 4 Portionen

Grünkohl hat in den letzten Jahren einen echten Siegeszug angetreten. Er enthält viele Fasern, antioxidative Stoffe und Vitamine und unterstützt die Entgiftung. Außerdem senkt er offenbar das Risiko für zahlreiche Krebsarten. Dieses Grünkohlrezept sollten Sie unbedingt einmal ausprobieren.

- **2 Bund Grünkohlblätter**
- **3 EL Olivenöl, extra vergine**
- **1 große süße Zwiebel, geschält und in Scheiben**
- **1 EL (etwa 5 große Zehen) pürierter gebackener Knoblauch (siehe Anmerkung)**
- **Meersalz**
- **Rote Chiliflocken**
- **2 EL Rotweinessig**

Die zähen Stiele vom Grünkohl entfernen. Die Blätter aufeinanderlegen und quer in große Stücke schneiden. Sehr gründlich in kaltem Wasser waschen, bis alle Erde entfernt ist. Gut abtropfen lassen, aber nicht trocken schleudern. Das restliche Wasser wird zum Schmoren gebraucht.

Das Öl in einem großen Topf auf mittlerer Stufe erhitzen. Eine Lage Grünkohl zusammen mit den Zwiebeln in den Topf geben und zusammenfallen lassen. Anschließend weiter Kohl hinzufügen und unterheben, bis der gesamte Kohl im Topf ist. Den pürierten Knoblauch hinzufügen und alles mit Salz und Chiliflocken würzen. Deckel aufsetzen und zehn Minuten schmoren, bis der Grünkohl sehr, sehr zart ist.

Vom Herd nehmen und den Deckel abnehmen. Den Essig hinzufügen und unterheben. Sofort genießen.

Anmerkung: Pürierter gebackener Knoblauch – so geht's: Den Backofen auf 175 °C vorheizen. Wenn Sie eine ganze Knolle backen, die Knolle auf die Seite legen und den Stängel mit einem scharfen Messer einige Millimeter kürzen. Die gesamte Knolle (oder die Knollen) mit etwas nativem Olivenöl einpinseln. Fest in Pergamentpapier wickeln und in einer Backform in den Ofen schieben. So lange backen, bis der Knoblauch weich ist und aromatisch duftet. Bei ganzen Knollen dauert das etwa 25 Minuten, bei einzelnen Zehen etwa zwölf Minuten. Aus dem Ofen nehmen, auswickeln und etwas abkühlen lassen. Das Fleisch mit den Fingerspitzen aus der Schale drücken. Nicht alle Knoblauchzehen kommen dabei am Stück heraus, aber das ist nicht schlimm, denn vor der Verwendung wird gebackener Knoblauch meist ohnehin zerdrückt oder püriert. Gleich verwenden oder zugedeckt maximal eine Woche im Kühlschrank lagern.

Nährwertanalyse pro Portion: 210 Kalorien, 12 g Fett, 6 g Protein, 24 g Kohlenhydrate, 9 g Zucker, 6 g Ballaststoffe, 140 mg Natrium

Topinamburpuffer

Für 4 Portionen

Topinambur hat einen speziellen Geschmack, der ein wenig an Artischocken erinnert. Meist isst man ihn roh im Salat. Gekocht gilt Topinambur als Kartoffelersatz. Dieses Rezept ähnelt klassischen Kartoffelpuffern.

- **1 kg Topinambur, geschrubbt und getrocknet**
- **1 Schalotte, geschält und gewürfelt**
- **4 EL ungesalzene Butter, am besten aus Weidehaltung, zerlassen**
- **Meersalz und frisch gemahlener schwarzer Pfeffer**

Topinambur fein raspeln. (Das geht auch mit der Raspelscheibe der Küchenmaschine, allerdings werden die Raspel dabei leicht zu feucht; erwünscht sind kleine, eher trockene Raspel.) Die Streifen in eine Schüssel geben und mit den Schalottenwürfeln vermengen.

Alles in ein sauberes Küchenhandtuch umfüllen. Die Handtuchzipfel zusammenziehen und dann fest verdrehen. So lange drehen, bis alle überschüssige Flüssigkeit ausgedrückt ist.

In einer beschichteten Pfanne von 25 Zentimeter Durchmesser zwei Esslöffel Butter auf kleiner Stufe erhitzen. Die abgetropfte Topinamburmischung hineinfüllen und mit einem Spatel zu einem festen Kuchen drücken. Mit Salz und Pfeffer abschmecken. Auf kleiner Stufe etwa zwölf Minuten garen, bis der Boden goldbraun und knusprig ist. Bei Bedarf die Hitze anpassen. Der Kuchen soll nicht zu dunkel werden, bevor der

Topinambur wirklich gar ist. Eventuell mehr Butter hinzufügen, damit nichts anbrennt.

Mutige Zeitgenossen können den Puffer jetzt aus der Pfanne heben und mit zwei Hebern wenden. Die Übrigen lassen ihn auf einen Teller gleiten. Den Puffer mit Hilfe eines zweiten Tellers vorsichtig wenden und umgekehrt wieder in die Pfanne zurückgleiten lassen.

Auf kleiner Hitze weiterbacken und die Mischung erneut herunterklopfen. Die restlichen zwei Esslöffel Butter vom Rand aus unter den Kuchen laufen lassen und weitere sieben Minuten garen, bis auch die Unterseite goldbraun knusprig und der Topinambur vollständig gar ist.

Einen Teller mit einer doppelten Lage Küchenkrepp auslegen. Den Kuchen vorsichtig auf das Küchenkrepp setzen und eine Minute ruhen lassen, damit überschüssiges Fett abtropfen kann.

Auf einen Servierteller umsetzen, vierteln und servieren.

Nährwertanalyse pro Portion: 200 Kalorien, 8 g Fett, 3 g Protein, 29 g Kohlenhydrate, 16 g Zucker, 3 g Ballaststoffe, 150 mg Natrium

Topinamburgratin

Für 4 Portionen

In diesem Gratin unterstreichen Joghurt und Käse den milden Topinamburgeschmack. Alternativ lässt sich dieses Gericht auch mit Artischockenherzen zubereiten. In jedem Fall ergibt es mit einem großen Salat ein wunderbares Abendessen.

- **2 EL ungesalzene Butter, am besten aus Weidehaltung**
- **1 EL Olivenöl, extra vergine**
- **2 große Schalotten, geschält und in dünnen Scheiben**
- **1 TL Knoblauch, gehackt**
- **500 g Topinambur, geschält und in dünnen Scheiben**
- **1 TL frischer Thymian**
- **1 EL frischer Estragon, gehackt**
- **Meersalz und frisch gemahlener schwarzer Pfeffer**
- **80 bis 125 ml Gemüsebrühe**
- **60 g Biovollmilchjoghurt, natur**
- **60 g kräftiger Cheddar, gerieben**

Den Grill im Backofen vorheizen.

Die Butter und das Olivenöl in einem großen Topf auf mittlerer Stufe erhitzen. Die Schalottenringe und den Knoblauch hinzufügen und unter gelegentlichem Rühren etwa sechs Minuten weich braten, bis sie zu bräunen beginnen.

Topinambur, Thymian und Estragon unterrühren. Mit Salz und Pfeffer würzen und 80 Milliliter Gemüsebrühe hinzufügen. Den Deckel aufsetzen und unter gelegentlichem Umrühren etwa 15 Minuten auf kleiner Stufe garen, bis der Topinambur sehr zart ist – er soll aber nicht matschig werden. Bei Bedarf etwas mehr Brühe hinzufügen. Den Deckel abnehmen und unter Rühren noch vier Minuten garen, bis der Topinambur appetitlich gebräunt ist.

Vom Herd nehmen. Joghurt hinzufügen und vorsichtig gleichmäßig unterziehen. Mit Pfeffer und Salz abschmecken. Alles mit geriebenem Käse bestreuen und unter den Backofengrill stellen.

Drei Minuten übergrillen, bis eine goldbraune Käsekruste entstanden ist. Aus dem Ofen nehmen und gleich servieren.

Nährwertanalyse pro Portion: 222 Kalorien, 14 g Fett, 6 g Protein, 19 g Kohlenhydrate, 10 g Zucker, 2 g Ballaststoffe, 266 mg Natrium

Indischer Kohl

Für 6 Portionen
Pikante Gewürze machen aus gebratenem Kohl eine wahre Delikatesse. Wer es nicht so scharf mag, kann die Chilischote weglassen. Damit der Kohl nicht zu schnell anbräunt, müssen Sie vielleicht etwas Wasser hinzufügen. Nehmen Sie jedoch nicht zu viel, denn ein leichtes Karamellisieren verleiht dem Gericht ein besonderes Aroma.

- **3 EL geklärte Butter oder Butterschmalz, am besten aus Weidehaltung**
- **1 TL Senfkörner**
- **1 EL Knoblauch, gehackt**
- **1 TL gemahlene Kurkuma**
- **¼ TL gemahlener Kreuzkümmel**
- **650 bis 700 g Weißkohl oder Rotkohl, geputzt und geraspelt**
- **1 kleine grüne Chilischote, geputzt, entkernt und gehackt**
- **Meersalz**

Die Butter in einer großen Pfanne auf mittlerer Stufe erwärmen. Die Senfkörner hinzufügen, Deckel aufsetzen und einige Minuten garen, bis die Samen langsam aufpoppen.

Vom Herd nehmen, den Deckel absetzen und den Knoblauch, Kurkuma und Kreuzkümmel einrühren. Wieder auf den Herd setzen und auf mittlerer Stufe unter ständigem Rühren etwa zwei Minuten anbraten, bis der Knoblauch etwas nachgibt. Den Kohl, die Chilischote und das Salz hinzufügen. Unter ständigem Wenden etwa eine Minute anbraten, bis der Kohl vollständig mit der gewürzten Butter überzogen ist. Den Deckel aufsetzen und etwa fünf Minuten garen, bis der Kohl noch leicht bissfest ist. Wer ihn weicher bevorzugt, kann noch 20 Minuten Kochzeit hinzugeben; dann sollte der Kohl sehr weich sein.

Vom Herd nehmen und gleich servieren.

Nährwertanalyse pro Portion: 102 Kalorien, 7 g Fett, 2 g Protein, 9 g Kohlenhydrate, 4 g Zucker, 3 g Ballaststoffe, 31 mg Natrium

Thaicurry

Für 4 Portionen

Natürlich gibt es rote und grüne Currypasten für den typischen Thaigeschmack auch fertig zu kaufen. Ich mache meine Currys aber lieber selbst. Sie sind gut haltbar und sehr praktisch, um Gerichten auf die Schnelle Würze zu verleihen. Konsequente Vegetarier oder Veganer können auf die Shrimpspaste und die Fischsauce verzichten. Man kann beides durch eine Handvoll geraspelte Wakame-Algen oder andere Algen ersetzen, um trotzdem einen Hauch Meer in das Gericht zu bekommen.

- **1 EL Kokosöl**
- **1 kleine Zwiebel, gewürfelt**
- **1 TL Knoblauch, gehackt**
- **1 TL frischer Ingwer, gehackt**
- **3 EL rote Currypaste (siehe Seite 288)**
- **500 ml Gemüsebrühe**
- **400 ml ungesüßte Kokosmilch aus der Dose**
- **1 kleine Aubergine, ohne Stängelansatz, in kleine Würfel geschnitten**
- **1 kleine rote Paprika, entkernt und gewürfelt**
- **560 g sehr kleine Brokkoliröschen (6 Handvoll)**
- **1 Tüte junger Spinat (8 Handvoll), ohne die zähen Stiele**

Das Öl in einer großen Pfanne auf mittlerer Stufe erwärmen. Zwiebel, Knoblauch und Ingwer hineingeben und unter Rühren in etwa vier Minuten weich dünsten. Die Currypaste, die Brühe und die Kokosmilch unterrühren und alles leicht zum Kochen bringen. Auberginenwürfel, Paprikawürfel und Brokkoliröschen unterziehen und unter häufigem Rühren etwa zehn Minuten braten, bis das Gemüse gerade eben weich ist. Den Spinat hineingeben und die Hitze zurückstellen. Den Deckel aufsetzen und das Gemüse in fünf Minuten sehr zart garen.

Sofort genießen.

Nährwertanalyse pro Portion: 290 Kalorien, 19 g Fett, 7 g Protein, 24 g Kohlenhydrate, 8 g Zucker, 8 g Ballaststoffe, 332 mg Natrium

Rote Currypaste

Ergibt etwa 225 g
Wenn man weiß, wie leicht sich eine selbstgemachte Currypaste mit diesem Rezept herstellen lässt, kauft man nie wieder ein Fertigprodukt. Diese rote Currypaste nach thailändischer Art schmeckt würziger und ist gesünder als alles, was es fertig zu kaufen gibt. Sie lässt sich für eine Vielzahl von Gerichten nutzen, auch solche mit Fisch und Meeresfrüchten, Geflügel oder Rindfleisch. Suppen profitieren ebenfalls von einem kleinen Löffel.

- **10 getrocknete rote Chilischoten, ohne Stängel und Kerne**
- **¼ l kochendes Wasser**
- **10 schwarze Pfefferkörner**
- **1 TL Kümmelsamen, geröstet**
- **1 TL Koriandersamen, geröstet**
- **½ TL gemahlene Kurkuma**
- **¼ TL gemahlener Zimt**
- **3 EL Schalotte, gehackt**
- **2 EL Zitronengras, gehackt, oder 1 EL geriebene Zitronenschale**
- **2 EL frischer Koriander**
- **1 EL Knoblauch, gehackt**
- **1 EL Shrimpspaste**
- **1 EL Fischsauce**
- **1 TL geriebene Limettenschale**

Die Chilischoten in einen kleinen Topf legen. Mit kochendem Wasser übergießen und 15 Minuten quellen lassen. Gut abtropfen lassen und trocken tupfen.

Die abgetropften Chilischoten mit den Pfefferkörnern, den Kümmelsamen, den Koriandersamen, die Kurkuma und den Zimt in eine Gewürzmühle oder den kleinen Aufsatz des Standmixers geben. Fein zermahlen.

Die Chilimischung in die Küchenmaschine mit Messereinsatz umfüllen. Alle restlichen Zutaten hinzufügen und alles zu einer dicken Paste verarbeiten. Bei Bedarf für eine gleichmäßigere Mischung teelöffelweise etwas kaltes Wasser hinzufügen.

Mit dem Teigschaber in einen verschließbaren Glasbehälter umfüllen. Gleich verwenden oder zugedeckt maximal einen Monat im Kühlschrank lagern.

Nährwertanalyse pro Portion (1 Esslöffel): 27 Kalorien, 0 g Fett, 2 g Protein, 4 g Kohlenhydrate, 0 g Zucker, 0 g Ballaststoffe, 210 mg Natrium

Brokkoli-Pilz-Pfanne mit Feta

Für 4 Portionen

Dieses Pfannengericht ist im Handumdrehen zusammengestellt und nach einem langen Arbeitstag schnell zubereitet. Statt Brokkoli können Sie auch Blumenkohl nehmen, und statt Schafskäse eignet sich fast jeder mittelharte Käse oder Hartkäse.

- **500 g Brokkoli**
- **2 EL Olivenöl, extra vergine**
- **1 EL ungesalzene Butter, am besten aus Weidehaltung**
- **300 g Pilze, geputzt und in Scheiben**
- **1 TL Knoblauch, gehackt**
- **Meersalz und frisch gemahlener schwarzer Pfeffer**
- **225 g Schafskäse (Feta), zerkrümelt**
- **2 EL frisches Basilikum, gehackt**

Den Brokkoli in Röschen schneiden. Die Stiele schälen und quer in dünne Scheiben schneiden. Beiseitestellen.

Den Grill im Backofen vorheizen.

Das Öl und die Butter in einer großen Pfanne auf mittlerer Stufe erhitzen. Die Pilze und den Knoblauch hinzufügen und unter Rühren etwa zehn Minuten garen, bis die Pilze ihren Saft ausgeschwitzt haben und zu bräunen beginnen.

Die Brokkoliröschen und die Stiele hinzufügen und unter häufigem Wenden noch etwa fünf Minuten weitergaren, bis der Brokkoli bissfest ist. Mit Salz und Pfeffer würzen.

Den Feta und das Basilikum unterziehen. Den Deckel aufsetzen und noch etwa zwei Minuten erhitzen, bis der Käse zu schmelzen beginnt.

Vom Herd nehmen und im Backofen unter dem Grill einige Minuten anbräunen. Frisch aus dem Ofen servieren.

Nährwertanalyse pro Portion: 300 Kalorien, 20 g Fett, 15 g Protein, 25 g Kohlenhydrate, 5 g Zucker, 6 g Ballaststoffe, 830 mg Natrium

Gemüsekraut

Ergibt etwa 2 Liter

Zubereitungsdauer: 1 Woche
Dank Grünkohl und Chili liefert dieses traditionell vergorene Kraut noch mehr Vitamin C. Die Flüssigkeit ist dabei genauso nahrhaft wie das Gemüse selbst. Schon ein Esslöffel erhöht die tägliche Vitamin-C-Zufuhr erheblich. Wer es saurer und noch nahrhafter möchte, kann Saft und geriebene Schale einer Meyer-Zitrone hinzufügen. Wenn es etwas süßer werden soll, helfen Saft und Schale einer mittelgroßen Orange. Das Kraut eignet sich als Beilage zu gegrilltem Fleisch, Fisch oder Geflügel. Man kann es auch in einen gemischten Salat geben oder als Snack essen.

- **450 g Weißkohl, geraspelt**
- **450 g Yambohne (Jicama), geschält und geraspelt (alternativ Kohlrabi)**
- **3 Handvoll Grünkohl, grob gehackt**
- **1 mittelgroßer Granny-Smith-Apfel, geraspelt**
- **60 g Lauch, gehackt, nur der weiße Anteil**
- **1 TL Knoblauch, gehackt**
- **1 TL scharfe rote Chilis, entkernt und gehackt**
- **1 ½ TL feines Meersalz oder rosa Himalayasalz**
- **250 ml Molke oder 1 Packung Startkultur für Gemüsegärung**
- **Destilliertes Wasser nach Bedarf**

Den Kohl in einer großen Schüssel mit Yambohne, Grünkohl, Apfel, Lauch und Chili vermengen. Das Salz hinzufügen und mit beiden Händen in das Gemüse massieren, bis das Gemüse Saft freisetzt.

Gemüse und Flüssigkeit gleichmäßig auf zwei sterilisierte Ein-Liter-Einmachgläser mit neuen, sauberen Deckeln oder auf zwei Ein-Liter-Steinguttöpfe mit fest sitzendem Deckel verteilen. Alles mit den Fingerspitzen oder einem kleineren Glas, das in die Öffnung passt, so fest wie möglich nach unten drücken, damit der Saft das ganze Gemüse bedeckt. In jedes Glas zwei Esslöffel Molke geben. Zwischen dem Gemüse und dem Glasrand sollten noch drei bis fünf Zentimeter Platz sein, damit Raum zum Gären bleibt. Wenn die Flüssigkeit und die Molke das Gemüse nicht vollständig bedecken, ausreichend kaltes, destilliertes Wasser hinzugießen.

Etwas kaltes Wasser in einen kleinen Zipbeutel füllen. Das Wasser dient nur als Gewicht, um das Gemüse unterhalb des Flüssigkeitsspiegels zu halten. Alle überschüssige Luft entfernen, den Beutel schließen, auf das Gemüse setzen und als Beschwerung nach unten drücken. Das Glas fest verschließen und an einem kühlen, dunklen Ort eine Woche ruhen lassen. In dieser Zeit täglich prüfen, ob das Gemüse noch von Flüssigkeit bedeckt ist. Wenn der Spiegel zu tief ist, den Wasserbeutel herausnehmen und beiseitelegen. Falls sich Schimmel oder Schaum gebildet hat, wird dieser jetzt abgeschöpft. Er ist nicht schädlich, aber unappetitlich. Etwas destilliertes Wasser nachgießen, bis alles bedeckt ist. Anschließend das Gemüse wieder unter die Flüssigkeit schieben, mit dem Wasserbeutel herunterdrücken, fest verschließen und wegstellen.

Nach einer Woche ist das Kraut verzehrfertig. Im Kühlschrank hält es sich jetzt bis zu neun Monate.

Nährwertanalyse pro Portion (8 Esslöffel): 30 Kalorien, 0 g Fett, 2 g Protein, 7 g Kohlenhydrate, 2 g Zucker, 1 g Ballaststoffe, 230 mg Natrium

Eingelegter Löwenzahn

Ergibt etwa 1 Liter

Zubereitungsdauer: 3 Tage
Eingelegtes Blattgemüse (zumeist Senfblätter) isst man in ganz Asien als Beilage oder als Bestandteil von Suppen, Eintöpfen und Reisgerichten. Dieses Rezept ist dank der Kombination aus pikanten grünen Blättern, scharfer Chilischoten und aromatischem Ingwer und Knoblauch sehr geschmacksintensiv. Die rundum gesunden Zutaten werden durch die Fermentierung noch bekömmlicher.

- **225 g Löwenzahn, Senfblätter oder Grünkohl**
- **1 EL frischer Ingwer, gestiftelt**
- **1 TL Knoblauch, gestiftelt**
- **2 scharfe rote oder grüne Chilischoten, längs halbiert**
- **500 ml destilliertes Wasser, bei Bedarf auch mehr**
- **60 ml natürlicher Apfelessig**
- **2 EL Kokoszucker (siehe Anmerkung)**
- **1 EL feines Meersalz**
- **3 ganze Sternanis**

Die Blätter von den Stängeln abschneiden. Die Stängel in fünf Zentimeter lange Stücke schneiden, die Blätter hacken. Die Stängelstücke in einen Ein-Liter-Messbecher geben und mit gehackten Blättern auffüllen. Die Blätter leicht zusammendrücken. Der Becher soll richtig voll sein. Alles in eine Schüssel umfüllen. Den Ingwer und den Knoblauch hinzufügen und gründlich untermengen.

Alles in einen sauberen, sterilisierten Behälter, zum Beispiel ein Einmachglas von einem Liter Inhalt mit einem unbenutzten, sauberen Deckel oder in ein Keramikgefäß mit fest sitzendem Deckel umfüllen. Dabei immer wieder Stücke der Chilischoten dazwischenlegen.

Das destillierte Wasser in einem kleinen Topf mit Essig, Zucker und Salz verrühren und auf mittlerer Stufe einmal aufkochen, dann sofort vom Herd nehmen.

Den Sternanis hinzufügen und die Lake drei Minuten abkühlen lassen. Die noch heiße Lake über das grüne Gemüse gießen; es soll davon vollständig bedeckt sein. Zwischen dem Gemüse und dem Glasrand sollten noch drei bis fünf Zentimeter Platz sein, damit Raum zum Gären bleibt. Wenn die Lake nicht ausreicht, so viel kaltes, destilliertes Wasser dazugießen, dass das Gemüse vollständig bedeckt ist.

Etwas kaltes Wasser in einen kleinen Zipbeutel füllen. Das Wasser dient nur als Gewicht, um das Gemüse unterhalb des Flüssigkeitsspiegels zu halten. Alle überschüssige Luft entfernen, den Beutel schließen, auf das Gemüse setzen und als Beschwerung nach unten drücken. Das Glas fest verschließen und im Kühlschrank drei Tage fermentieren lassen. Danach sind die Blätter servierfertig. Im Kühlschrank hält sich fermentierter Löwenzahn maximal sechs Monate.

Anmerkung: Kokoszucker oder Kokosblütenzucker gibt es in Biomärkten, in Drogeriemärkten, in Asialäden oder online.

Nährwertanalyse pro Portion (8 Esslöffel): 25 Kalorien, 0 g Fett, 0 g Protein, 6 g Kohlenhydrate, 2 g Zucker, 1 g Ballaststoffe, 600 mg Natrium

Fisch

Wildlachs mit Kräutern

Für 4 Portionen
Sehr einfach und dennoch elegant. Lachs eignet sich bestens zur Gästebewirtung, weil er schnell fertig ist und so überaus appetitlich aussieht. Kaufen Sie Lachs nur beim Fischhändler Ihres Vertrauens, denn auch Lachs aus Fischfarmen wird gern als Wildlachs deklariert. Achten Sie bei Tiefkühlware auf Testberichte zu vertrauenswürdigen Marken, die keinen Etikettenschwindel betreiben.

- **1 EL Kokosöl**
- **1 EL frischer Zitronensaft**
- **4 bis 8 EL frische Kräuter (zum Beispiel Petersilie, Estragon, Schnittlauch oder Dill), gehackt**
- **3 EL Schalotte, gehackt**
- **650 bis 700 g Wildlachsfilet ohne Haut und Gräten**
- **Meersalz und frisch gemahlener schwarzer Pfeffer**
- **Zitronenschnitze zum Garnieren**

Den Backofen auf 230 °C vorheizen.

Das Öl und den Zitronensaft in eine ausreichend große Backform für den Lachs geben. Die Form mit dem Öl im vorgeheizten Ofen etwa vier Minuten erhitzen. Das Öl soll sehr heiß werden.

Die heiße Form aus dem Ofen holen und rasch vier bis sechs Esslöffel Kräuter und die Schalottenwürfel darin verteilen. Den

Lachs mit Salz und Pfeffer würzen und in die Form legen. Den Lachs vorsichtig mehrfach wenden, damit er rundum von Kräutern, Öl und Zitronensaft bedeckt ist. Die gehäutete Seite soll am Ende unten liegen. Im Ofen etwa zehn bis 15 Minuten backen und dabei mehrfach bepinseln, bis der Fisch in der Mitte fast gar ist.

Aus dem Ofen nehmen und vorsichtig auf eine Servierplatte umsetzen. Den Sud aus der Pfanne über den Fisch löffeln. Mit den restlichen Kräutern und den Zitronenschnitzen garnieren.

Sofort genießen.

Nährwertanalyse pro Portion: 240 Kalorien, 10 g Fett, 34 g Protein, 2 g Kohlenhydrate, 1 g Zucker, 0 g Ballaststoffe, 230 mg Natrium

Gedämpfter Wildlachs mit Lauch und Mangold

Für 4 Portionen

Der Mangold liefert einen schönen Kontrast zum rosa Lachs. Alternativ eignet sich natürlich auch anderes grünes Blattgemüse der Saison. Im Frühling sorgt junger Löwenzahn für eine leicht bittere Note, die gut zum saftigen Fisch passt.

- **2 EL ungesalzene Butter, am besten aus Weidehaltung**
- **4 Wildlachsfilets à 180 g, ohne Haut und Gräten**
- **Meersalz und frisch gemahlener schwarzer Pfeffer**
- **8 dünne Zitronenscheiben**
- **2 EL Olivenöl, extra vergine (und etwas zum Beträufeln)**
- **250 g Lauch, in feinen Ringen, nur der weiße Anteil**
- **1 große Tüte (12 Handvoll) gehackter Mangold, nur die Blätter**

Den Backofen auf 230 °C vorheizen. Die Butter in einer Pfanne zerlassen.

Einen Grillrost auf die Fettpfanne des Backblechs stellen. Beiseitestellen.

Aus Pergamentpapier vier quadratische Stücke von 25 Zentimeter Seitenlänge zuschneiden. Das Papier mit der zerlassenen Butter einpinseln. Beiseitestellen.

Den Lachs mit etwas Salz und Pfeffer würzen. Auf jedes Stück Papier eine Scheibe Zitrone legen, darauf ein Stück gesalzenen Lachs und darauf eine zweite Scheibe Zitrone. Das Papier von zwei Seiten fest um den Lachs falten und die Enden gut verzwirbeln. Die eingewickelten Lachsstücke auf den Grillrost setzen.

Mit der Fettpfanne in den Ofen schieben und etwa zehn bis fünfzehn Minuten backen, bis der Fisch in der Mitte fast gar ist.

In der Zwischenzeit das Olivenöl in einem großen Topf auf mittlerer Stufe erhitzen. Den Lauch hinzufügen und in etwa vier Minuten weich braten (er soll nicht anbräunen). Den Mangold hinzufügen und unter regelmäßigem Wenden noch vier Minuten mitgaren, bis Lauch und Mangold zart sind. Mit Salz und Pfeffer würzen und vom Herd nehmen. Zum Warmhalten locker mit Pergamentpapier abdecken.

Den Lachs aus dem Ofen entnehmen und die Päckchen vorsichtig öffnen. Achtung, der Dampf ist sehr heiß!

Die Lauch-Mangold-Mischung gleichmäßig auf vier Tellern anrichten. Je ein Stück Lachs auf das Gemüse setzen, mit Olivenöl beträufeln und sofort servieren.

Nährwertanalyse pro Portion: 324 Kalorien, 19 g Fett, 35 g Protein, 3 g Kohlenhydrate, 0 g Zucker, 0 g Ballaststoffe, 330 mg Natrium

Fischfilet mit schwarzen Oliven, Artischocken und Rosenkohlsalat

Für 2 Portionen

Dieses elegante Gericht bereitet Fabrizio Aielli im Restaurant »Sea Salt« mit fangfrischem Fisch zu. Sie können jedes feste Fischfilet (wie Forelle oder Rotbarsch) dafür verwenden, Hauptsache, es ist richtig frisch. Für vier Personen kann man die Zutaten gut verdoppeln.

- **2 Fischfilets à 180 g**
- **Meersalz und frisch gemahlener schwarzer Pfeffer**
- **4 EL Olivenöl, extra vergine**
- **2 Knoblauchzehen, zerdrückt**
- **2 Zweige frischer Rosmarin, gehackt**
- **Saft von ½ Zitrone**
- **2 Artischocken in Öl, geviertelt**
- **12 schwarze Oliven, entsteint**
- **1 Handvoll Rosenkohlsalat (siehe Seite 303)**

Den Fisch mit Salz und Pfeffer würzen. Eine große Pfanne auf mittlerer bis hoher Stufe erhitzen. Das Olivenöl hineingeben und bis zum Rauchpunkt erhitzen. Die Fischfilets mit der Hautseite nach unten in die Pfanne legen. Auf mittlerer Stufe zwei Minuten garen. Den Fisch vorsichtig wenden. Knoblauch, Rosmarin und den Zitronensaft hinzufügen. Noch zwei Minuten garen, bis die gewünschte Garstufe erreicht ist und der Fisch leicht in Flocken zerfällt. Aus der Pfanne entnehmen und auf zwei Tellern anrichten.

Die Artischocken und die Oliven in derselben Pfanne eine

Minute erhitzen. Um den Fisch verteilen und auf beide Portionen etwas Rosenkohlsalat setzen. Sofort genießen.

Nährwertanalyse pro Portion: 625 Kalorien, 44 g Fett, 40 g Protein, 23 g Kohlenhydrate, 3 g Zucker, 12 g Ballaststoffe, 670 mg Natrium

Rosenkohlsalat

Für 2 Portionen
Dieser köstliche Salat passt hervorragend zu Fischgerichten. Für mehr Personen lässt er sich gut verdoppeln oder verdreifachen. Sie können die Zutaten auch getrennt voneinander und luftdicht verschlossen im Kühlschrank bereitlegen und den Salat erst unmittelbar vor dem Verzehr anmachen.

- **1 Netz Rosenkohl (vier Handvoll)**
- **2 EL Olivenöldressing (siehe Anmerkung)**

Den Rosenkohl mit dem Gemüsehobel in feine Scheiben hobeln. Mit Olivenöldressing anmachen. Gleich servieren.

Anmerkung: Für das Olivenöldressing einfach ein großes Eigelb und 125 Milliliter natives Olivenöl gründlich verrühren (das Öl nur in kleinen Mengen Stück für Stück hinzufügen und jedes Mal vollständig unterziehen). Mit einem Spritzer frischem Zitronensaft und Meersalz abschmecken. Das Dressing können Sie problemlos verdoppeln oder verdreifachen und ein paar Tage lagern. Luftdicht verschlossen hält es sich im Kühlschrank maximal eine Woche.

Nährwertanalyse pro Portion: 290 Kalorien, 29 g Fett, 4 g Protein, 8 g Kohlenhydrate, 2 g Zucker, 3 g Ballaststoffe, 170 mg Natrium

Fleisch und Geflügel

Burger vom Weiderind

Für 4 Portionen

Ich persönlich bevorzuge kräftig gewürzte, scharfe Burger. Damit der Geschmack sich gut entfalten kann, darf das Fleisch nicht zu mager sein. Als Beilage können Sie Zwiebelringe in Butter schmoren, bis sie gerade eben weich sind, und dann auf dem gegrillten Burger anrichten.

- **675 g Rinderhack vom Weiderind**
- **1 scharfe grüne Chilischote, entkernt und gehackt (Menge und Schärfegrad nach Wunsch)**
- **2 EL Schalotte, gehackt**
- **1 TL Knoblauch, gehackt**
- **Meersalz und frisch gemahlener schwarzer Pfeffer**
- **Olivenöl extra vergine, zum Bepinseln**

Den Grill vorheizen und mit Öl bepinseln oder eine Grillpfanne auf mittlerer bis hoher Stufe erhitzen.

Das Fleisch in einer Schüssel mit der Chilischote, der Schalotte und dem Knoblauch mischen. Mit beiden Händen gründlich verkneten und mit Salz und Pfeffer abschmecken.

Die Mischung vierteln und jede Portion zu einem Burger formen. Die Burger sollen alle gleich groß sein, damit sie gleichzeitig gar werden. Alle vier Burger großzügig von allen Seiten mit Olivenöl bepinseln.

Auf dem vorgeheizten Grill oder in der Grillpfanne vier

Minuten grillen. Wenden und weitere vier Minuten grillen (für medium rare).

Vom Grill nehmen und gleich servieren.

Nährwertanalyse pro Portion: 350 Kalorien, 24 g Fett, 33 g Protein, 1 g Kohlenhydrate, 0 g Zucker, 0 g Ballaststoffe, 400 mg Natrium

Gebratene Lammkeule vom Weidelamm

Für 6 Portionen

Für eine Lammkeule hat sicher jeder sein Geheimrezept. Meines ist ganz einfach. Ich steche das Fleisch an diversen Stellen an und schiebe je eine Knoblauchzehe hinein. So nimmt nicht nur das Fleisch viel Aroma an, sondern auch der Bratensaft, was natürlich der Sauce guttut.

- **4 EL Olivenöl, extra vergine**
- **Saft und geriebene Schale von 1 Zitrone**
- **1 EL frischer Rosmarin, gehackt**
- **2 TL frischer Thymian**
- **1 Lammkeule vom Weidelamm (etwa 2,5 bis 3 kg)**
- **20 Knoblauchzehen, geschält (besonders große halbieren)**
- **Meersalz und frisch gemahlener schwarzer Pfeffer**
- **3 Stangen Lauch, fein gehackt, nur das Weiße**
- **125 ml Hühnerbrühe**
- **4 EL trockener Weißwein**
- **4 EL ungesalzene Butter, am besten aus Weidehaltung, zimmerwarm**

Den Backofen auf 230 °C vorheizen. Ein ausreichend großes, tiefes Backblech bereitstellen.

In einer kleinen Schüssel das Öl mit dem Zitronensaft und der Zitronenschale, dem Rosmarin und dem Thymian verrühren.

Mit einem kleinen, scharfen Messer nach Belieben 20 kleine Schnitte in die ganze Keule setzen. In jeden Schlitz eine Knoblauchzehe stecken. Das Lamm mit beiden Händen mit der Marinade bestreichen und diese gut einklopfen. Großzügig mit Salz und Pfeffer würzen.

Die vorbereitete Lammkeule auf den Grillrost über das Backblech setzen. Im vorgeheizten Ofen 40 Minuten braten. Die Temperatur auf 190 °C herunterschalten und noch eine Stunde weiterbraten, bis ein Bratenthermometer im dicksten Teil der Keule 57 °C (medium rare) bis 65 °C (medium) anzeigt.

Das Lamm auf ein Schneidbrett setzen, mit Pergamentpapier abdecken und vor dem Aufschneiden zehn Minuten ruhen lassen. Achtung, das Lamm gart in dieser Zeit weiter. Die Innentemperatur erhöht sich noch um etwa fünf Grad.

Das Backblech mit dem Bratensaft auf dem Herd auf mittlerer Stufe erhitzen. Den Lauch zufügen und in etwa drei Minuten die angebrannten Stücke vom Boden des Blechs lösen. Zur leichteren Handhabung am besten in eine Pfanne umfüllen. Die Brühe und den Wein hinzufügen und alles erneut zum Kochen bringen. Unter Rühren noch drei Minuten kochen lassen, bis die Flüssigkeit etwas reduziert ist. Die Butter hinzufügen und weitere drei Minuten kochen, bis eine dicke Sauce entsteht. Abschmecken und bei Bedarf mit Pfeffer und Salz nachwürzen.

Das Lamm in dünne Scheiben schneiden und auf einer Platte anrichten. Mit etwas Sauce beträufeln und die restliche Sauce separat reichen.

Nährwertanalyse pro Portion: 540 Kalorien, 29 g Fett, 58 g Protein, 5 g Kohlenhydrate, 0 g Zucker, 0 g Ballaststoffe, 550 mg Natrium

Toskanischer Schweinebraten

Für 6 Portionen

Wie bei vielen italienischen oder italienisch inspirierten Rezepten ist die Zubereitung ganz einfach, solange die Zutaten optimale Qualität haben. Schweine, denen Wald und Weide zur Verfügung stehen, stammen zumeist von robusten, alten Haustierrassen ab. Ihr Fleisch ist bei guten Metzgern, ausgewählten Bauernhöfen oder über Bioläden zu beziehen. Es ist geschmacksintensiver als Fleisch aus Massentierhaltung, kann aber genauso mager sein. In Deutschland beliebt sind wegen ihrer Fleischqualität beispielsweise im Süden das Schwäbisch-Hällische Landschwein, im Nordwesten die Bunten Bentheimer Schweine oder im Norden das Angler Sattelschwein.

- **1 Schweinefilet vom Weideschwein (1,2 kg ohne Knochen), am besten schön marmoriert**
- **4 EL Olivenöl, extra vergine**
- **10 Wacholderbeeren, zerdrückt**
- **8 Knoblauchzehen, gehackt**
- **1 EL getrockneter Rosmarin**
- **1 EL schwarzer Pfeffer, zerstoßen**
- **Meersalz**
- **250 ml Hühnerbrühe**
- **2 mittelgroße Zwiebeln, in feinen Ringen**
- **1 bis 2 Fenchelknollen, in dünnen Scheiben (3 Handvoll)**
- **Geriebene Schale von 1 Orange**
- **1 TL frischer Rosmarin, gehackt**

Den Backofen auf 200 °C vorheizen.

Ein ausreichend großes, tiefes Backblech mit Grillrost bereitstellen.

Das Fleisch auf ein Schneidbrett legen. In einer kleinen Schüssel das Öl mit den Wacholderbeeren, dem Knoblauch, dem Rosmarin und dem zerstoßenen Pfeffer verrühren. Das Gewürzöl gründlich in das Fleisch einmassieren. Den Braten salzen und mit der fetten Seite nach oben auf den Grillrost legen.

Im vorgeheizten Ofen 45 Minuten braten. Die Brühe, die Zwiebeln, den Fenchel und die Orangenschale hinzufügen und weitere 40 Minuten braten, bis ein Bratenthermometer im dicksten Teil 65 °C anzeigt.

Den Braten auf ein Schneidbrett setzen, mit Pergamentpapier abdecken und vor dem Aufschneiden zehn Minuten ruhen lassen.

Mit einem scharfen Messer quer zur Faser in Scheiben schneiden. Die Zwiebelsauce in eine Schale zum Anrichten löffeln und die Scheiben überlappend auf die Zwiebeln legen. Mit frischem Rosmarin bestreuen und sofort servieren.

Nährwertanalyse pro Portion: 270 Kalorien, 10 g Fett, 37 g Protein, 6 g Kohlenhydrate, 1 g Zucker, 1 g Ballaststoffe, 390 mg Natrium

Gebratene Hähnchenschenkel mit Petersiliensauce

Für 4 Portionen

Sofern im Kühlschrank noch hartgekochte Eier bereitliegen, ist dieses Essen nach einem langen Arbeitstag schnell auf dem Tisch. Hähnchenschenkel bleiben im Ofen schön saftig. Die klassische Petersiliensauce passt bestens zu dem gebratenen Hühnerfleisch.

- **8 Hähnchenschenkel mit Haut und Knochen (insgesamt etwa 900 g)**
- **125 ml plus 2 EL Olivenöl, extra vergine**
- **Meersalz und frisch gemahlener schwarzer Pfeffer**
- **3 hartgekochte Eigelbe**
- **1 ½ EL Weißweinessig**
- **3 EL glatte Petersilie, gehackt**
- **2 TL Schalottenwürfel**

Den Backofen auf 200 °C vorheizen.

Die Hähnchenschenkel auf ein Backblech oder in eine passende Form legen. Mit zwei Esslöffel Olivenöl beträufeln und mit Pfeffer und Salz würzen. In den Ofen schieben und unter gelegentlichem Wenden in etwa 25 Minuten goldbraun braten.

In der Zwischenzeit die Sauce vorbereiten:

Die Eigelbe mit dem Essig in die Küchenmaschine mit Messereinsatz geben und gründlich verarbeiten. Bei laufendem Motor langsam einen Achtelliter Olivenöl dazulaufen lassen und zu einer glatten Emulsion verarbeiten.

Die Eimischung in eine Schüssel umfüllen. Die Petersilie und die Schalottenwürfel unterrühren und mit Salz und Pfeffer abschmecken.

Die Hähnchenschenkel aus dem Ofen holen und appetitlich anrichten. Mit etwas Sauce beträufeln und die restliche Sauce separat reichen.

Nährwertanalyse pro Portion: 600 Kalorien, 52 g Fett, 35 g Protein, 1 g Kohlenhydrate, 0 g Zucker, 0 g Ballaststoffe, 450 mg Natrium

Desserts

Kokospudding

Für 4 Portionen
Chiasamen reichern dieses Dessert nicht nur mit mehr Nährstoffen und Fasern an, sondern dicken es auch ganz ohne Stärke besser an. Allerdings dauert dieser Vorgang seine Zeit, weshalb man den Pudding einige Stunden vor dem Essen zubereiten sollte.

- **250 ml Mandelmilch**
- **2 TL Stevia**
- **250 ml ungesüßte Kokosmilch**
- **45 g Chiasamen**
- **¼ TL gemahlener Muskat**
- **2 EL Kokosflocken, geröstet**

Mandelmilch und Stevia in eine Schüssel geben und gut verrühren. Kokosmilch, Chiasamen und Muskat hinzufügen und gleichmäßig unterziehen.

Mit Frischhaltefolie abdecken und in den Kühlschrank stellen. Mindestens vier Stunden kalt stellen, dabei jede Stunde umrühren, damit wirklich alle Samen gut quellen können. Der Pudding kann bis zu 24 Stunden vor dem Servieren zubereitet werden, muss aber im Kühlschrank bleiben.

Unmittelbar vor dem Essen mit gerösteten Kokosflocken bestreuen.

Nährwertanalyse pro Portion: 170 Kalorien, 15 g Fett, 3 g Protein, 7 g Kohlenhydrate, 1 g Zucker, 4 g Ballaststoffe, 66 mg Natrium

Schokoladenmousse

Für 6 Portionen

Dieses Dessert ist im Nu fertig und genauso luftig und lecker wie weit kompliziertere Rezepte. Man kann es einige Tage im Kühlschrank aufbewahren; allerdings wird es dabei mit der Zeit immer fester. Der Geschmack leidet nicht, nur die Konsistenz verändert sich.

- **210 g dunkle Schokolade (72 % Kakaoanteil), fein gehackt**
- **500 g gut gekühlte Schlagsahne, am besten aus Weidehaltung**
- **60 g Biovollmilchjoghurt, natur (auf Wunsch)**
- **Raspelschokolade zum Garnieren (auf Wunsch)**

Wie Schokolade im Wasserbad schmelzen, dabei gehen Sie wie folgt vor: Die zerkleinerte Schokolade in eine kleine Metallschüssel füllen. Einen Topf mit Wasser bis zur Hälfte füllen, die Schüssel soll oberhalb des Wasserspiegels im Topf hängen und diesen nicht berühren. Das Wasser auf mittlerer bis hoher Stufe erhitzen. Das Wasser soll dampfen, aber nicht kochen. Die Schokolade regelmäßig umrühren. Sie muss vollständig schmelzen. Im Idealfall erreicht sie maximal 37 °C (Thermometer verwenden!). Achtung, wenn sie zu heiß wird, fällt die Schlagsahne beim Kontakt sofort zusammen. Bei 37 °C kann man noch problemlos mit einem Finger hineintupfen. Die Schokolade fühlt sich lauwarm an, nicht heiß.

Die Schüssel aus dem Topf heben, unten abtrocknen und die Schokolade mit einem Holzlöffel 30 Sekunden kräftig durchschlagen, um mehr Luft zuzuführen und die Temperatur gleichmäßig zu verteilen.

Während die Schokolade schmilzt, die Sahne schlagen. Die kalte Sahne in eine vorgekühlte Schüssel füllen und mit dem Handrührgerät so lange schlagen, bis sich sanfte Wellen bilden.

Unter ständigem Rühren langsam die kalte Schlagsahne in die warme, geschmolzene Schokolade gießen und mit dem Handrührgerät gründlich mixen. Dadurch ergibt sich eine weiche, lockere Schokoladencreme.

Die Mousse entweder in eine große Servierschüssel füllen oder gleichmäßig auf sechs Dessertschalen verteilen. Vor dem Essen noch mindestens 30 Minuten kalt stellen.

Auf Wunsch mit etwas Joghurt und geraspelter Schokolade garnieren.

Nährwertanalyse pro Portion: 500 Kalorien, 46 g Fett, 5 g Protein, 20 g Kohlenhydrate, 11 g Zucker, 4 g Ballaststoffe, 35 mg Natrium

Ricotta mit Beeren und gerösteten Mandeln

Für 4 Portionen
Auch dieses Dessert ist ganz einfach und macht rundum zufrieden. Ich bereite meinen Ricotta am liebsten selbst zu, weil ich so bei Qualität und Geschmack auf Nummer sicher gehen kann. Doch auch fertig gekaufter Ricotta kann sehr hochwertig sein. Der Käse liefert das Fett, die Beeren die Süße und die Mandeln sorgen für angenehmen Biss.

- **120 g Ricotta, Vollfettstufe, am besten von Kuh, Ziege oder Schaf aus Weidehaltung**
- **150 g Himbeeren, Erdbeeren oder Heidelbeeren**
- **4 TL Mandelsplitter oder geröstete Kokosflocken**

Den Ricotta in vier kleine Dessertschalen setzen. Die Beeren gleichmäßig auf die Schalen verteilen. Zuletzt die Mandeln darüberstreuen. Sofort genießen.

Nährwertanalyse pro Portion: 135 Kalorien, 9 g Fett, 8 g Protein, 7 g Kohlenhydrate, 0 g Zucker, 2 g Ballaststoffe, 52 mg Natrium

Danksagung

Ich hatte das große Glück, bei meinen Veröffentlichungen ein absolutes Profiteam um mich zu haben, dem ich sehr dankbar bin. Mit Hilfe ihrer kreativen und künstlerischen Begabung konnte meine Coautorin Kristin Loberg das von mir gelieferte Rohmaterial geschickt zu einem eingängigen Text verarbeiten, der das gesundheitliche Schicksal so vieler Menschen verändern wird. Meine Agentin, Bonnie Solow, hat das Team immer wieder an das Wesentliche erinnert. Unter ihrer erfahrenen und einfühlsamen Führung konnten wir all unsere Ziele umsetzen. Und Tracy Behar, unsere Lektorin bei Little, Brown, hat den Entstehungsprozess dieses Werks für alle zu einer wahren Freude gemacht, nicht zuletzt dank ihres freundlichen Wesens gepaart mit unvergleichlichem literarischem Sachverstand und ihrer Erfahrung. Ich danke auch ihrer gesamten Mannschaft: Michael Pietsch, Reagan Arthur, Nicole Dewey, Craig Young, Genevieve Nierman, Lisa Erickson, Kaitlyn Boudah, Zea Moscone, Ben Allen, Julianna Lee, Valerie Cimino, Giraud Lorber, Olivia Aylmer, Katy Isaacs und Dianne Schneider.

James Murphy hat die unglaubliche Fähigkeit, das große Ganze zu sehen und unsere gemeinsamen Ziele zu verwirklichen.

Andrew Luer widmet sich jeden Tag aufs Neue unseren kurz- und langfristigen Zielen, stellt sich bereitwillig auf die immer neuen Anforderungen ein, die ständig an uns herangetragen werden, und ist ein hochgeschätzter, nachdenklicher Berater.

Digital Natives steuern uns gekonnt durch den unablässigen Wandel der Social Media und achten darauf, dass unsere Botschaft ankommt.

Judith Choate hat als Küchenfee unglaublich gute Rezepte ersonnen, die meinen Prinzipien einer gehirnfreundlichen Ernährung entsprechen.

Gigi Stewart danke ich, weil du ein paar ganz persönliche, schmackhafte Küchentricks beigesteuert hast, die zu meinen Regeln passen und das Kochen erleichtern.

Fabrizio Aielli und Seamus Mullen haben die Rezepte für einige meiner Lieblingsgerichte aus ihren Restaurants, Sea Salt in Naples, Florida, und Tertulia in New York City, beigesteuert.

Jonathan Heindemause verdanke ich die Nährstoffanalysen der Rezepte, und er hat bereitwillig auch alle Änderungen in letzter Sekunde eingearbeitet.

Nicole Dunn ist als neuestes Teammitglied mittendrin eingestiegen und macht ihre Sache als PR-Beraterin unglaublich gut.

Zu guter Letzt danke ich all jenen, die mich auf meinem eigenen Weg inspiriert und unterstützt haben. Ihr wisst, wer ihr seid. Vielen Dank.

Literaturauswahl

An dieser Stelle finden Sie kapitelweise ausgewählte Artikel und Werke, die bei der Erstellung dieses Buches hilfreich waren. Die Liste ist keineswegs vollständig, da sich jeder dieser Einträge durch Dutzende, wenn nicht gar Hunderte weiterer Artikel ergänzen ließe. Dennoch sind sie von Nutzen, wenn man mehr über die Hintergründe der Lektionen und Prinzipien dieses Buches erfahren und sie wirklich umsetzen möchte. Gleichzeitig kann diese Bibliografie als Einstieg für weiterführende Forschungen und Rückfragen dienen. Noch mehr Hinweise und Informationen finden Sie auf www.drperlmutter.com.

Einleitung: Wir haben die Wahl

Roach, Geshe Michael. *Damit Yoga wirkt.* Aus dem Amerikanischen von Elke Yahoda Selze. Edition Blumenau, Hamburg 2012.

Teil I: Nie wieder Dumm wie Brot: Die Grundlagen

Kapitel 1. Was braucht das Gehirn?

Alzheimer's Association. *2016 Alzheimer's Disease Facts and Figures.* www.alz.org/facts/ (Zugriff 31. März 2017)

Alzheimer Forschung Initiative e. V. *Zahlen und Fakten der Alzheimer-Krankheit in Deutschland.* https://www.alzheimer-forschung.de/alzheimer-krankheit/faktenblatt_zahlen.htm (Zugriff 31. März 2017)

Bachmann, Christian J.; Philipsen, Alexandra; Hoffmann, Falk: »ADHS in Deutschland: Trends in Diagnose und medikamentöser Therapie.« *Dtsch Arztebl Int 2017.* 114(9): 141 8; DOI: 10.3238/arztebl.2017.0141. https://www.aerzteblatt.de/archiv/186552/ADHS-in-Deutschland-Trends-in-Diagnose-und-medikamentoeser-Therapie (Zugriff 31. März 2017)

Bournemouth University. »Brain Diseases Affecting More People and Starting Earlier Than Ever Before.« *ScienceDaily.* www.sciencedaily.com/releases/2013/05/130510075502.htm (Zugriff 31. März 2017)

Bundespsychotherapeutenkammer (BPtK). *Fast jede zweite neue Frührente psychisch bedingt. BPtK-Studie zu psychischen Erkrankungen und Frührente.* http://www.bptk.de/aktuell/einzelseite/artikel/fast-jede-zw.html (Artikel vom 28. Januar 2014; Zugriff 31. März 2017)

Centers for Disease Control and Prevention, Chronic Disease Prevention and Health Promotion. *Statistics and Tracking.* www.cdc.gov/chronicdisease/stats/ (Zugriff 31. März 2016)

Centers for Disease Control and Prevention, National Center for Health Statistics. *Leading Causes of Death.* www.cdc.gov/nchs/fastats/leading-causes-of-death.htm (Zugriff 31. März 2017)

Keith, Lierre. *Ethisch essen mit Fleisch.* Aus dem Englischen übersetzt von Ulrike Gonder. Systemed Verlag, Lünen 2013–2015, S. 136.

Laidman, Jenni. *Obesity's Toll: 1 in 5 Deaths Linked to Excess Weight.* Medscape.com. www.medscape.com/viewarticle/809516 (Zugriff 10. Juni 2016)

Perlmutter, David. Bugs Are Your Brain's Best Friends. *Extraordinary Health.* Vol 24, 2015, S. 9–13.

Pritchard, C., A. Mayers, and D. Baldwin. »Changing Patterns of Neurological Mortality in the 10 Major Developed Countries 1979–2010.« *Publ. Health* 127, no. 4 (2013), S. 357–368.

Psylex. Psychologie-News und Psychologie-Lexikon. *Antidepressiva: Statistik.* https://psylex.de/psychopharmaka/antidepressiva/statistik.html (Zugriff 31. März 2017)

Robert-Koch-Institut. *Gesundheitsberichterstattung des Bundes: Depressive Erkrankungen.* Heft 51, Berlin 2010. http://www.rki.de/DE/Content/Gesundheitsmonitoring/Gesundheitsberichterstattung/GBEDownloadsT/depression.pdf?__blob=publicationFile (Zugriff 31. März 2017)

Kapitel 2. Das dürfen Sie erwarten

Blumberg, R., and F. Powrie. »Microbiota, Disease, and Back to Health: A Metastable Journey.« *Sci. Transl. Med.* 4, no. 137 (June 2012): 137rv7.

Braniste, V. et al. »The Gut Microbiota Influences Blood-Brain Barrier Permeability in Mice.« *Sci. Transl. Med.* 6, no. 263 (November 2014): 263ra158.

Brogan, Kelly. *A Mind of Your Own: The Truth About Depression and How Women Can Heal Their Bodies to Reclaim Their Lives.* New York, NY: HarperWave, 2016.

Cahill Jr., G. F. and R. L. Veech. Ketoacids? Good Medicine? *Trans. Am. Clin. Climatol. Assoc.* 114 (2003), S. 149–161; discussion 162–163.

Carding, S. et al. »Dysbiosis of the Gut Microbiota in Disease.« *Microb. Ecol. Health. Dis.* 26 (February 2015): 26191.

Cheema, A. K. et al. »Chemopreventive Metabolites Are Correlated with a Change in Intestinal Microbiota Measured in A-T Mice and Decreased Carcinogenesis.« *PLoS One* 11, no. 4 (April 2016): e0151190.

Crane, P. K. et al. »Glucose Levels and Risk of Dementia.« *N. Engl. J. Med. 369,* no. 6 (August 2013), S. 540–548.

Daulatzai, M. A. »Obesity and Gut's Dysbiosis Promote Neuroinflammation, Cognitive Impairment, and Vulnerability to Alzheimer's Disease: New Directions and Therapeutic Implications.« *J. Mol. Gen. Med.* S1 (2014).

David, L. A. et al. »Diet Rapidly and Reproducibly Alters the Human Gut Microbiome.« *Nature* 505, no. 7484 (January 2014), S. 559–563.

Earle, K. A. et al. »Quantitative Imaging of Gut Microbiota Spatial Organization.« *Cell Host Microbe* 18, no. 4 (October 2015), S. 478–488.

Fan, Shelly. The Fat-Fueled Brain: Unnatural or Advantageous? ScientificAmerican.com (Mind Guest Blog). blogs.scientificamerican.com/mind-guest-blog/the-fat-fueled-brain-unnatural-or-advantageous/ (Zugriff 31. März 2017).

Gao, B. et al. »The Clinical Potential of Influencing Nrf2 Signaling in Degenerative and Immunological Disorders.« *Clin. Pharmacol.* 6 (February 2014), S. 19–34.

Gedgaudas, Nora T. *Primal Body, Primal Mind: Beyond the Paleo Diet for Total Health and a Longer Life.* Rochester, Vermont: Health Arts Press, 2009.

Graf, D. et al. »Contribution of Diet to the Composition of the Human Gut Microbiota.« *Microb. Ecol. Health.* Dis. 26 (February 2015): 26164.

Holmes, E. et al. »Therapeutic Modulation of Microbiota-Host Metabolic Interactions.« *Sci. Transl. Med.* 4, no. 137 (June 2012): 137rv6.

Jones, R.M. et al. »Lactobacilli Modulate Epithelial Cytoprotection through the Nrf2 Pathway.« *Cell Rep.* 12, no. 8 (August 2015), S. 1217–1225.

Kelly, J.R. et al. »Breaking Down the Barriers: The Gut Microbiome, Intestinal Permeability and Stress-Related Psychiatric Disorders.« *Front. Cell. Neurosci.* 9 (October 2015): 392.

Kresser, Chris. »9 Steps to Perfect Health—5: Heal Your Gut.« ChrisKresser.com. February 24, 2011. chriskresser.com/9-steps-to-perfect-health-5-heal-your-gut/ (Zugriff 31. März 2017).

Kumar, Himanshu et al. »Gut Microbiota as an Epigenetic Regulator: Pilot Study Based on Whole-Genome Methylation Analysis.« *mBio* 5, no. 6 (December 2014): pii: e02113–14.

Li, H. et al. »The Outer Mucus Layer Hosts a Distinct Intestinal Microbial Niche.« *Nat. Commun.* 6 (September 2015): 8292.

Mandal, Ananya. »History of the Ketogenic Diet.« *News-Medical.net.* www.news-medical.net/health/History-of-the-Ketogenic-Diet.aspx (Zugriff 31. März 2017)

Mu, C. et al. »Gut Microbiota: The Brain Peacekeeper.« *Front. Microbiol.* 7 (March 2016), S. 345.

Max-Rubner-Institut, Bundesforschungsinstitut für Ernährung und Lebensmittel (Hrsg.). *Nationale Verzehrsstudie II: Ergebnisbericht, Teil 2. Die bundesweite Befragung zur Ernährung von Jugendlichen und Erwachsenen.* Karlsruhe 2008.

Perlmutter, David. *Scheißschlau: Wie eine gesunde Darmflora unser Gehirn fit hält.* Aus dem Amerikanischen von Imke Brodersen. Goldmann Verlag, München 2016.

Perlmutter, David. »Why Eating for Your Microbiome Is the Key to a Healthy Weight.« *MindBodyGreen.com* (Gastbeitrag, 24. März 2016). www.mindbodygreen.com/0-24285/why-eating-for-your-microbiome-is-the-key-to-a-healthy-weight.html (Zugriff 31. März 2017).

Reger, M.A. et al. »Effects of Beta-Hydroxybutyrate on Cognition in Memory-Impaired Adults.« *Neurobiol. Aging* 25, no. 3 (March 2004), S. 311–314.

Rosenblat, J.D. et al. »Inflamed Moods: A Review of the Interactions Between Inflammation and Mood Disorders.« *Prog. Neuropsychopharmacol. Biol. Psychiatry* 53 (August 2014), S. 23–34.

Schilling, M.A. »Unraveling Alzheimer's: Making Sense of the Relationship Between Diabetes and Alzheimer's Disease.« *J. Alzheimers Dis.* 51, no. 4 (February 2016), S. 961–977.

Shenderov, B.A. »Gut Indigenous Microbiota and Epigenetics.« *Microb. Ecol. Health Dis.* 23 (March 2012).

Slavin, Joanne. »Fiber and Prebiotics: Mechanisms and Health Benefits.« *Nutrients* 5, no. 4 (April 2013), S. 1417–1435.

Sonnenburg, J.L., and M.A. Fischbach. »Community Health Care: Therapeutic Opportunities in the Human Microbiome.« *Sci. Transl. Med.* 3, no. 78 (April 2011): 78ps12.

Stulberg, E. et al. »An Assessment of US Microbiome Research.« *Nature Microbiology* 1, no. 15015 (January 2016).

Sunagawa, S. et al. »Ocean Plankton. Structure and Function of the Global Ocean Microbiome.« *Science* 348, no. 6237 (May 2015): 1261359.
University of California – Los Angeles Health Sciences. »Gut Bacteria Could Help Prevent Cancer.« *ScienceDaily*. www.sciencedaily.com/releases/2016/04/160413151108.htm (Zugriff 31. März 2017).
Vojdani, A. et al. »The Prevalence of Antibodies Against Wheat and Milk Proteins in Blood Donors and Their Contribution to Neuroimmune Reactivities.« *Nutrients* 6, no. 1 (December 2013), S. 15–36.
Zhan, Y. et al. »Telomere Length Shortening and Alzheimer's Disease – A Mendelian Randomization Study.« *JAMA Neurol.* 72, no. 10 (October 2015), S. 1202–1203.
Zonis, S. et al. »Chronic Intestinal Inflammation Alters Hippocampal Neurogenesis.« *J. Neuroinflamm.* 12 (April 2015), S. 65.

Kapitel 3. Echte Nervennahrung

GMO Foods: What You Need to Know. Consumer Reports. March 2015.
Bawa, A. S. and K. R. Anilakumar. »Genetically Modified Foods: Safety, Risks and Public Concerns – A Review.« *J. Food Sci. Technol.* 50, no. 6 (December 2013), S. 1035–1046.
Bazzano, L. A. et al. »Effects of Low-Carbohydrate and Low-Fat Diets: A Randomized Trial.« *Ann. Intern. Med.* 161, no. 5 (September 2014), S. 309–318.
Bundesamt für Verbraucherschutz und Lebensmittelsicherheit, Kennzeichnung und Rückverfolgbarkeit von GVO. http://www.bvl.bund.de/DE/01_Lebensmittel/03_Verbraucher/02_KennzeichnungLM/04_gvLM/gentechnik_Kennzeichnung_node.html (Zugriff 31. März 2017).
Catassi, C. et al. »A Prospective, Double-Blind, Placebo-Controlled Trial to Establish a Safe Gluten Threshold for Patients with Celiac Disease.« *Am. J. Clin. Nutr.* 85, no. 1 (January 2007), S. 160–166.
Catassi, C. et al. »Non-Celiac Gluten Sensitivity: The New Frontier of Gluten-Related Disorders.« *Nutrients* 5, no. 10 (September 2013), S. 3839–3853.
Deutsche Gesellschaft für Ernährung e. V. 10 Regeln für eine vollwertige Ernährung.
https://www.dge.de/ernaehrungspraxis/vollwertige-ernaehrung/10-regeln-der-dge/ (Zugriff 31. März 2017).
Di Sabatino, A. et al. »Small Amounts of Gluten in Subjects with Suspected Nonceliac Gluten Sensitivity: A Randomized, Double-Blind, Placebo-Controlled, Cross-Over Trial.« *Clin. Gastroenterol. Hepatol.* 13, no. 9 (September 2015): 1604–12.e3.
Fasano, A. »Zonulin and Its Regulation of Intestinal Barrier Function: The Biological Door to Inflammation, Autoimmunity, and Cancer.« *Physiol. Rev.* 91, no. 1 (January 2011), S. 151–175.
Guyton, K. Z. et al. »Carcinogenicity of Tetrachlorvinphos, Parathion, Malathion, Diazinon, and Glyphosate.« *Lancet Oncol.* 16, no. 5 (May 2015), S. 490–491.
Hollon, J. et al. »Effect of Gliadin on Permeability of Intestinal Biopsy Explants from Celiac Disease Patients and Patients with Non-Celiac Gluten Sensitivity.« *Nutrients* 7, no. 3 (February 2015), S. 1565–1576.
Lawrence, G. D. »Dietary Fats and Health: Dietary Recommendations in the Context of Scientific Evidence.« *Adv. Nutr.* 4, no. 3 (May 2013), S. 294–302.

Levine, M. E. et al. »Low Protein Intake Is Associated with a Major Reduction in IGF-1, Cancer, and Overall Mortality in the 65 and Younger but Not Older Population.« *Cell. Metab.* 19, no. 3 (March 2014), S. 407–417.

Mason, Rosemary. *Glyphosate Is Destructor of Human Health and Biodiversity.* Verfügbar auf www.gmoevidence.com/dr-mason-glyphosate-is-destructor-of-human-health-and-biodiversity/ (Zugriff 31. März 2107).

Nierenberg, Cari. *How Much Protein Do You Need?* WebMD.com feature, Guide to a Healthy Kitchen. www.webmd.com/diet/healthy-kitchen-11/how-much-protein?page=2 (Zugriff 31. März 2017).

Pan, A. et al. »Red Meat Consumption and Mortality: Results from 2 Prospective Cohort Studies.« *Arch. Intern. Med.* 172, no. 7 (April 2012), S. 555–563.

Perlmutter, David. *Dumm wie Brot. Wie Weizen schleichend Ihr Gehirn zerstört.* Aus dem Amerikanischen von Imke Brodersen. Goldmann Verlag, München 2014.

Robert Koch-Institut 2013, Studie DEGS1, Erhebung 2008–2011. http://www.rki.de/DE/Content/Gesundheitsmonitoring/Themen/Chronische_Erkrankungen/HKK/HKK_node.html (Zugriff 31. März 2017).

Shai, I. et al. »Weight Loss with a Low-Carbohydrate, Mediterranean, or Low-Fat Diet.« *NEJM.* 359, no. 3 (July 2008), S. 229–241.

Suez, J. et al. »Artificial Sweeteners Induce Glucose Intolerance by Altering the Gut Microbiota.« *Nature* 514, no. 7521 (October 2014), S. 181–186.

Thongprakaisang, S. et al. »Glyphosate Induces Human Breast Cancer Cells Growth via Estrogen Receptors.« *Food Chem. Toxicol.* 59 (September 2013), S. 129–136.

Toledo, E. et al. »Mediterranean Diet and Invasive Breast Cancer Risk among Women at High Cardiovascular Risk in the PREDIMED Trial: A Randomized Clinical Trial.« *JAMA Intern. Med.* 175, no. 11 (November 2015), S. 1752–1760.

Valls-Pedret, C. »Mediterranean Diet and Age-Related Cognitive Decline: A Randomized Clinical Trial.« *JAMA Intern. Med.* 175, no. 7 (July 2015), S. 1094–1103.

Want, Liqun et al. »Lipopolysaccharide-Induced Inflammation Is Associated with Receptor for Advanced Glycation End Products in Human Endothelial Cells.« *FASEB J.* 28, no. 1 (April 2014).

Teil II: So klappt die Umstellung

Kapitel 4. Risikofaktoren, Blutbild und die Macht der Gewohnheit

Brandhorst, S. et al. »A Periodic Diet That Mimics Fasting Promotes Multi-System Regeneration, Enhanced Cognitive Performance, and Healthspan.« *Cell Metab.* 22, no. 1 (July 2015), S. 86–99.

Leslie, Mitch. *Short-Term Fasting May Improve Health.* ScienceMagazine.org. June 18, 2015. www.sciencemag.org/news/2015/06/short-term-fasting-may-improve-health (Zugriff 31. März 2017).

Perlmutter, Austin. *5 Ways to Thrive While You Wean Off Carbohydrates.* DrPerlmutter.com. www.drperlmutter.com/five-ways-thrive-wean-carbohydrates/ (Zugriff 31. März 2017).

Seshadri, S. et al. »Plasma Homocysteine As a Risk Factor for Dementia and Alzheimer's Disease.« *N. Engl. J. Med.* 346, no. 7 (February 2002), S. 476–483.

Torgan, Carol. »Health Effects of a Diet That Mimics Fasting.« *National Institutes of Health, NIH Research Matters* page on nih. gov. July 13, 2015. www.nih.gov/news-events/nih-research-matters/health-effects-diet-mimics-fasting (Zugriff 31. März 2017).

Youm, Y. H. et al. »The Ketone Metabolite β-hydroxybutyrate Blocks Nlrp3 Inflammasome-Mediated Inflammatory Disease.« *Nat. Med.* 21, no. 3 (March 2015), S. 263–269.

Kapitel 5. Punkt 1 – Individuelle Anpassung und Umgang mit Medikamenten

Azad, M. B. et al. »Infant Antibiotic Exposure and the Development of Childhood Overweight and Central Adiposity.« *Int. J. Obes.* (Lond.) 38, no. 10 (October 2014), S. 1290–1298.

Babiker, R. et al. »Effects of Gum Arabic Ingestion on Body Mass Index and Body Fat Percentage in Healthy Adult Females: Two-Arm Randomized, Placebo Controlled, Double-Blind Trial.« *Nutr. J.* 11 (December 2012), S. 111.

Björkhem, I., and S. Meaney. »Brain Cholesterol: Long Secret Life Behind a Barrier.« *Arterioscler. Thromb. Vasc. Biol.* 24, no. 5 (May, 2004), S. 806–815.

Calame, W. et al. »Gum Arabic Establishes Prebiotic Functionality in Healthy Human Volunteers in a Dose-Dependent Manner.« *Br. J. Nutr.* 100, no. 6 (December 2008), S. 1269–1275.

Chowdhury, R. et al. »Vitamin D and Risk of Cause Specific Death: Systematic Review and Meta-Analysis of Observational Cohort and Randomised Intervention Studies.« *BMJ* 348 (April 2014): g1903.

Culver, A. L. et al. »Statin Use and Risk of Diabetes Mellitus in Post-menopausal Women in the Women's Health Initiative.« *Arch. Intern. Med.* 172, no. 2 (January 23, 2012), S. 144–152.

Durso, G. R. et al. »Over-the-Counter Relief from Pains and Pleasures Alike: Acetaminophen Blunts Evaluation Sensitivity to Both Negative and Positive Stimuli.« *Psychol. Sci.* 26, no. 6 (June 2015), S. 750–758.

Frenk, S. M. et al. »Prescription Opioid Analgesic Use Among Adults: United States, 1999–2012.« *NCHS Data Brief* no. 189 (February 2015), S. 1–8.

Graham, D. Y. et al. »Visible Small-Intestinal Mucosal Injury in Chronic NDSAID Users.« *Clin. Gastroenterol. Hepatol.* 3, no. 1 (January 2005), S. 55–59.

Hegazy, G. A. et al. »The Role of Acacia Arabica Extract As an Antidiabetic, Antihyperlipidemic, and Antioxidant in Streptozotocin-Induced Diabetic Rats.« *Saudi Med. J.* 34, no. 7 (July 2013), S. 727–733.

Holscher, H. D. et al. »Fiber Supplementation Influences Phylogenetic Structure and Functional Capacity of the Human Intestinal Microbiome: Follow-Up of a Randomized Controlled Trial.« *Am. J. Clin. Nutr.* 101, no. 1 (January 2015), S. 55–64.

Kantor, E. D. et al. »Trends in Prescription Drug Use among Adults in the United States from 1999–2012.« *JAMA* 314, no. 17 (November 2015), S. 1818–1831.

Kennedy, Pagan. »The Fat Drug.« *New York Times, Sunday Review.* March 9, 2014, S. SR1.

Lam, J. R. et al. »Proton Pump Inhibitor and Histamine 2 Receptor Antagonist Use and Vitamin B12 Deficiency.« *JAMA* 310, no. 22 (December 11, 2013), S. 2435–2442.

Liew, A. et al. »Acetaminophen Use during Pregnancy, Behavioral Problems, and Hyperkinetic Disorders.« *JAMA Pediatr.* 168, no. 4 (April, 2014), S. 313–320.

Littlejohns, T. J. et al. »Vitamin D and the Risk of Dementia and Alzheimer's Disease.« *Neurology* 83, no. 10 (September 2014), S. 920–928.

Matthews, L. R. et al. »Worsening Severity of Vitamin D Deficiency Is Associated with Increased Length of Stay, Surgical Intensive Care Unit Cost, and Mortality Rate in Surgical Intensive Care Unit Patients.« *Am. J. Surg.* 204, no. 1 (July 2012), S. 37–43.

Mazer-Amirshahi, M. et al. »Rising Rates of Proton Pump Inhibitor Prescribing in US Emergency Departments.« *Am. J. Emerg. Med.* 32, no. 6 (June 2014), S. 618–622.

Mikkelsen, K. H. et al. »Use of Antibiotics and Risk of Type 2 Diabetes: A Population-Based Case-Control Study.« *J. Clin. Endocrinol. Metab.* 100, no. 10 (October 2015), S. 3633–3640.

Million, M. et al. »Correlation between Body Mass Index and Gut Concentrations of Lactobacillus reuteri, Bifidobacterium animalis, Methanobrevibacter smithii and Escherichia coli.« *Int. J. Obes.* (Lond.) 37, no. 11 (November 2013), S. 1460–1466.

Mor, A. et al. »Prenatal Exposure to Systemic Antibacterials and Overweight and Obesity in Danish Schoolchildren: A Prevalence Study.« *Int. J. Obes.* (Lond.) 39, no. 10 (October 2015), S. 1450–1455.

Newport, Mary. »What if There Was a Cure for Alzheimer's Disease and No One Knew?« *CoconutKetones.com.* July 22, 2008. https://coconutoil.com/AlzheimersDiseaseDrMaryNewport.pdf (Zugriff 31. März 2017).

Park, Alice. »Too Many Antibiotics May Make Children Heavier.« *Time.com.* October 21, 2015. time.com/4082242/antibiotics-obesity/ (Zugriff 31. März 2017).

Pärtty, A. et al. »A Possible Link between Early Probiotic Intervention and the Risk of Neuropsychiatric Disorders Later in Childhood: A Randomized Trial.« *Pediatr. Res.* 77, no. 6 (June 2015), S. 823–828.

Perlmutter, David. *Dumm wie Brot. Wie Weizen schleichend Ihr Gehirn zerstört.* Aus dem Amerikanischen von Imke Brodersen. Goldmann Verlag, München 2014.

Reyes-Izquierdo, T. et al. »Modulatory Effect of Coffee Fruit Extract on Plasma Levels of Brain-Derived Neurotrophic Factor in Healthy Subjects.« *Br. J. Nutr.* 110, no. 3 (August 2013), S. 420–425.

Reyes-Izquierdo, T. et al. »Stimulatory Effect of Whole Coffee Fruit Concentrate Powder on Plasma Levels of Total and Exosomal Brain-Derived Neurotrophic Factor in Healthy Subjects: An Acute Within-Subject Clinical Study.« *Food Nut. Sci.* 4, no. 9 (2013), S. 984–990.

Sass, Cynthia. »The 5 Most Confusing Health Labels.« *Huffington-Post.com.* www.huffingtonpost.com/2014/08/02/health-food-labels-confusing_n_5634184.html (Zugriff 31. März 2017).

Schwartz, B. S. et al. »Antibiotic Use and Childhood Body Mass Index Trajectory.« *Int. J. Obes.* (Lond.) 40, no. 4 (April 2016), S. 615–621.

Shah, N. H. et al. »Proton Pump Inhibitor Usage and the Risk of Myocardial Infarction in the General Population.« *PLoS One* 10, no. 6 (June 2015): e0124653.

Sigthorsson, G. et al. »Intestinal Permeability and Inflammation in Patients on NSAIDs.« *Gut.* 43, no. 4 (October, 1998), S. 506–511.

Kapitel 6. Punkt 2 – Nur kein Stress

American Academy of Neurology (AAN). »Heavy Snoring, Sleep Apnea May Signal Earlier Memory and Thinking Decline.« *ScienceDaily.* www.sciencedaily.com/releases/2015/04/150415203338.htm (Zugriff 31. März 2017).

Andrews, S. et al. »Beyond Self-Report: Tools to Compare Estimated and Real-World Smartphone Use.« *PLoS One* 10, no. 10 (October 2015): e0139004.

Balogun, J. A. et al. »Comparison of the EMG Activities in the Vastus Medialis Oblique and Vastus Lateralis Muscles During Hip Adduction and Terminal Knee Extension Exercise Protocols.« *Afr. J. Physiother. and Rehab. Sci.* 2, no. 1 (2010).

Barclay, Eliza. »Eating to Break 100: Longevity Diet Tips from the Blue Zones.« *NPR.com. The Salt page.* April 11, 2015. www.npr.org/sections/thesalt/2015/04/11/398325030/eating-to-break-100-longevity-diet-tips-from-the-blue-zones (Zugriff 31. März 2017).

Berman, M. G. et al. »Interacting with Nature Improves Cognition and Affect for Individuals with Depression.« *J. Affect. Disord.* 140, no. 3 (November 2012), S. 300–305.

Buettner, Dan. »The Island Where People Forget to Die.« *New York Times, Sunday Magazine.* October 28, 2012, S. MM36.

Clarke, S. F. et al. »Exercise and Associated Dietary Extremes Impact on Gut Microbial Diversity.« *Gut* 63, no. 12 (December 2014), S. 1913–1920.

Dennis, Brady. »Nearly 60 Percent of Americans – The Highest Ever – Are Taking Prescription Drugs.« *Washington Post, To Your Health section.* November 3, 2015. www.washingtonpost.com/news/to-your-health/wp/2015/11/03/more-americans-than-ever-are-taking-prescription-drugs/ (Zugriff 31. März 2017).

Dimeo, F. et al. »Benefits from Aerobic Exercise in Patients with Major Depression: A Pilot Study.« *Br. J. Sports Med.* 35, no. 2 (April 2001), S. 114–117.

Environmental Working Group. www.ewg.org. *Research section and Consumer Guides.*

Erickson, K. I. et al. »Exercise Training Increases Size of Hippocampus and Improves Memory.« *Proc. Natl. Acad. Sci.* 108, no. 7 (February 2011), S. 3017–3022.

Eriksson, P. S. et al. »Neurogenesis in the Adult Human Hippocampus.« *Nat. Med.* 4, no. 11 (November 1998), S. 1313–1317.

Halden, Rolf. »Epistemology of Contaminants of Emerging Concern and Literature Meta-Analysis.« *J. Haz. Mat.* 282, no. 23 (January 2015), S. 2–9.

Huffington, Arianna. *Die Schlaf-Revolution. So ändern Sie Nacht für Nacht Ihr Leben.* Aus dem Englischen von Marion Reuter. Plassen Verlag, Kulmbach 2016.

Jarrett, Christian. »How Expressing Gratitude Might Change Your Brain.« *NYMag.com. Science of Us section.* January 7, 2016. nymag.com/scienceofus/2016/01/how-expressing-gratitude-change-your-brain.html (Zugriff 31. März 2017).

Kini, P. et al. »The Effects of Gratitude Expression on Neural Activity.« *Neuroimage* 128 (March 2016), S. 1–10.

Lautenschlager, N. T. et al. »Effect of Physical Activity on Cognitive Function in Older Adults at Risk for Alzheimer's Disease: A Randomized Trial.« *JAMA* 300, no. 9 (September 2008), S. 1027–1037.

Lee, B. H., and Y. K. Kim. »The Roles of BDNF in the Pathophysiology of Major Depression and in Antidepressant Treatment.« *Psychiatry Investig.* 7, no. 4 (December 2010), S. 231–235.

McCann, I. L., and D. S. Holmes. »Influence of Aerobic Exercise on Depression.« *J. Pers. Soc. Psychol.* 46, no. 5 (May 1984), S. 1142–1147.

National Sleep Foundation. www.sleepfoundation.org. *Sleep Disorders and Sleep Topics.*

Osorio, R. S. et al. »Sleep-Disordered Breathing Advances Cognitive Decline in the Elderly.« *Neurology* 84, no. 19 (May 2015), S. 1964–1971.

Preidt, Robert. »Bonding with Others May Be Crucial for Long-Term Health.« *U. S. News & World Report Health,* January 8, 2016. health.usnews.com/health-news/articles/2016-01-08/bonding-with-others-may-be-crucial-for-long-term-health (Zugriff 31. März 2017).

Raji, C. A. et al. »Longitudinal Relationships between Caloric Expenditure and Gray Matter in the Cardiovascular Health Study.« *J. Alzheimers Dis.* 52, no. 2 (March 2016), S. 719–729.

Richtel, Matt. »Digital Devices Deprive Brain of Needed Downtime.« *NYTimes.com.* August 24, 2010. www.nytimes.com/2010/08/25/technology/25brain.html (Zugriff 31. März 2017).

Sandler, David. »Dumbbell Wide Row for Serious Back Muscle.« *Muscle & Fitness.* www.muscleandfitness.com/workouts/back-exercises/dumbbell-wide-row-serious-back-muscle (Zugriff 31. März 2017).

Srikanthan, P., and A. S. Karlamangla. »Muscle Mass Index as a Predictor of Longevity in Older Adults.« *Am. J. Med.* 127, no. 6 (June 2014), S. 547–553.

University of California – Los Angeles Health Sciences. »Older Adults: Build Muscle and You'll Live Longer.« *ScienceDaily.* www.sciencedaily.com/releases/2014/03/140314095102.htm (Zugriff 31. März 2017).

Villoldo, Alberto, und David Perlmutter. *Das erleuchtete Gehirn. Mit Schamanismus und Neurowissenschaft das Geheimnis gesunder Zellen entdecken.* Aus dem Amerikanischen von Andrea Panster. Goldmann Verlag, München 2011.

Weinstein, G. et al. »Serum Brain-Derived Neurotrophic Factor and the Risk for Dementia: The Framingham Heart Study.« *JAMA Neurol.* 71, no. 1 (January 2014), S. 55–61.

Wengler, Annelene, U. Nimptsch und Thomas Mansky. »Hüft- und Kniegelenkersatz in Deutschland und USA. Auswertung deutscher und US-amerikanischer Krankenhauseinzelfalldaten von 2005 bis 2011.« *Dtsch Ärztebl. Int. 2014;* 111(23–24): S. 407–416; DOI: 10.3258/arztebl.2014.0407 https://www.aerzteblatt.de/archiv/160541 (Zugriff 31. März 2017)

Yang, Y. °C. et al. »Social Relationships and Physiological Determinants of Longevity across the Human Life Span.« *Proc. Natl. Acad. Sci.* 113, no. 3 (January 2016), S. 578–583.

Kapitel 7. Punkt 3 – Gut geplant ist halb gewonnen

Garaulet, M. et al. »Timing of Food Intake Predicts Weight Loss Effectiveness.« *Int. J. Obes.* (Lond.) 37, no. 4 (April 2013), S. 604–611.

Kapitel 8. Probleme erkennen und lösen

Azad, M. B. et al. »Gut Microbiota of Healthy Canadian Infants: Profiles by Mode of Delivery and Infant Diet at 4 Months.« *CMAJ.* 185, no. 5 (March 2013), S. 385–394.

Blustein, J., and Jianmeng Liu. »Time to Consider the Risks of Caesarean Delivery for Long-Term Child Health.« *BMJ.* 350 (June 2015): h2410.

Couzin-Frankel, Jennifer. »How to Give a C-Section Baby the Potential Benefits of Vaginal Birth.« *ScienceMag.org.* February 1, 2016. www.sciencemag.org/news/2016/02/how-give-c-section-baby-potential-benefits-vaginal-birth (Zugriff 31. März 2017).

Leibniz-Institut für Präventionsforschung und Epidemiologie – BIPS. *Große Unterschiede beim Verschreiben von Antibiotika für Kinder und Jugendliche in fünf europäischen Ländern.* 16.09.2014. https://www.bips-institut.de/veroeffentlichungen/presse/einzelansicht/artikel/grosse-unterschiede-beim-verschreiben-von-antibiotika-fuer-kinder-und-jugendliche-in-fuenf-europaeis.html (Zugriff 31. März 2017).

Mueller, N.T. et al. »The Infant Microbiome Development: Mom Matters.« *Trends Mol. Med.* 2014. dx.doi.org/10.1016/j.molmed.2014.12.002.

Teil III: Essen mit Sinn und Verstand

Kapitel 9. Zusammenfassung und Snackvorschläge

Otto, M.°C. et al. »Everything in Moderation – Dietary Diversity and Quality, Central Obesity and Risk of Diabetes.« *PLoS One* 10, no. 10 (October 2015): e0141341.

University of Texas Health Science Center at Houston. »›Everything in Moderation‹ Diet Advice May Lead to Poor Metabolic Health in US Adults.« *ScienceDaily.* www.sciencedaily.com/releases/2015/10/151030161347.htm (Zugriff 31. März 2017).

Rezeptregister

Sachregister